ANTONIN MALLAT

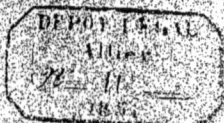

HISTOIRE

DES

Eaux minérales
de Vichy

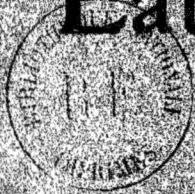

TOME II

TROISIÈME FASCICULE

Livre VIII : La Propriété de l'État à Vichy et sa surveillance médicale

PARIS

GEORGES STEINHEIL, ÉDITEUR

2, Rue Casimir-Delavigne

1924

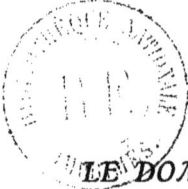

CHAPITRE PREMIER

LE DOMAINE PRIVÉ DE L'ÉTAT A VICHY

L'ÉTAT possède, dans la commune de Vichy, un *domaine public* et un *domaine privé*.

Je ne saurais mieux dire, ici, ce qu'on doit entendre par *domaine public* et par *domaine privé* de l'Etat qu'en citant textuellement les lignes suivantes publiées dans la *Grande Encyclopédie* (t. xiv, p. 829), par M. Victor-Pierre-Henry Saint-Marc, professeur à la Faculté de droit de Bordeaux, qui, de 1883 à 1885, a enseigné le droit civil à la Faculté de Toulouse : « On conçoit trois types d'appropriation et de jouissance des utilités foncières appartenant à une nation : 1° La Société abandonne aux particuliers le soin de mettre ces utilités en valeur, et leur en concède la propriété, en créant simplement un système de droits réels et de succession dans lequel ils doivent se mouvoir. C'est le régime de la propriété privée, régime dont les bénéficiaires ont le droit exclusif caractérisé ainsi par le droit romain, *utendi, fruendi, abutendi.* 2° La Société reste propriétaire elle-même, fait mettre en valeur et administrer par des fonctionnaires à elle (1) ces utilités et distribue, suivant certaines règles, les revenus ainsi obtenus, soit entre ses membres, soit en dépenses dans leur intérêt. Dans ce système, les membres de la Société n'ont d'autres droits sur ces biens que des droits idéaux, abstraits, analogues à ceux d'un actionnaire dans une société anonyme. La propriété, avec tous les mêmes caractères que dans le précédent système, appartient à la personne morale de la Nation. Ce domaine s'appelle *domaine privé de l'Etat.* 3° Enfin la

Le domaine privé de l'Etat à Vichy.

---

(1) Il convient d'ajouter ici : *ou par des fermiers.* C'est le cas, du reste, actuellement, pour la plus grande partie du domaine privé de l'Etat à Vichy.

Nation peut réserver certaines utilités foncières et, après les avoir appropriées convenablement, les affecter à l'usage, en nature, de tous ses membres auxquels elle reconnaîtra un droit égal de s'en servir : c'est ce qu'on appelle le *domaine public* de l'Etat. »

Le *domaine privé* de l'Etat à Vichy comprend, d'une part, l'Etablissement thermal avec ses sources minérales, ses parcs, ses dépendances, et, d'autre part, l'Hôpital thermal militaire.

Une question se pose de suite et avant toute autre : Comment l'Etat est-il devenu propriétaire de ces sources minérales qui font, aujourd'hui, et ont fait, de tout temps, la réputation si méritée de l'Etablissement thermal de Vichy ?

Au Moyen Age, après la disparition des *Aquis Calidis* et de leurs bains gallo-romains, les *seigneurs de Vichy* s'approprièrent les sources de toute nature, chaudes ou froides, qui jaillissaient, là, de temps immémorial. Ils durent le faire bien facilement et certainement sans qu'aucun de leurs vassaux, petits ou grands, tentât d'élever des droits quelconques sur ces *choses*, qui, si elles n'étaient plus considérées, depuis les barbares, comme des *res sacræ*, devaient être, alors, classées parmi ces *res publicæ* sur lesquelles la féodalité, dès son principe, avait mis la main un peu partout.

J'ai dit ailleurs que, vassaux du comte de Bourges, les sires de Bourbon avaient, dès la fin du ixe siècle, transformé, en fief héréditaire, leur *viguerie* qu'ils agrandissaient de siècle en siècle.

Le château de Vichy, pour lequel on leur rendait déjà hommage en 1301, avait dû, certainement, exciter bien souvent leur convoitise ; aussi, parvinrent-ils assez facilement à le faire entrer tout entier, c'est-à-dire avec tous ses droits féodaux, dans leur beau et grand domaine.

Ce fut Pierre Ier de Bourbon, fils de Louis Ier, — en faveur de qui la sirerie de Bourbon avait été, en 1327, érigée en duché-pairie, — et petit-fils de Robert de Clermont, sixième fils de saint Louis et de Béatrix de Bourbon, son épouse, qui, d'abord, échangea, en 1344, contre Genzat (1) qu'il possédait, la partie de ce château qui appartenait à Jean de Vichy. Il acquit, ensuite, en 1351, de Damas, agissant pour le compte de son fils aîné, tout ce qui, dans ce château, avait appartenu à Audin de Vichy.

(1) On a orthographié aussi *Janzat* ou *Jenzat*.

Louis II de Bourbon, qui succéda à son père en 1356, conclut, en 1358, avec Jean, duc de Berry et d'Auvergne, comte de Mâcon, son suzerain, un arrangement qui lui laissa, ainsi qu'à ses hoirs en ligne directe, et sans contestation possible, la pleine et entière propriété du prévôtage et de la ville forte de Vichy. Puis, en 1374 et 1394, il finit d'acheter, d'Audin, seigneur de Vendat, et de Guiot Morel, gendre de Raoul de Vichy, ce qu'il ne possédait pas encore de cette prévôté et de cette ville forte.

Dès lors, la châtellenie de Vichy et tous les droits féodaux qui s'y rattachaient furent, comme le Bourbonnais tout entier, aux mains des ducs de Bourbon.

C'est ainsi qu'après le « bon duc Louis II » les sources minérales de Vichy, qui n'étaient jamais sorties du domaine féodal de cette châtellenie, appartinrent successivement à Jean Iᵉʳ de Bourbon, à Charles Iᵉʳ de Bourbon, à Jean II de Bourbon, à Pierre II de Bourbon et, enfin, au petit-fils de Jean Iᵉʳ, à Charles III de Bourbon, comte de Montpensier, époux de Suzanne de Bourbon et, alors, le plus riche feudataire du royaume de France.

Tout le monde connaît, dans ses détails, l'histoire de la trahison du Connétable. « Par arrest du seiziesme janvier mil cinq cens vingt trois, le Roy séant en son lict de justice, au milieu des Princes, et ses Pairs, fut donné un arrest dont après avoir narré les procédures extraordinaires qui avoient esté faictes contre luy, le dispositif estoit tel. « Dict a esté que les dicts défaux ont esté deuëment obtenus, et par « vertu et au nom d'iceux le Roy seant en sadite Cour, a adjugé audit « Procureur général tel profit. C'est à scavoir qu'il prive et deboute « ledit de Bourbon de toutes exceptions et defenses, qu'il eust peu « dire, alleguer, et proposer en cette matière, et l'a tenu et réputé pour « atteint et convaincu des dits cas, et l'a déclaré et déclare crimineux « de leze Majesté, rebellion, et felonnie : et a ordonné et ordonne que « les armes et enseignes appropriées particulièrement à la personne « dudict de Bourbon, affichées ès lieux publics en son honneur en ce « Royaume, seront rayées, et effacées, et l'a privé et prive de la reco- « gomination (1) de ce nom de Bourbon. Comme ayant notoirement « dégénéré des mœurs et fidelitez des antecesseurs de ladite Maison de « Bourbon, et abolissant sa memoire et renommée à perpétuité, comme

(1) Surnom (La Curne de Sainte-Palaye, *Dictionnaire historique de la langue française*).

« crimineux du crime de leze Majesté : Et au surplus a déclaré et
« déclare tous et chacuns ses biens féodaux qui appartiennent audict
« de Bourbon, tenus de la couronne de France, mediatement, ou
« immediatement, estre retournez à icelle, et tous les autres biens
« meubles confisquez. » Et au-dessous de l'arrest estoient ces mots :
Prononcé par Messire Antoine du Prat, Chevalier, chancelier de
France, le dict jour, et depuis par le greffier criminel suivant l'ordonnance du Roy (1). »

Cependant les biens du Connétable ne firent pas, comme on
pourrait le croire après la citation ci-dessus, immédiatement retour à
la couronne de France. Louise de Savoie avait, après la mort de
Suzanne de Bourbon, revendiqué sa succession et engagé, depuis 1521,
de nombreuses procédures pour arriver à dépouiller de cette succession
Charles III de Bourbon.

Le 23 décembre 1527, une transaction intervint entre François Ier
et sa mère, touchant, non pas la succession en litige de Suzanne
de Bourbon, mais celle du Connétable lui-même, mort devant Rome,
le 6 mai de cette même année ; et le 30 juillet 1528, Louise de Savoie,
régente du royaume, signait des *Lettres patentes* portant publication
et homologation de cette transaction intervenue entre elle et son fils
au sujet des terres et seigneuries de la maison de Bourbon (2). Grâce
à cet accord la mère de François Ier posséda jusqu'à sa mort (3) « les
duchez de Bourbonnoys, Auvergne, Chastellerault, les comtez de
Foretz, la Marche, Montpencier, Clermont en Auvergne, Daulphiné
d'Auvergne, seigneuries de Beaujollais, Dombes, Annonay, Roche en
Régnier et Bourbon-Lancyz ; vicomtez de Carlat et Murat et autres
terres et seigneuries qui furent de la maison de Bourbon et Montpencyer ».

Ce n'est donc qu'en janvier 1531 (4) que François Ier donna à
Dieppe les *Lettres patentes* qui suivent, par lesquelles tous les biens

(1) *Les Recherches de la France d'Estienne Pasquier, conseiller et advocat général du
Roy en la Chambre des Comptes de Paris.* Edition de Paris, 1633. Livre vi, p. 486 et 487
(Bibliothèque nationale, f° L 46, I E).

(2) Archives nationales Xia 8.612, f° 282, et Archives de la Haute-Garonne, Edits,
registre 3, f° 210.

(3) Louise de Savoie mourut le 22 septembre 1531.

(4) Cette date s'explique d'elle-même si l'on sait qu'à l'époque de François Ier la
chancellerie royale suivait en France le style de Pâques. L'année 1531, d'après ce
système, a donc commencé le 9 avril 1531 et le mois de janvier 1531 du système de
Pâques est, en réalité, d'après notre système actuel, le mois de janvier 1532.

de la maison de Bourbon étaient incorporés et joints à ceux « de la couronne et dommaine d'icelle » :

« François, par la grâce de Dieu, Roy de France, Savoir faisons à tous présens et advenir que comme ainsi soit que feue de bonne et louable mémoire nostre très chère et très amée dame et mere, naguères décédée que Dieu absoille tinst et possédast de son vivant les duchez de Bourbonnoys, Auvergne, Chastellerault, les contez de Forestz, la Marche, Montpencier, Clermont en Auvergne, Daulphiné d'Auvergne ; seigneuries de Beaujollois, Dombes, Anonnay, Roche en Régnier et Bourbon-Lancyz ; vicomtez de Carlat et Murat et autres terres et seigneuries qui furent de la maison de Bourbon et Montpencyer, à laquelle nostre chère Dame et mere nous les baillasmes et délaissames, réservé le dict duché d'Auvergne moiennant et par vertu de la trans-action entre nous et elle faicte et passée sur le différend et procès qui estoit en nostre court de Parlement de Paris entre nous, nostre dicte feue Dame et mere et feu Charles jadis de Bourbon sur la portion qui luy povoit appartenir ausdictes terres à nous confisquées par le crime de lèze majesté par luy commis à l'encontre de nous ; laquelle trans-action a esté esmologuée et publyée en nostre dicte court de Parle-ment ; et d'icelles duchez, contez, vicontez, terres et seigneuries à nostre dicte Dame et mère joy et eust jusques à son trespas, par lequel elles nous soient retournées et revenues, parquoy soit besoing icelles réunyr et rejoindre à nostre couronne et dommaine d'icelle, et les membres et portions d'icelles qui ont esté desmembrées et aliénées par feuz les ducz et duchesses, seigneurs et dames des dictz duchez, contez et seigneuries, et sur ce decerner noz lettres à ce nécessaires. Pour ce est il que nous désirons comme chose que avons entre toutes les autres le plus à cueur et volunté accroistre et augmenter de nostre temps et règne les droictz, revenuz et dommaines de nostre dicte couronne qui est le vray héritaige de nous et de noz successeurs afin d'en estre secouru à la conduicte de noz estatz et affaires et de noz très chers et très amez enfans et soullaiger d'autant nostre povre peuple des charges et subsides que sommes contrainctz mectre et imposer sur eulx par ce que nos dictz dommaines ont esté aliénez et desmembrez par la nécessité du temps ou à volonté et par importunité ou autre-ment, tellement qu'il nous est de beaucoup moindre valleur qu'il ne devroit et n'en sommes secouruz ne aydez de la moictié de ce que devrions. Pour ces causes et après avoir mis ceste matière en délibé-

ration de conseil et que ainsi a esté conclud et arresté par nous en
iceluy, non seullement pour les dictes terres d'icelle maison de Bourbon, mais pour toutes celles de nostre dict dommaine d'iceluy nostre
Royaulme, pays et seigneuries, et pour autres bonnes considérations,
à ce nous mouvans Avons par bonne et meure délibération, et pour
nous acquicter et descharger envers Dieu et la chose publique de nostre
dict Royaulme en tant que touche ce que devoit retourner à nostre
dicte couronne du serment et promesse que avons faict à nostre sacre
et advènement de conserver, garder et augmenter nostre dict dommaine et les droictz d'icelle nostre couronne sans les aliéner ne diminuer ; Ordonne et déclaire, ordonnons et déclairons, voullons et nous
plaist de nostre plaine puissance, certaine science et auctorité royal par
ces présentes que les dicts duchez, vicontez, terres et seigneuries
cy-devant déclairées et autres pièces et membres qui furent et appar-
tindrent à la dicte maison de Bourbon et qui en ont esté desmembrées,
éclipsées et aliénées pour quelque cause, raison, ne occasion que ce
soit, excepté celles que feue nostre dicte Dame et mere aliéna et
donna par la permission et faculté qui luy en fut baillée en faisant la
dicte transaction d'entre nous et elle esmologuée par nostre dicte court
de Parlement soient joinctes incorporées et unies à nostre dicte couronne et dommaine de France, soubz les reservations, modifications
et condicions contenues et déclairées en la dicte transaction ; et
lesquelles duchez, contez, vicontez, terres, seigneuries, membres et
appartenances des susdictes et chascune d'icelles nous y avons de
nostre dicte puissance et auctorité joinctes, unies, incorporées et
annexées pour doresenavant y demourer inséparablement comme les
autres membres et pièce d'icelle nostre dicte couronne sans en estre
séparées, desmembrées par nous et noz successeurs. Toutesvoyes nous
entendons que quant aux terres ou il escherra restitution de deniers et
qui pour bonnes et justes causes auront esté vendues ou engaigées par
ceulx qui le povoient faire, que les deniers soient renduz à ceulx qui
tiennent les dictes terres avant qu'ilz soient dépossédez d'icelles ; Et
voullons aussi et nous plaist que doresenavant à commancer du premier
jour de ce présent mois de janvier, le revenu des dictes duchez,
contez, vicontez, terres et seigneuries soient levez et receuz par les
Receveurs ordinaires d'icelles chascun en son regard et par les estatz
qui en seront faiz par noz amez et feaulx les trésoriers de France
chascun en sa charge et limite et distribuez selon l'ordre de noz

finances ainsi que les autres deniers de noz autres dommaines et dont
les dictz receveurs seront comptables doresenavant en nostre Chambre
des Comptes à Paris, et celluy de Bourbon-Lancyz qui est de nostre
duché de Bourgoigne en nostre Chambre des Comptes de Dijon, et que
les justices et jurisdictions soient exercées en nostre nom et les officiers
d'icelle pourveuz et establiz de par nous ; et aussi que tous les tiltres,
chartres, lettres, papiers, registres, comptes et autres choses qui sont
en la Chambre des Comptes à Molins, laquelle nous avons supprimée et
abolye, supprimons et abolissons par ces dictes présentes soient apportez
en nostre dicte Chambre des Comptes de Paris et mis au trésor de noz
chartres ainsi que les autres tiltres et enseignemens de noz autres terres
et seigneuries. Si donnons en mandement par ces mesmes présentes à
noz amez et feaulx les gens de noz courtz de Parlement de Paris, Tho-
louze, Bordeaulx et Dijon, de noz comptes au dict Paris et Dijon, bailliz,
séneschaulx et autres noz justiciers et officiers ou à leurs lieuxtenans et
chascun d'eulx si comme à luy appartiendra que noz présens ordonn-
nance, déclaration, réunyon, incorporation, abolission, suppression et
contenu en ces dictes présentes ilz entretiennent et facent entretenir,
observer et garder perpétuellement et à tousjours ; et ces dictes présentes
lire, publier et enregistrer chascun en sa court et jurisdiction sans
souffrir ne permectre aller ne venir au contraire ores ne cy après en aucune manière en contraignant à ce faire et souffrir tous ceulx qu'il
appartiendra et que pour ce feront à contraindre réaulment et de faict
nonobstant oppositions ou appellations quelzconques faictes ou à faire,
relevées ou à relever pour lesquelles ne voullons estre disféré ; Et pour
ce que de ces présentes l'on pourra avoir à faire en plusieurs et divers
lieux nous voullons que au vidimus d'icelles faictz soubz sceaulx Royaulx
foy soit ajoustée comme à ce présent original, lequel afin que ce soit chose
ferme et establie à toujours nous avons signé de nostre main et à icelles
fait mectre notre scel sauf en autres choses nostre droict et l'autruy
en toutes. Donné à Dieppe au mois de janvier l'an de grace mil cinq
cens trente ung, et de nostre règne le dix-huictiesme. Sic signatum
sub plica François et supra plicam, par le Roy en son conseil Dorne.
Visa, lecta, publicata et registrata audito procuratore generali regis
id requirente Parisiis in Parlamento duodecimo die februarii anno
millesimo quingentesimo trigesimo primo sic signatum Berruyer.

« Collatio facta est cum originali (1). »

(1) Archives nationales, XIa 8.612, fo 287 ro.

Au seizième siècle, le domaine thermal de la Couronne à Vichy — le seul qui m'intéresse ici pour le moment — se composait uniquement : 1° des « baings de Vichy » ; 2° d'une source « tiède » sur « la douë du fossé de Vichy » ; 3° d'une autre source tiède « près des grands bains », et 4° de la source froide qui était « sur le bord de la rivière d'Alyer à costé et plus bas du couvent des Célestins ».

Je ne saurais mieux dire ce qu'était ce domaine thermal avant 1605, — c'est-à-dire avant que les rois se soient occupés, d'une façon générale, des sources minérales de France tant pour les protéger, les défendre et assurer leur conservation que pour en régulariser l'emploi médical dans des établissements thermaux qu'il fallait généralement créer de toutes pièces, — qu'en citant textuellement les descriptions rapides qu'en font certains auteurs du temps : « En la ville et faubourgs de Vichy, écrit, en 1569, Nicolas de Nicolay, se trouvent plusieurs sources et fontaines chaudes ; et entre autres, près le Moustier, prieuré annexé a l'abbaïe Saint-Alire de Clermont et esglise parrochiale dudict Vichy, *il y a deux beaux baings chaulx provenant des dites sources, dont le principal est un puits incessamment bouillonnant (1), faict en forme ovalle, de la profondeur de quatre pieds de Roy, cinq et demy de long et quatre et demy de large ; et l'eau qui sort du dict bouillon qui n'est si chaulde que celle de Bourbon, s'escoule au dessoulz, dans une autre grand baing de forme quasy triangulaire, lequel à l'un des bouts a pareillement un bouillon chaud (2), sortant d'un puis caché dans ladicte cave, de profondeur merveilleuse, et, de là, se va escouller l'eau du cousté allant vers l'esglise (3).* »

« J'ay veu à Vichy, dit Jean Banc, prés les murailles de la ville, un peu plus à costé que le chemin venant de Molins, *une source tiède fort riche, qui boult à fort gros bouillons (4), et a le goust aigret, avec un desboire de bitume un peu nitreux, comme les eaux de Vic le Comte ;* il y en a encore en ce tour quelques autres de pareille nature, mais non si belles, claires et riches que celle là, excepté une qui est auprès

(1) La Grande-Grille.
(2) Le Puits Carré ou source Chomel.
(3) Nicolas de Nicolay, *Générale description du pays et duché de Bourbonnois, contenant, etc.,* 1569. Voir *Histoire des Eaux minérales de Vichy,* t. 1er, p. 54-55, le « pourctrait des baings de Vichy », d'après un manuscrit de la Bibliothèque Mazarine.
(4) Le Gros Boulet ou source de l'Hôpital.

du grand bain (1), de laquelle le sieur Bachot, médecin de Thiers, m'a assuré avoir fait beaucoup de belles cures (2). »

Le domaine privé de l'Etat à Vichy.

« Mais pour ces froides, je ne trouve point de plus prez et apparents vestiges de l'antiquité de vieil employ, en pareilles sources que de celles-là, qui sont sur le bord de la rivière d'Alyer, à costé, et plus bas du couvent des Célestins sur le pendant d'un assez grand roc (3), dans lequel en remuant quelque terre qui s'estoit attachée au-dessus, on a descouvert des degrez taillez dans ledict roc pour y descendre. L'accez est difficile et dangereux de ce costé : mais moins du costé de la rivière, si on y veut descendre par eau (au cas que ladite rivière qui avoit accoustumé de la submerger y joigne encores). Le bassin est peu capable, cavé dans ledit roc, à proportion de l'abondance de la descharge d'eau qui y est receuë assez pauvrement. Il se trouve encores dans ledit roc des troux, qui marquent qu'il y a eu autresfois des barreaux en fer fort gros. Elle n'est jamais fort claire ny froide ; mais elle est assez piquante et vaporeuse, elle pétrifie fort apparemment. Cela se voit par son cours dans le roc, au long duquel elle coulle (4).»

Si l'on ajoute, par la pensée, à ces descriptions fort sommaires, celles des étendues de terrains qui entouraient alors ces bains et ces sources de Vichy, et qui, comme les chemins qui y donnaient accès, avaient toujours été laissés par les ducs à la libre disposition des habitants du lieu et de tous ceux, aussi, qui venaient, déjà, de loin y chercher la santé, on aura une assez juste idée de ce qu'étaient, en 1531, les thermes de Vichy, que François Ier incorporait pour toujours à la couronne et au domaine de France.

Depuis cette époque déjà lointaine ces thermes de Vichy n'ont fait que s'agrandir. Dans les premières années du xviie siècle, la source tiède du sieur Bachot, près les grands bains, s'est dédoublée. Il y a, là, maintenant, deux fontaines fort voisines et bien distinctes : les *Bouillettes*, dont l'une est tiède et l'autre tempérée en froid. Ces *Bouillettes* seront plus tard les deux *petits Boulets quarrez*, puis les *Fontaines Gargnières* ou *Gargniès* (5). L'un de ces deux *petits*

(1) La source Lucas.
(2) Jean Banc, *La Mémoire renouvellée des Merveilles des Eaux minérales*, 1605.
(3) La source des Célestius.
(4) Jean Banc, *loc. cit.*
(5) Les sources des Acacias et Lucas.

Boulets (1) disparaîtra entre 1722 et 1734 pour reparaître seulement en 1799.

Entre 1618 et 1636, le roi Louis XIII fait capter les deux sources des grands bains de Vichy et aménager leurs buvettes. Puis il fait construire le premier et bien modeste établissement thermal de Vichy, le *bâtiment royal* ou *logis du Roy*.

En 1707, il existe près du *Grand Puits Carré* une nouvelle source chaude qui a jailli naturellement et qu'on appelle le *Petit Puits Carré* ou *Fontaine des laveuses*. Elle disparaîtra en 1819 pour être réunie à la source du Puits Carré d'où elle émanait.

Sous la Régence, le roi Louis XV, par ses Lettres patentes du 23 mars 1716, frappe d'un droit de 18 deniers au profit des pauvres de l'hôpital de Vichy, « chacune bouteille des eaux minérales qui se puiseront dans les fontaines pour être transportées hors dudit Vichy », cela en considération de la donation faite par les administrateurs de cet hôpital de Vichy au sieur Chomel, conseiller-médecin du Roy et intendant des Eaux minérales de Vichy, pour lui et ses successeurs à cette intendance de Vichy, « d'une maison à porte cochère, située au bourg et place desdits bains de Vichy consistant en deux corps de logis couverts à tuiles plates, cour, jardin, chambres basses, hautes, greniers, cabinets, remise de carrosses, écurie, le tout de la contenance totale d'environ deux cartonnées et demie » (2).

Pendant qu'il faisait faire des réparations et augmentations assez importantes à la *Maison du Roy*, l'intendant Chomel mit à jour, en 1728, une nouvelle source chaude, près du *Grand Puits Carré*, source qu'il dota, immédiatement, d'un beau bassin de marbre blanc et qu'il appella, naturellement, *Source Chomel* ou *Petit-Bourbon*. Ce *Puits Chomel* qui n'était, aussi, qu'une dérivation du *Puits Carré*, lui fut réuni pendant les grands travaux des années 1853 et 1854.

En 1763, l'intendant Emmanuel Tardy fit creuser dans le roc des Célestins une seconde source froide, à quelques toises au Sud de l'ancienne fontaine, en un point où l'on voyait, en tout temps, sourdre certains filets d'eau.

Enfin, le 13 novembre 1786, l'adjudication de l'Etablissement thermal de *Janson* ou de *Mesdames de France* eut lieu au profit de

(1) La source Lucas.
(2) L'hôtel du Préfet de l'Allier et ses dépendances, rue Lucas.

Jean-Baptiste Dupont, entrepreneur à Moulins, moyennant la somme de 50.500 livres, sur laquelle, le 3 mars 1792, il restait encore à lui payer 32.649 livres 18 sous 3 deniers.

Le domaine privé de l'Etat à Vichy.

On n'ignore pas que, sous l'ancien régime, le *domaine royal* était constitué par des meubles et immeubles appartenant au roi de France, qui en tirait personnellement d'assez importants revenus.

Dès les premières heures de la Révolution, le Tiers-Etat se fit généralement une toute autre idée, de ce qu'était réellement le *domaine de la couronne,* que celle qu'admettaient alors les deux autres ordres. Il considérait que tout ce *domaine royal* n'était qu'une *propriété nationale* dont le roi avait seulement la garde et la jouissance. L'Assemblée constituante, par un décret du 22 novembre 1790, traduisit assez peu nettement, du reste, cette nouvelle notion de *propriété nationale,* nouvelle notion que le roi sanctionna huit jours plus tard, en promulguant, le 1er décembre 1790, la *loi relative aux domaines nationaux, aux concessions et échanges qui ont été faits et aux apanages.*

L'article 1er de ce décret du 22 novembre 1790 est ainsi conçu : « Le domaine national proprement dit s'entend de toutes les propriétés foncières et de tous les droits réels et mixtes qui appartiennent à la Nation, soit qu'elle en ait la possession et la jouissance actuelles, soit qu'elle ait seulement le droit d'y rentrer par voie de rachat, droit de réversion ou autrement. »

Il n'est pas dit, expressément, dans cette rédaction, que ce *domaine national* est, tout d'abord, constitué par l'ancien *domaine royal* ou *domaine de la couronne* pris au roi et remis à la Nation ; et c'est justement, selon moi, ce manque de précision, voulu peut-être, mais qu'il aurait été, en tous cas, bien facile d'éviter, qu'on doit surtout reprocher à ce texte.

Je sais bien que le professeur Marcel Planiol n'hésite pas à déclarer· — et il faut l'en croire — que cet article 1er de la loi du 1er décembre 1792 « *vise les biens royaux* » ; cependant, il ajoute, immédiatement après ces mots, et comme correctif, semble-t-il, que « l'article 2 énumère les *res publicæ,* tout au moins les principales, et les déclare « *dépendances* du domaine public », *ce qui implique que ce domaine se compose principalement des anciens biens de la Couronne* » *(1).*

(1) Marcel Planiol, *Traité élémentaire de droit civil,* t. 1er, p. 994.

Cet article 2, du décret du 22 novembre 1792, était, en effet, conçu en ces termes : « Les chemins publics, les rues et les places des villes, les fleuves et rivières navigables, les rivages, lais et relais de la mer, les ponts, les havres, les rades, etc., et en général toutes les portions du territoire national qui ne sont pas susceptibles d'une propriété privée, sont considérées comme dépendances du domaine public. »

Au reste, il me semble bien que les articles 6 et 7 de la loi promulguée, par le roi, le 1er décembre 1792, articles qui sont ceux du décret de l'Assemblée nationale du 22 novembre 1792, confirment plus implicitement encore que cet article 2, l'accord du roi avec les Constituants pour décider que le *domaine royal*, que le *domaine de la couronne* passerait légalement, à cette date, de ses mains aux mains de la Nation. Il acceptait, en effet, que « les biens particuliers du prince qui parvient au trône, et ceux qu'il acquiert pendant son règne à quelque titre que ce soit, sont de plein droit et à l'instant même unis au domaine de la Nation, et l'effet de cette union est perpétuel et irrévocable » *(art. VI)*; et que « les acquisitions faites par le roi, à titre singulier et non en vertu des droits de la couronne, sont et demeurent pendant son règne, à sa libre disposition, et ledit temps passé, elles se réunissent, de plein droit et à l'instant même, au domaine public » *(art. VII)*.

Dans tous les cas les deux décrets du 26 mai 1791 *sur la liste civile*, en déterminant les biens de la Nation dont la jouissance continuerait, malgré la loi du 1er décembre 1790, à appartenir au roi, confirmèrent dans son ensemble, et sans discussion possible, cette main mise par l'Etat et avec l'approbation du roi, sur tout l'ancien *domaine royal*. Ce furent là les actes constitutifs de la dotation de la couronne de France, dotation qui disparut complètement avec la royauté, le 22 septembre 1792.

Il suffit de lire ces décrets pour s'assurer que jamais l'Etablissement thermal de Vichy, que jamais les sources minérales de cette ville, n'ont fait partie de cette dotation royale ou des différentes autres dotations impériales ou royales qui suivirent la Révolution. Depuis 1790, en effet, cet établissement de Vichy et ces sources minérales ont toujours appartenu au *domaine privé* de l'Etat, quelle que fût, du reste, la forme politique qui gouvernât la France.

En l'an XI et pendant les années 1806, 1808, 1810, 1811 et 1812, d'assez nombreuses acquisitions immobilières eurent lieu qui, déjà, agrandirent considérablement l'importance du *domaine privé* de l'Etat à Vichy. Je reviendrai sur ces acquisitions, lorsque j'étudierai l'origine de propriété de ce domaine actuel. Mais, avant d'en arriver là, je veux d'abord indiquer ce qu'était, à Vichy, ce *domaine privé* de l'Etat, le 15 juin 1812, date de l'achèvement sur le terrain du plan cadastral de cette commune. J'établis le tableau qui suit d'après la matrice des propriétés foncières de Vichy, matrice arrêtée par le Préfet de l'Allier, à la somme de 19.560 fr. 41, le 5 février 1825 :

Le domaine privé de l'Etat à Vichy.

CANTONS, TRIAGES ou Lieux dits	Numéro du Plan cadastral	NOM du Propriétaire	NATURE DES PROPRIÉTÉS	CONTENANCE par parcelle de propriété		
				hect.	ares	cent.
Section A dite de la Ville						
Dans la Ville au Fatiteau	218	Le Gouvernement	Fontaine minérale (1)	»	»	07
Au bas de la Promenade	233	—	Jardin (2)	»	05	60
Dans les petites Condamines	243	—	Promenade (3)	4	56	20
Aux Bains	259	—	Bâtiment des Bains (4)	»	07	70
—	265	—	Puits minéral (5)	»	»	10
—	266	—	Fontaine minérale (6)	»	»	05
—	290	—	Cour et sol des Bâtiments (7)	»	03	90
—	291	—	Jardin (8)	»	05	35
Section B dite des Garets						
Aux Célestins	130	Le Gouvernement	Fontaine minérale (9)	»	02	10
Section C dite des Bartins						
Au Fatiteau	40	Le Gouvernement	Pâture en Place (10)	»	03	50
Les Communaux de la Pépinière	69	—	Terre (11)	»	11	10

(1) Le Gros Boulet ou source de l'Hôpital.

(2) Ce jardin, très étroit, occupait l'emplacement actuel de la rue du Casino, depuis la rue de Banville jusqu'au Fatiteau, c'est-à-dire jusqu'à l'ancienne place de l'Hôtel-de-Ville. Il fait partie aujourd'hui du domaine public de l'Etat (route thermale n° 5).

(3) Ancien Parc.

(4) Dans lequel jaillissaient les sources minérales du Puits Carré, du Petit Puits Carré, du Puits Chomel et de la Grande-Grille.

(5) Source Lucas.

(6) Source des Acacias.

(7) Ancien hôtel de l'Inspecteur, actuellement hôtel du Préfet de l'Allier.

(8) Jardin de l'ancien hôtel de l'Inspecteur.

(9) Source des Anciens Célestins n° 1.

(10) Place du Pontillard, sur une partie de laquelle a été construit le léger édifice servant d' « office de renseignements ».

(11) Ce terrain n'est pas celui qui est sorti du domaine de l'Etat en vertu de l'article 6 de la convention annexée à la loi du 7 mai 1864 et intervenue entre le ministre de l'Agriculture, du Commerce et des Travaux publics et la Compagnie Fermière de l'Etablissement thermal de Vichy. La terre, section C, numéro 69, du plan cadastral, se trouvait en façade sur le chemin du Fatiteau aux Bains et joignait le clos des Capucins. Elle fait partie, aujourd'hui, du sol de l'Etablissement thermal de seconde classe, de son terre-plein ou des parterres qui dépendent de cet établissement. Le terrain « portant le nom de PÉPINIÈRE, situé près l'Etablissement thermal », abandonné par l'article 6 de la convention de 1864 à la « Société de Vichy », provient des « Capucins ». C'est la partie sud des dépendances du couvent (section C, n° 70, du plan cadastral) qui est restée sans utilisation après la construction de l'Etablissement thermal de seconde classe et l'ouverture des rues Petit (route thermale n° 8) et Alquié (route thermale n° 1 bis). Et c'est ce terrain des « Capucins » et non de la « Pépinière » qui fut vendu le 27 août 1910 à M. Ernest Ricois, de Paris, par la Compagnie Fermière de l'Etablissement thermal de Vichy à laquelle il appartenait. Il fait partie maintenant du sol de l'hôtel Majestic.

Aujourd'hui (1) la *propriété privée* de l'Etat à Vichy et sa super-ficie cadastrale peuvent, très exactement, je crois, se synthétiser dans la description sommaire et les chiffres précis (2) qui suivent :

1° L'ANCIEN PARC, sur le sol duquel se trouvent actuellement le Casino et son théâtre, la Restauration et son jardin, les galeries couvertes, les kiosques de la musique, de la laiterie bourbonnaise, de la verroterie de Bohême, des pastilles de Vichy, la buvette de la source du Parc, les quatre petits kiosques où l'on vend des fleurs, des photographies, etc., et le Drink-Hall qui abrite les sources du Puits Carré (source Chomel) et de la Grande-Grille, les buvettes des sources Lucas et Mesdames.......................... $54.421^{m2}25$

2° LE SQUARE DE LA PLACE ROSALIE au milieu duquel jaillit la source de l'Hôpital abritée sous son vaste et superbe kiosque en fer, en y comprenant la rue (et ses trottoirs) qui dessert les hôtels Saint-James et des Deux-Mondes ainsi que les maisons Desmaroux et Pracros.......................... 2.589 25

3° LA SOURCE LUCAS, son abri et son entourage... 74 80

4° LES SOURCES ET LE PARC DES CÉLESTINS dans lequel se trouvent les restes de l'ancien Couvent des Célestins, le bâtiment de l'embouteillage de l'eau minérale, le magnifique hall abritant la buvette et le chalet nor-mand du garde.......................... 14.446 34

5° L'ANCIEN HÔTEL DE L'INSPECTEUR DES EAUX MINÉ-RALES (actuellement hôtel du Préfet de l'Allier), avec l'habitation et les bureaux du commissaire du gouverne-ment.......................... 1.147 60

6° L'ETABLISSEMENT DES BAINS DE L'HÔPITAL et ses dépendances.......................... 947 80

(1) J'ai écrit ce chapitre de l'*Histoire des Eaux minérales de Vichy*, en janvier 1913.
(2) Je dois ces chiffres au service d'architecture de la Compagnie Fermière de l'Etablissement thermal de Vichy que je tiens à remercier bien sincèrement ici de son extrême obligeance. J'ai essayé, vainement, de pouvoir tirer quelque chose, une seule indication exacte, par exemple, de la matrice des propriétés non bâties de la commune de Vichy. Il n'y a rien à faire avec ce cadastre qui, là plus qu'ailleurs encore, exigerait une refonte complète. J'ai donc dû prendre les diverses parcelles de la propriété privée de l'Etat à Vichy, telles qu'elles sont mensurées exactement à ce jour, et cela sans m'inquiéter de leur inscription à la matrice cadastrale. Je suis sûr de raisonner ainsi sur des chiffres indiscutables, puisqu'ils représentent la réalité brutale telle qu'elle existe actuellement.

7° LES MAGASINS DE LA RUE DE BANVILLE et leur promenoir abrité............................ 875 54

8° LE RÉSERVOIR DES EAUX DOUCES DE LA FONT-FIO-LANT, rue de Marseille......................... 12 50

9° L'ETABLISSEMENT DES BAINS DE DEUXIÈME ET TROI-SIÈME CLASSES............................... 6 297 57

10° LA PLACE DU PONTILLARD (office de renseigne-ments)....................................... 383 49

11° LA SOURCE PACAUD-PETIT................ 12 96

12° LA SOURCE COLLAS..................... 6 30

13° L'HÔPITAL THERMAL MILITAIRE et toutes ses dépen-dances, y compris la caserne d'Orvilliers.......... 10 680 »

14° LA SOURCE DU PARC ET LE CHALET DE LA DIREC-TION.. 457 37

15° LES NOUVEAUX PARCS avec leurs serres, le loge-ment du jardinier-chef, le kiosque de la laiterie, les deux petits chalets près le pont de Vichy et les Courts de tennis vis-à-vis des Célestins................. 107.846 15

16° LE JARDIN ANGLAIS compris entre la rue Lardy, le boulevard National, l'avenue des Célestins et les bâtiments des machines des bains Lardy........... 697 »

17° LA PRISE D'EAU DE LA SALLE et le réservoir des Garets...................................... 4.163 88

18° LA VILLA D'ALGÉRIE, dans la cave de laquelle jaillit la source Jacquiot...................... 100 93

19° L'ETABLISSEMENT THERMAL DE PREMIÈRE CLASSE. 20.410 59

20° LE PARC DE LA SOURCE DE L'HÔPITAL avec son kiosque de musique, son abri couvert, ses galeries couvertes et les magasins qui l'entourent........... 8.025 45

21° LA GARE D'EMBALLAGE et d'expéditions des bou-teilles d'eaux minérales....................... 9.050 »

22° L'EMBOUTEILLAGE DE LA SOURCE DU PARC...... 582 48

23° L'ILE DU TOUR (OU DE TOUR) ET LES ANCIENNES BOIRES DES BOURRINS transformées en un parc magni-fique..... .... 74.816 »

24° LE REMBLAI DE L'ANCIEN PÉRIMENT.......... 1 645 66

25° Le Remblai du Barrage sur lequel on a édifié
le hangar des ponts et chaussées................ 5.328 62

Soit une superficie totale de *325 019* m² *53* (1).

(1) Le *domaine privé* de l'Etat comprend encore, hors Vichy, les immeubles suivants, qui dépendent tous de l'Etablissement thermal de Vichy :

A Hauterive : 1° La source d'Hauterive-Etat avec le parc qui l'entoure, les bâtiments d'exploitation de cette source, le pavillon du garde, etc........ 17.400 m² »

2° La parcelle de terrain dite *Pépinière du chemin des Bourses*...... 1.061 »

3° La parcelle de terrain dite *Pépinière de la Croze*............ 1.668 72

4° La parcelle de terrain dite *Pépinière des Boulles* ou *des Boullis-seaux* contenant une source minérale jaillissant naturellement......... 4.461 67

A Cusset : 1° La source Mesdames et les dépendances qui l'entourent. 1.590 45

2° La prise d'eau qui alimente les ateliers de manutention de la gare d'emballage et d'expédition des bouteilles..................... 240 »

Soit une superficie totale, hors Vichy, de *26.421* m² *84.*

Ce qui porte la superficie totale de la *propriété privée* de l'Etat dépendant de l'Etablissement thermal de Vichy, en y ajoutant l'Hôpital thermal militaire et l'hôtel du Préfet de l'Allier à *trente-cinq hectares quatorze ares quarante et un centiares trente-sept,* sans y comprendre, toutefois, l'îlot des Célestins affermé à la société des Pêcheurs à la ligne de Vichy, ni les autres îlots qui se trouvent entre le pont et le barrage affermés à la Compagnie Fermière de l'Etablissement thermal, îlot des Célestins et autres îlots qui sont appelés, sinon à disparaître complètement, — ce qui serait cependant fort à désirer, — du moins à varier beaucoup et souvent dans leurs emplacements, dans leurs contours et dans leurs superficies totales, soit par suite des crues assez fréquentes de la rivière, soit par suite des extractions de sables et de graviers qu'on y pratique chaque année d'une façon presque continue.

L'article 2 du cahier des charges relatif à la concession de l'exploitation des sources et de l'Etablissement thermal de Vichy, annexé à la loi du 10 juin 1853, était ainsi conçu :

« Art. 2. — MM. Lebobe, Callou et Compagnie apportent et cèdent à l'Etat, à compter du jour de la promulgation de la loi relative à la présente concession, la propriété des sources ci-après désignées :

. . . .

« 2° La source des *Dames,* située terroir de Cusset, avec le terrain sur lequel elle est fixée :

« 3° Et la source d'*Hauterive,* avec les terrains et bâtiments qui en dépendent. »

Le terrain sur lequel était la source des *Dames* ou de *Mesdames,* et qui était ainsi apporté à l'Etat, avait une superficie de 30 mètres carrés 45 seulement ; celui d'où jaillissait la source d'*Hauterive* et sur lequel s'élevaient déjà des bâtiments d'exploitation, avait, au contraire, une surface de 17.402 mètres carrés.

L'article 5 de la convention du 10 mars 1897, annexée à la loi du 28 février 1898, dit :

« Art. 5. — La Compagnie cède à l'Etat les immeubles suivants dont elle conserve la jouissance jusqu'à la fin du nouveau bail :

« 1° La gare d'emballage et d'expédition des bouteilles, qu'elle possède à Vichy, route d'Antibes, d'une contenance de 8.347 mètres carrés environ, *ainsi que la prise d'eau qui alimente les ateliers de manutention de la dite gare avec ses machines et canalisation.*

. . . .

« 5° Un terrain de 1.560 mètres environ contigu à la propriété domaniale de la source Mesdames ;

« 6° Trois parcelles de terre à Hauterive, dont une contient une source d'eau

Quelles sont les origines de propriété de ces vingt-cinq parcelles de biens domaniaux où, si l'on aime mieux, comment ces vingt-cinq parcelles sont-elles entrées dans la *propriété privée* de l'Etat à Vichy ?

Je vais essayer, dans les pages qui suivent, de répondre le plus complètement possible à cette question. J'étudierai, pour cela, chacune de ces vingt-cinq parcelles et je dirai, sur chacune d'elles, tout ce que je sais personnellement, tout ce que mes recherches historiques à leur propos ont pu m'apprendre de leurs vies passées et de leurs transformations successives :

1º L'ANCIEN PARC ET LE SOL DE SES DÉPENDANCES. — J'appelle ancien parc et sol des dépendances de cet ancien parc le vaste quadrilatère compris entre la rue Cunin-Gridaine, la rue Lucas, la rue du Parc et la rue du Casino.

De toute antiquité, dans la partie Nord de ce quadrilatère ont jailli les sources thermales du *Puits Carré* et de la *Grande-Grille* qui,

minérale jaillissant naturellement, d'une superficie d'ensemble 7.191 mètres carrés environ. »

Si, aux 1.560 mètres carrés de terrain ainsi apporté, contigu au terrain domanial, sur lequel jaillit la source de Mesdames, on ajoute les 30 mètres carrés 45 qui, depuis 1853, appartenaient, avec cette source, à l'Etat, on trouve bien la surface actuelle de la propriété de la source de Mesdames, soit 1.590 mètres carrés 45.

Les trois parcelles d'Hauterive sont celles de la *Pépinière du chemin des Bourses*, de la *Pépinière de la Croze* et de la *Pépinière des Boullisseaux*, dont la surface d'ensemble représente bien 7.191 mètres carrés environ.

L'origine de propriété plus complète de tous ces terrains et sources de Cusset et d'Hauterive, ainsi apportés à l'Etat, et aussi celle du terrain de la prise d'eau qui alimente les ateliers de manutention de la gare d'emballage à Vichy, ont été admirablement faites par Mᵉ Claudius Huguet, notaire à Cusset, dans un acte de son ministère, du 5 décembre 1908, auquel j'aurai encore l'occasion de renvoyer quelquefois dans les pages qui vont suivre. Je reviendrai, du reste, sur ces origines de propriété, lorsque j'écrirai l'histoire des sources des *Dames* et d'*Hauterive*.

La Compagnie Fermière de l'Etablissement thermal de Vichy avait acheté au lieu dit de « Presle » ou le « Grand Pré », commune de Cusset, par acte des 30 et 31 mars 1893, passé devant Mᵉ Thibaudeau, notaire à Cusset, et son collègue, Mᵉ Dubost, notaire à Vichy, de la Compagnie dite « Compagnie du Bourbonnais », société en commandite par actions au capital de 500.000 francs, établie notamment pour l'éclairage et le chauffage des villes de Vichy et de Cusset, dont le siège social est à Lyon, quai de la Pêcherie, nº 4, ayant pour raison sociale P. de Lachaumette, Villiers et Cⁱᵉ, 240 mètres carrés de terrain dans lesquels elle a creusé deux puits d'eau douce et sur lesquels elle a édifié des machines et des pompes élévatoires pour alimenter les ateliers de manutention de sa gare d'emballage et principalement son atelier de rinçage des bouteilles.

jusque vers le temps entre 1618 et 1636, constituaient, sous une seule et unique dénomination, « *les Baings de Vichy* ».

Lorsque, après la promulgation du décret du 22 novembre-1er décembre 1790, les *biens royaux* devinrent *biens de l'Etat*, le domaine privé possédait sur le lieu même de ces anciens bains de Vichy une superficie de terrain construite de 770 mètres carrés sur laquelle s'élevait l'Etablissement thermal de Janson ou de Mesdames de France. Le domaine national jouissait, aussi, de la place publique qui entourait cet établissement, place que l'on appelait déjà « la Promenade » et que l'Etat incorpora définitivement, en 1821, à son domaine privé, lorsque, grâce à l'insistance de Mme la duchesse d'Angoulême, il consentit à agrandir considérablement son établissement thermal de Vichy.

Le 5 mai 1806, Claudine Régnier, veuve Burnol, Jacques Burnol, Blaise, Simon et Etienne Sornin vendaient à l'Etat, par acte sous signatures privées, des baraques et des terrains situés « près du bâtiment des bains ». La plus grande partie de ces terrains fut immédiatement incorporée au sol même de la promenade pour l'agrandir quelque peu. Le reste et les baraques qui étaient construites sur lui demeurèrent hors du sol de cette promenade et furent occupés, dans la suite, pendant de longues années, par le bureau de M. Roze Beauvais, architecte de l'Etablissement thermal, et par Bélot Jean, restaurateur aux bains.

On incorpora également au sol de la promenade, pour l'agrandir encore, les terrains « en face du grand établissement » vendus « au gouvernement » sous les seings privés des parties, le 1er avril 1808, par Pierre et Gilbert Grangier, François Charles et Simon, dit *Croquenobi*. Enfin, le 25 août de la même année, l'Etat acquérait, toujours par acte sous signatures privées, de Jean-Joseph Givois, diverses parcelles de terre faisant partie d'une locaterie, dite du Pontillard, et située dans le quartier des bains. De ces diverses parcelles de terre, la plus grande partie fut, comme celle provenant des acquisitions précédentes, ajoutée au sol de la promenade. Deux, cependant, restèrent en dehors de cette promenade; ce furent les parcelles cadastrées « *au Fatiteau, section C, n° 40 du plan* » et « *les communaux de la Pépinière, section C, n° 69, du plan* ».

Le 4 novembre 1810, Montalivet, ministre de l'Intérieur, adressait à l'Empereur le rapport suivant :

« *Paris, le 4 novembre 1810.*

« Rapport à Sa Majesté l'Empereur et Roi, protecteur de la Confédération du Rhin.

« Sire,

« J'ai eu l'honneur de rendre compte à Votre Majesté, par un rapport du 29 août dernier, de la situation des principaux établissemens thermaux de l'Empire et des premières mesures que j'avais prises pour remplir les grandes vues de Votre Majesté sur la restauration de ces établissemens.

« J'ai fait connaître à Votre Majesté, dans ce rapport, que j'avais accordé au Préfet du département de l'Allier une somme de 36.000 fr. pour les réparations que nécessite l'Etablissement thermal de Vichy qui appartient à l'Etat, et pour l'achèvement de la promenade que l'on a commencé de planter en face de cet établissement.

« Les renseignemens que m'a transmis le Préfet de l'Allier m'ayant fait connaître que, pour achever cette promenade, il était nécessaire d'acquérir plusieurs terrains, j'ai cru devoir l'autoriser à en faire l'acquisition provisoire ; et il a chargé le Sr Marandat, ingénieur du département, de passer conditionnellement avec les propriétaires au nom et pour le compte du Gouvernement des marchés à ce sujet.

« L'ingénieur, d'après les ordres qui lui ont été donnés, a passé, les 7 et 8 septembre derniers, avec divers habitans de Vichy, un acte provisoire d'acquisition de la majeure partie des terrains nécessaires pour l'achèvement de la promenade projetée. Ces terrains au nombre de 9 sont ensemble d'une superficie de 2 hectares 83 ares environ ; et ils ont été acquis au prix de 30 fr. 85 l'are ; ce qui porte le prix total de l'acquisition à 8.760 francs.

« Il ne reste plus à acheter pour l'achèvement de la promenade que deux portions de terrain, l'une appartient à la Dame Sorret *(sic)*, avec laquelle il n'a pas été possible de traiter parce qu'elle ne réside pas sur les lieux ; l'autre portion contenant 19 ares 43 centiares appartient à l'hospice de Vichy, et l'ingénieur n'a pu en faire l'acquisition parce que la Commission administrative de l'hospice n'était pas autorisée à vendre.

« Dans cet état de choses, Sire, je crois devoir, pour accélérer l'exécution des dispositions arrêtées pour l'amélioration de l'Etablissement thermal de Vichy, proposer à Votre Majesté de vouloir bien :

« 1° Confirmer l'acquisition provisoire faite les 7 et 8 septembre par l'ingénieur ordinaire du département.

« 2° Autoriser le Préfet de l'Allier à traiter avec la Dame Sorret pour l'acquisition de la portion de terrain appartenante à cette Dame qui a été reconnue nécessaire pour l'achèvement de la promenade de Vichy.

« 3° Autoriser la Commission administrative de l'hôpital de Vichy à céder, sur estimation contradictoire, le terrain appartenant à cet hospice, dont l'acquisition a été également jugée nécessaire pour l'achèvement de la promenade.

« J'ai l'honneur de soumettre, en ce sens, à Votre Majesté, le projet de décret ci-joint.

« Je suis avec un profond respect, Sire, de Votre Majesté impériale et royale, le très obéissant, très dévoué et très fidèle serviteur et sujet.   « Montalivet (1). »

Comme suite à ce rapport, intervenait, le lendemain, le décret impérial qui suit :

« *Au palais de Fontainebleau, le 5 novembre 1810.*

« Napoléon, Empereur des Français, Roi d'Italie, Protecteur de la Confédération du Rhin, etc.

« Sur le rapport de notre Ministre de l'Intérieur, Nous avons décrété et décrétons ce qui suit :

« Article premier. — L'acquisition provisoire faite les 7 et 8 septembre 1810, au nom et pour le compte du Gouvernement, de neuf portions de terreins, contenant ensemble deux hectares quatre-vingt-quatre ares environ, qui ont été reconnus nécessaires pour l'achèvement de la promenade commencée en face de l'établissement thermal de Vichy, département de l'Allier, à raison de trente francs quatre-vingt-cinq centimes l'are, et au prix total de huit mille sept cent soixante francs (2), est et demeure confirmée ; à l'effet de quoi le Préfet de l'Allier est autorisé à passer contrat définitif de cette acquisition.

« Art. 2. — Le Préfet du département de l'Allier est également autorisé à traiter avec la Dame Sorret pour l'achat de la portion de

---

(1) Archives nationales, AF IV 495, pl. 3.801.

(2) On ne paya que 7.568 francs les 28.530 mètres carrés qu'on acheta à neuf propriétaires, ce qui met le prix de l'are à 26 fr. 50 au lieu de 30 fr. 85 porté dans ce décret.

terrein appartenante à cette Dame qui se trouve enclavée dans les terreins dont l'acquisition est confirmée par l'article précédant.

« ART. 3. — La Commission administrative de l'hospice de Vichy est autorisée à céder la portion de terrain appartenante à cet hospice qui a été reconnue nécessaire pour l'achèvement de la promenade de l'établissement thermal.

« La valeur de cette portion de terrain sera estimée contradictoirement par deux experts, dont l'un sera nommé par la Commission administrative de l'hospice et l'autre par le Préfet ; en cas de partage, l'ingénieur en chef du département fera la fonction de tiers expert.

« ART. 4. — Notre Ministre de l'Intérieur est chargé de l'exécution du présent décret.　　　　　　　« NAPOLÉON (1). »

Enfin, le 29 décembre 1810, l'Etat achetait, par acte de Mᵉ Amable-François Bilhaut, notaire à Cusset (2), un tènement de onze portions de terrain pour l'achèvement de la promenade commencée en face de l'Etablissement thermal de Vichy, contenant ensemble 346 ares environ. Les vendeurs étaient :

1° Guillermen Claude, qui touchait 600 francs pour 19 ares 45 de terre ;

2° Bassot Antoine et sa femme, Etiennette Guillermen, qui touchaient 300 francs pour 9 ares 725 de terre ;

3° Gravier Jean-Joseph, qui touchait 1.050 francs pour 34 ares 36 de terre ;

4° Charles François, qui touchait 300 francs pour 9 ares 725 de terre ;

5° Magnin Marie, veuve de Prêtre Charles, qui touchait 400 francs pour 19 ares 45 de terre ;

6° Prêtre Gabriel, qui touchait 3.450 francs pour 111 ares 834 de terre ;

7° Lemaire André, qui touchait 650 francs pour 53 ares 486 de terre ;

8° Combe Anne-Thérèze, veüve de Laurent Collas, qui touchait 450 francs pour 14 ares 587 de terre ;

9° L'Hospice civil de Vichy, qui touchait 700 francs pour 20 ares 22 de terre ;

---

(1) Archives nationales, AF ɪᴠ 495, pl. 3.801, n° 15.
(2) Actuellement étude de Mᵉ Abel Cassard, notaire à Cusset.

10° Les héritiers Arnoux, qui touchaient 360 francs pour 11 ares 69 de terre ;

Et 11° les mineurs Sauret, pour lesquels des experts avaient à déterminer la valeur des 41 ares environ qu'on devait leur prendre.

Cet acte des plus importants, comme on le voit, fut enregistré gratis, à Cusset, le 31 décembre 1810.

En 1812, pendant la campagne de Russie, Vichy bénéficia encore d'un autre décret impérial. Celui-ci, plus connu et plus cité que le précédent, fut présenté à l'Empereur comme suite à une Note du ministre de l'Intérieur, du 3 juin 1812, ainsi conçue :

« 3 juin 1812.

« Note pour Sa Majesté l'Empereur

« Sire,

« M. le Ministre Secrétaire d'Etat vient de me faire connaître que le nouveau crédit de 200.000 francs que j'avais demandé dans mon rapport du 8 avril dernier pour la restauration des établissemens thermaux ayant reçu une autre destination, Votre Majesté a pensé que les 670.314 fr., 32 qui restent disponibles sur le crédit de 1.500.000 fr. alloué en 1810 et 1811 pour cet objet doivent suffire pour les travaux qui s'exécuteront cette année.

« J'ai lieu de penser que, dans cet état de choses, Votre Majesté est dans l'intention d'assurer l'emploi du reliquat de 670.314 fr. 32 dont il s'agit.

« Je m'empresse, en conséquence, de remettre sous les yeux de Votre Majesté les projets que j'avais déjà eu l'honneur de lui présenter pour la restauration des établissemens thermaux de *Vichy* et d'*Acqui ;* et je supplie Votre Majesté de vouloir bien revêtir de son approbation les projets de décrets qui sont ci-joints.

« J'aurai l'honneur de soumettre très incessamment à Votre Majesté les projets relatifs à la construction des deux édifices thermaux dont elle a ordonné l'établissement à Aix-la-Chapelle.

« Je suis avec un profond respect, Sire, de Votre Majesté impériale et royale, le très obéissant, très dévoué et très fidèle serviteur et sujet.   « Montalivet (1). »

(1) Archives nationales, AF IV, pl. 5.340.

Le décret qui fut signé après l'envoi de cette note était le suivant :

« A Gumbinen, le 20 juin 1812.

« NAPOLÉON, EMPEREUR DES FRANÇAIS, ROI D'ITALIE, PROTECTEUR DE LA CONFÉDÉRATION DU RHIN ET MÉDIATEUR DE LA CONFÉDÉRATION SUISSE,

« Sur le rapport de notre ministre de l'Intérieur, Nous AVONS DÉCRÉTÉ ET DÉCRÉTONS ce qui suit :

« ARTICLE PREMIER. — Les bâtimens de l'établissement thermal de Vichy, département de l'Allier, seront réparés sans délai. Il y sera formé trois nouveaux cabinets de bains et trois nouveaux cabinets de douches. Il sera établi une nouvelle conduite d'eaux douces en tuyaux de fer. Il sera construit une nouvelle fontaine d'eaux thermales près de celle dite des *Acacias*, et la promenade commencée en face des bâtimens de l'établissement thermal sera achevée, le tout conformément aux plans et devis qui en ont été soumis à notre ministre de l'Intérieur.

« ART. 2. — Les deux maisons qui offusquent l'établissement thermal seront achetées et démolies ; à l'effet de quoi, le Préfet de l'Allier est autorisé à accepter, au nom du Gouvernement, l'offre faite par les sieurs Joseph-Jacques Bonnet et Etienne Sornin d'en faire la cession, aux clauses et conditions détaillées dans le procès-verbal d'estimation contradictoire dressé le 1er juillet 1811.

« ART. 3. — Nous accordons pour l'acquisition de ces deux maisons, pour les travaux mentionnés en l'art. 1er et pour le payement des terreins dont nous avons autorisé l'acquisition par notre décret du 5 novembre 1810 une somme de quatre-vingt-dix mille francs à prélever sur les fonds alloués dans les budgets du ministre de l'Intérieur des exercices 1810 et 1811 pour la restauration des établissemens thermaux.

« ART. 4. — Les actes d'acquisition à passer, en vertu du présent décret, ne seront soumis qu'au droit fixe d'un franc pour leur enregistrement, et il ne sera perçu qu'un franc pour les transcriptions sur les registres du bureau des hypothèques, sauf les honoraires du conservateur.

« Les procès-verbaux d'adjudication des travaux ne seront également soumis qu'au droit fixe d'un franc pour leur enregistrement.

« ART. 5. — Notre ministre de l'Intérieur est chargé de l'exécution du présent décret. « NAPOLÉON (1). »

(1) Archives nationales AF IV, pl. 5.340, n° 31.

Comme conséquence de ce décret, Joseph-Jacques Bonnet et Marie-Françoise Georgeon, son épouse, vendaient, le 12 août 1812, à l'Etat, devant Me Bilhaud, notaire à Cusset, une habitation isolée, n'ayant ni cour ni jardin, connue sous le nom de *Pavillon*, située au Nord du bâtiment thermal, et le lendemain, 13 août 1812, Etienne Sornin père, dit *Carême*, ses deux fils, Jean-Baptiste Sornin aîné, époux de Marie Gagnière, Jean-Baptiste Sornin jeune et, enfin, sa fille Marie-Anne Sornin, épouse de Pierre-Geoffroy-François Cornil, vendirent « au gouvernement », devant le même notaire, une maison connue sous le nom de *Grand Hôtel Sornin*, située au Sud du bâtiment des bains, enclavée dans la promenade, et voisine de l'Etablissement thermal. Dans cette vente étaient comprises les dépendances de cette maison et la *source Sornin,* qui jaillissait dans le jardin même de ce *Grand Hôtel Sornin* (1).

Un arrêté préfectoral du 30 juillet 1861 permettait l'ouverture d'issues dans la clôture de cette promenade, en face des maisons construites rue du Parc et rue Cunin-Gridaine.

Le 13 septembre 1873, l'Etat achetait, par acte administratif, à l'Hôpital de Vichy et incorporait à l'ancien parc 222^{m2}40 de terre formant bordure sur la rue du Casino et attenant, d'un côté, à cette rue, et de l'autre, à l'ancien parc.

Un décret bien tardif, du 8 juin 1874, prononçait l'affectation au service des travaux publics d'une parcelle de terrain de 1.033^{m2}, distraite de l'ancien parc et incorporée dans la route thermale n° 5 (rue du Casino).

Enfin, par suite du déplacement de la partie de cette route thermale n° 5, comprise entre la place Victor-Hugo et la rue de Banville, cet ancien parc s'est agrandi, en 1899, de 2.340^{m2}25, provenant, tant du sol de l'ancienne route thermale n° 5 que de l'emplacement de l'ancien hôpital.

*
* *

2° LE SQUARE DE LA PLACE ROSALIE AU MILIEU DUQUEL JAILLIT LA SOURCE DE L'HOPITAL. — Il existe aux Archives nationales (T 191 $^{42-43}$) un « *plan géométrique des fossés et enceinte de la ville de Vichy, fait à la réquisition de Mme la comtesse de Chateauchinon, dame dudit*

---

(1) Voir pour plus de détails sur cette origine de propriété : *Histoire des Eaux minérales de Vichy*, t. 1er, p. 383, 384 et 385.

Vichy (1), par M. Jean Devaux, géomètre et commissaire en droits seigneuriaux, au mois d'avril 1784 ». Ce plan, d'une précision absolue, indique, fort nettement et à l'échelle, la topographie des alentours immédiats de la source de l'Hôpital avant la Révolution.

Il n'y avait pas, alors, de place quelconque autour du bassin carré de deux pieds de hauteur sur cinq de largeur et de longueur dans lequel jaillissait le *Gros Boulet.* Un chemin creux qui, à partir de la tour sur laquelle « le sieur Desbrest » avait son colombier (2) jusqu'à celle « du sieur Givois » (3), occupait, le long des murs de la ville, le sol des anciens fossés et était parcouru dans son milieu, depuis la source jusqu'aux graviers du fleuve, par un fossé grouillant qui recevait l'eau sans emploi. De la fontaine thermale le chemin creux qui, vers sa partie basse se perdait dans les lais de la rivière, venait déboucher vers sa partie haute avec une largeur de 7 toises 1/2 (15 mètres environ), dans le « grand chemin du Port », en face du portail d'entrée de l'Hôpital (4). Dans cette partie haute, depuis ce « grand chemin du Port » jusqu'à la tour du « sieur Desbrest », ce chemin creux, bordé de haies vives de chaque côté, avait la forme d'un entonnoir. Large, comme je viens de le dire, de 7 toises 1/2 (15 mètres environ) en face du portail de l'Hôpital, il allait en se rétrécissant jusqu'à ne plus avoir que 3 toises 1/4 (6^{m}50 environ) près de cette tour, là où les murs de la ville le forçaient à dévier pour les suivre jusqu'à la tour du « sieur Givois ».

Le plan des Archives nationales indique, aussi, très exactement, par quels héritages il était limité du côté de la ville, depuis le « grand chemin du Port » jusqu'à la tour du « sieur Desbrest ». Entre cette tour et la place communale devant la « Porte de France », se trouvait,

---

(1) Catherine-Claudine-Camille Douët, qui, en 1756, avait épousé François-Marie de Mascrany. L'époux avait reçu en dot le comté de Château-Chinon, que son père avait acheté du prince de Savoie-Carignan ; l'épouse avait, de son côté, reçu en dot la seigneurie de Vichy.

(2) Cette tour, qui, avec celle du sieur Givois, appartenait aux anciens remparts de la ville vendus en 1740, se trouvait, partie sur l'emplacement actuel d'Alexandra-Hôtel (ancien hôtel Desbrest-Sornin), partie sur l'emplacement de l'immeuble voisin qui est la propriété, aujourd'hui, de M. Deprin, et le tout en façade sur la place Rosalie.

(3) La tour du sieur Givois se trouvait à l'angle actuel de la rue du Pont et de la place de la Marine, sur l'emplacement de l'ancienne maison Bourasset.

(4) Ce « grand chemin du port » partait du Fatiteau par la rue actuelle de l'Abbé-Delarbre, passait devant la façade de l'Hôpital et atteignait ainsi, d'un côté, à la Porte de France et, de l'autre côté, au chemin de Vichy à Cusset.

sur l'emplacement même des anciens fossés, un jardin de 7 toises 1/2 de large (15 mètres environ), appartenant à M. Cornil le jeune. Puis, du même côté, en remontant le chemin vers la source et l'Hôpital, on longeait, sur 15 toises 1/2 (31 mètres environ), la haie du jardin triangulaire de M. Plantade-Rabanon. Ce jardin limitait, vis-à-vis de l'Hôpital et depuis le portail de cet Hôpital jusqu'à la place devant la Porte de France, le grand chemin du Port de Vichy.

A 6 toises 1/4 (12m50 environ) de ce portail de l'Hôpital et à une toise 1/4 (2m50 environ) de la haie du jardin de M. Plantade-Rabanon, dans le chemin creux descendant vers la rivière d'Allier, se trouvait le *Gros Boulet*, dont l'eau s'échappait d'un des angles de son bassin carré par un fort jet qui s'unissait avec le trop plein de la source pour former le petit ruisseau bourbeux qui coulait le long des murs de la ville dans l'endroit même de ses anciens fossés.

Le précieux document où j'ai puisé les renseignements ci-dessus n'indique pas, pour l'autre côté du chemin creux, vis-à-vis des jardins de M. Cornil le jeune et de M. Plantade-Rabanon, les noms des propriétaires des jardins qui existaient, là, en 1784.

On sait, cependant, qu'en 1815 le sol de la place, devant ce qui est actuellement l'hôtel Saint-James et la maison Desmaroux-Collas, appartenait à Marie Cognat, veuve du cordonnier Claude Bourgeois, et que le sol de cette même place, devant l'hôtel des Deux-Mondes et l'immeuble Pracros-Collas (1), était la propriété de l'hôpital de Vichy. J'ajoute que les emplacements de l'hôtel Saint-James et de la maison Desmaroux-Collas appartenaient, à cette époque, à Mme Marie Gravier, veuve d'Antoine Desbrest ; que celui de l'hôtel des Deux-Mondes appartenait aux héritiers Collas et qu'enfin celui de l'immeuble Pracros-Collas était la propriété de M. Cornil-Sornin qu'on appelait, généralement, Cornil des Bains.

Pour répondre au grand désir qu'avait le baron Lucas de relier, par un large passage, « la Promenade » à la source de l'Hôpital et, aussi, de dégager le plus possible les abords de cette source, la Commission administrative de l'hôpital de Vichy proposait, par délibération du 13 juin 1815, de céder gratuitement à l'Etat tout le terrain nécessaire à la création de ce passage et le morceau de jardin dont je viens de parler ci-dessus, qui se trouvait au Nord-Est des

(1) Cet immeuble fait actuellement l'angle de la rue de l'Abbé-Delarbre et de la place Rosalie.

propriétés de M. Cornil des Bains et des héritiers Collas, le long du « grand chemin du Port ». La cession gratuite de ce jardin, consentie sans autre formalité que l'avis favorable du Conseil municipal de Vichy donné par délibération du 26 mars 1816, fut donc l'embryon de la propriété domaniale sur cette place Rosalie, embryon qui allait rapidement se développer grâce à l'activité bienfaisante, pour Vichy, de l'inspecteur des Eaux.

Le 30 juillet 1816, en effet, Auguste de Lucas (1), chevalier de l'ordre royal de la Légion d'honneur, inspecteur des Eaux thermales de Vichy, médecin de Leurs Altesses Royales monseigneur le duc et la duchesse d'Angoulême, achetait, par devant Etienne Boivin, notaire à la résidence de Vichy (2), au profit de l'Etablissement thermal de la dite ville de Vichy, de Dorothée Cornil, fille majeure, et de Geoffroy Cornil l'aîné, notaire, demeurant à Vichy, stipulant et se portant fort pour Marie-Magdeleine Cornil, sa fille, sœur de la Charité à l'hospice de Condom, un jardin dépendant d'une maison appartenant aux dites Dorothée et Marie-Magdeleine Cornil, jardin situé près de la fontaine dite de l'Hôpital, « se confinant de jour par la maison de la veuve Grangier (3) ; de midi le jardin de M. Gravier du Monsseaux, un mur entre deux (4) ; de nuit un chemin (5) et de bize la terre de la veuve Grangier. Demeure excepté dudit jardin vendu un cabinet construit dans ledit jardin audit aspect de jour avec son entrée ». Le prix de cette vente s'élevait à 650 francs, payables après transcription.

Le 5 août 1816, M. de Lucas achetait aussi, au profit de l'établissement des Eaux de Vichy, par devant Mᵉ Cornil l'aîné, notaire au dit Vichy (6), de dame Anne Guillomet, veuve de Pierre-Gilbert Grangier, maréchal-ferrant, décédé le 8 janvier 1809, une partie d'un jardin de la contenance, la dite partie, de 350ᵐ², « joignant au Nord déclinant au Couchant la partie du jardin réservé, de jour la

(1) Les actes de 1816 que j'ai eu en mains portent bien la particule que j'indique ici.
(2) Actuellement étude de Mᵉ Chateau, notaire à Vichy.
(3) Cette maison occupait l'emplacement actuel du pavillon qui fait l'angle de la place Rosalie et de la rue de la Porte-de-France dans lequel se trouve l'épicerie de M. Mauruc. La propriété vendue par Mᵐᵉ Grangier était celle que possédait, en 1784, M. Plantade-Rabanon.
(4) Emplacement de l'hôtel de la Porte-de-France, de la villa Serge et des maisons Colombier et Deprin.
(5) Le chemin creux qui, partant de l'entrée de l'Hôpital, aboutissait à la tour du sieur Desbrest et dans lequel se trouvait le jaillissement du *Gros Boulet*.
(6) Actuellement étude de Mᵉ Chateau, notaire à Vichy.

maison et établerie de la dame venderesse, de Midi déclinant de nuit le jardin vendu par les demoiselles Cornil audit établissement thermal et encore de Nord déclinant au jour le chemin de la ville au dit hôpital ». L'inspecteur des eaux acquerrait, en plus, une établerie et ses aisances, adossée à la maison qui était occupée par la dite dame Grangier, à l'aspect du Nord. Le total de la vente s'élevait à 202 francs, payables comme pour les demoiselles Cornil.

Enfin, le même jour, 5 août 1816, M. Auguste de Lucas achetait encore, par devant le même notaire, de dame Marie Cognat, veuve de Claude Bourgeois, cordonnier, décédé le 23 septembre 1808, la dite Marie Cognat, demeurant à Villeneuve, canton de Randan, département du Puy-de-Dôme, et se portant fort pour ses enfants, — toujours au profit de l'établissement des Eaux thermales de Vichy, — une partie de jardin « de la contenu de 600^{m2} située dans les fins de laditte ville de Vichy, joignant aux aspects de nuit le jardin des héritiers Collas et de la dame veuve Desbrest, au Nord celui de l'Hospice de la dite ville de Vichy, à l'Orient la partie réservée à la venderesse et de Midi un chemin » (1). Le prix payé fut de 260 francs après les formalités de transcription remplies.

Donc, l'Etat est maintenant propriétaire de tous les terrains indispensables pour dégager du seul côté ou cela était alors possible, — du côté de la vieille ville d'une part, du Fatiteau et de la promenade d'autre part, — les abords du *Gros Boulet*.

Mais, qui a fourni à l'inspecteur Lucas les fonds nécessaires pour acheter ces terrains et pour, dans la suite, les assainir, les niveler et les planter ? L'architecte de l'Etablissement thermal de Vichy, Roze Beauvais, — le bras droit de Lucas — l'auteur et l'exécuteur des différents projets de construction de la place Rosalie, écrivait à ce propos au préfet de l'Allier, le 9 décembre 1838, la lettre suivante :

« Monsieur le préfet, d'après mes connaissances et celles de tous les habitants un peu âgés de Vichy, la place Rosalie a été augmentée avec les deniers de Mme la duchesse de Mouchy (2), qui donna à

(1) Le même chemin que celui indiqué à la page précédente, note 5.
(2) La duchesse de Mouchy (12 août 1774 - 23 décembre 1835), était née Natalie, Luce, Léontine, Joséphine de Laborde. Elle avait épousé, le 1er juin 1790, à Arthus, Tristan, Jean, Charles Languedoc de Noailles, duc de Mouchy, grand d'Espagne, chevalier des ordres du Roi et de la Toison-d'Or. C'est en souvenir de la mère de la duchesse de Mouchy, née Rosalie, Claire, Josèphe de Nettine (des Nettine des

M. Lucas 3.000 francs pour l'acquisition de trois jardins occupant une grande partie de cette place............................ *Le domaine privé de l'Etat à Vichy.*

« M. Lucas, alors, ne voulant pas céder à la commune tous ces jardins acquis au profit de l'Etablissement thermal par le don de Mme la duchesse de Mouchy, fit clore, par une barrière circulaire en pierres, le devant de tous ces jardins où il a été planté des arbres, platanes et épicéas, donnés aussi par Mme de Mouchy. »

Il ne faut pas douter que les souvenirs de Roze Beauvais étaient des plus fidèles en cette circonstance et que c'est grâce à la généreuse libéralité de Mme la duchesse de Mouchy que son médecin, le baron Auguste Lucas, put, il y aura bientôt cent ans, assurer le dégagement des abords d'une des plus merveilleuses sources thermales de Vichy.

Les terrains nécessaires à la création de la place Rosalie achetés, il fallait, pour compléter l'œuvre commencée, acquérir les parties de jardin nécessaires à l'ouverture de « l'avenue de la fontaine de l'Hôpital. à la Rivière » (1). Ce fut, là, l'œuvre personnelle de Roze Beauvais.

Le 27 mars 1819, il écrivait au préfet de l'Allier la lettre suivante, que je veux citer entièrement et textuellement :

« Monsieur, J'ai l'honneur de vous adresser les quatre procès verbaux rédigés par Messieurs les experts Bulot et Sornin et concernant l'acquisition des portions de jardin nécessaires pour l'avenue de la fontaine de l'Hôpital à la Rivière. Ce n'est pas sans beaucoup de peine que je suis parvenu à faire céder aux trois derniers leurs portions de jardin au même prix que celui de Mme veuve Desbrest. Chacun prétendoit que c'étoit trop bon marché ; il a fallu que j'aie employé l'intervention de quelques amis et du bon curé de Vichy (2) pour leur faire sentir l'avantage qu'ils retireroient par la suite des embellissements que l'on faisoit autour de ce nouvel établissement de bains (3).

« Voilà enfin une affaire terminée et dans peu de jours les déblais et remblais seront achevés ; je planterai sans faute l'avenue dans le courant de la semaine.

Flandres), qu'on appela la nouvelle place, créée grâce aux libéralités de sa fille, *place Rosalie.* Cette Rosalie de Nettine était la femme du banquier de la Cour, Jean-Joseph de Laborde, marquis de Laborde, vidame de Chartres, condamné à mort par le tribunal révolutionnaire et exécuté le 18 avril 1794.

(1) Aujourd'hui la rue du Pont qui fit partie du domaine privé de l'Etat jusqu'à la construction de la route nationale n° 9 bis, de Vichy à Gannat.

(2) L'abbé Gabriel Guyot, curé de Vichy de 1803 à 1823.

(3) L'Etablissement des bains de l'Hôpital.

« Le mur du jardin de Mme veuve Desbrest (1) est déjà reconstruit; celui de Mme veuve Guillermen (2) est à moitié fait et sera terminé mercredi prochain. M. Cornil (3) n'a pas voulu que l'on reconstruisît son mur, il a préféré que l'on lui donnât le prix de l'estimation que j'avais faite montant à 160 francs, comme vous le verrez dans le procès verbal, laquelle somme je lui ai payé comptant.

« Indépendamment du prix fixé pour l'évaluation du terrain cédé par Mme veuve Colas (4), montant à 87 fr. 50, je lui ai, en outre, donné vingt francs pour l'indemnité de sa haie vive, en sorte que j'ai été obligé de prendre sur le mandat de 600 francs que vous m'avez donné pour commencer les travaux de Vichy : 1°........ 160 fr.

pour M. Cornil ; 2° vingt francs pour Mme veuve Colas, ci..   20

« Total.................... 180 fr.

laquelle somme je vous prie de me faire passer en un mandat sur M. Bichon en y comprenant les sommes cy-après expliquées pour la reconstruction des deux murs de jardin dont le prix-fait s'élève 1° pour celui du jardin de Mme veuve Desbrest à............................ 192 fr.

« 2° Pour celui de Mme veuve Guillermen à......... 200

« Total général.............. 572 fr.

« Au moyen de cette somme de 572 francs nous aurons payé la valeur de tous les murs et haie vive de ces quatre jardins et nous ne devrons plus rien pour ces objets puisque le terrain est déjà payé. Veuillez, je vous prie, Monsieur le Préfet, avoir la bonté de me faire passer de suite ce mandat de 572 francs afin que je solde l'entrepreneur qui a fait jusqu'à présent toutes les avances ; j'aurai l'honneur de vous adresser un état général de toutes ces dépenses lorsqu'elles seront terminées.

« A l'instant je reçois votre lettre du 25 du courant concernant le chemin du Roi ; je ne suis point étonné de tout ce qu'elle contient, mais soyez assuré que je me conformerai aux instructions qu'elle renferme et qu'avant peu vous recevrez le tout en règle.

(1) Emplacement de l'hôtel Saint-James actuel.

(2) Emplacement faisant l'angle de la rue du Pont et du boulevard de Russie où se trouve actuellement la pharmacie Léger.

(3) M. Cornil possédait l'emplacement de l'hôtel de Venise et de la maison Therre.

(4) Emplacement actuel de la maison appartenant à M. le docteur Therre où se trouvent un bureau de tabac et un magasin de coiffure.

« J'ai l'honneur d'être avec une haute considération, Monsieur le Préfet, votre très humble et obéissant serviteur.

« Roze Beauvais (1).

« *Nota* : Le procès verbal concernant Mme veuve Desbrest, rédigé par MM. Bulot et Sornin, en date du 12 mars 1819, porte la portion de jardin cédée, contenant 68 toises carrées à raison de deux francs la toise, à la somme de cent trente-six francs, ci..　136　»
la reconstruction du mur de clôture à........　192　»　} 328　»

« Celui concernant M. Cornil rédigé par les mêmes experts, en date du 13 mars 1819, porte la portion du jardin cédé, contenant 42 toises, à　84　»
et la reconstruction du mur à..............　160　»　} 244　»

« Celui de Mme veuve Collas rédigé par les mêmes experts, en date du même jour, porte la portion du jardin cédé, contenant 43 toises 2/3, à　87　50
et l'indemnité pour la haie à..............　20　»　} 107　50

« Celui de Mme veuve Guillermen rédigé par les mêmes experts, en date du même jour, porte la portion du jardin cédé, contenant 35 toises 1/2, à........................　71　»
et la reconstruction du mur de clôture à......　200　»　} 271　»

« Total général.............　950　50 »

Le 14 avril 1819, Roze Beauvais recevait du préfet de l'Allier le mandat de 572 francs qu'il avait réclamé de nouveau le 9 avril et ainsi se terminait l'acquisition, pour le compte de l'Etat, de tous les terrains qui devaient concourir à l'embellissement de la place Rosalie et des bains de l'Hôpital et à la création, avant l'ouverture de la route nationale n° 9 bis, d'une large et belle avenue dans l'axe du *Gros Boulet* et perpendiculaire aux bâtiments de l'Hospice, en utilisant pour cette avenue, l'ancien chemin creux qui occupait le long des murs de la vieille ville l'emplacement des fossés et qui allait, en descendant à la rivière, depuis la tour appartenant, en 1784, à M. Desbrest, jusqu'à la tour appartenant, à la même époque, à M. Givois.

Roze Beauvais, dans sa lettre du 9 décembre 1838 que j'ai citée plus haut, rapporte que, pour bien affirmer la propriété de l'Etat sur

(1) Archives manuscrites de la Bibliothèque des Sciences médicales de Vichy.

les terrains qu'il avait acquis autour de la source de l'Hôpital et au profit de l'Etablissement thermal de Vichy, le baron Lucas les avait fait clore, après les avoir fait planter d'arbres, par des barrières circulaires en pierres.

Ces barrières, de cent vingt-cinq mètres de longueur totale, furent construites pendant les années 1821 et 1822. Elles consistaient, pour les deux parties, en vingt-neuf supports reliés entre eux par vingt plates-bandes. Quatre passages à piétons étaient ménagés dans la barrière, du côté de la place, le plus près du Parc ; six du côté de la place avoisinant la vieille ville.

Chaque support avait « quatre pieds de long, la culasse comprise, et six pouces d'épaisseur dans la partie taillée » ; chaque plate-bande avait « six pieds de long, un pied de large et six pouces d'épaisseur ». Les supports ainsi que les principaux montants « qui sont faits seront placés à quinze pouces de profondeur sur un massif de maçonnerie à chaux et sable et seront saisis tout autour avec moellon, chaux et sable jusqu'au niveau du terrain ».

Ces barrières en pierres, qui sont géométriquement et très exactement figurées sur un plan dressé le 18 décembre 1863 par l'ingénieur ordinaire des Ponts et Chaussées chargé des embellissements de Vichy (1), enserraient, là, toute la superficie du domaine privé de l'Etat que Lucas, sur cette place Rosalie, n'avait pas voulu laisser confondre avec les droits que la commune prétendait avoir sur le reste de cette place, et aussi avec ceux des terrains que le gouvernement avait reçu gracieusement, en 1815, de la Commission administrative de l'Hospice pour relier par un passage public la Promenade à la source de l'Hôpital.

Le 5 février 1837, le Conseil municipal de Vichy chargeait le maire de rechercher si certaines portions de terrains communaux n'avaient pas été usurpées par l'Etat, et notamment, si la place sur laquelle on avait construit une partie du grand établissement n'était pas dans ce cas-là. Quoique la place Rosalie ne fût pas alors spécialement et nominalement indiquée dans cette délibération, elle était de celles, avec la place du Pontillard, que l'édilité vichyssoise avait alors la prétention de revendiquer, en grande partie, tout au moins.

Le gouvernement, du reste, était, à cette époque, assez indécis sur les droits que pouvait avoir l'Etat sur cette place Rosalie. Le

(1) Archives départementales de l'Allier, X, n° provisoire 950.

3 novembre 1838, le ministre de l'Agriculture, du Commerce et des *Le domaine privé de* Travaux publics, consulté par le préfet de l'Allier, relativement à une *l'Etat à Vichy.* question d'acquisition d'une maison et de terrains pour la construction de nouveaux thermes qui seraient alimentés par la source de l'Hôpital, lui prescrivait, avant d'aller plus loin dans l'étude de cette affaire, de « faire vérifier si la fontaine dite de l'Hôpital appartient exclusivement à l'Etat et si l'Hospice et la ville de Vichy ne peuvent aucunement en réclamer la propriété. M. Prunelle dit que les terrains qui formaient la place Rosalie ont été donnés à l'Etat par Mme la duchesse de Mouchy. Cette assertion est-elle tout à fait exacte? Ne serait-ce pas plutôt à la ville que ces terrains auraient été donnés? »

Le préfet de l'Allier, devant ce doute ministériel à éclaircir, doute assez troublant en présence des prétentions communales qui se manifestaient de plus en plus dans le *tout Vichy municipal,* crut ne pouvoir mieux faire que de demander l'avis, sur ce point, de M. l'architecte de l'Etablissement thermal qui, certainement, devait connaître parfaitement la question, car il l'avait, sans aucun doute, vécue lui-même au temps qu'il collaborait avec l'inspecteur des Eaux aux diverses améliorations, aux divers embellissements que Vichy devait à la prévoyance habile et à la sage administration de son ancien et bien regretté maire, le baron Lucas.

Le 9 décembre 1838, Roze Beauvais, dans la lettre que j'ai reproduite plus haut (1), se prononçait sur l'origine de la place Rosalie et permettait, ainsi, au préfet de l'Allier, de rassurer complètement à cet égard le ministre du Commerce, de l'Agriculture et des Travaux publics. Du reste, mis en demeure de reconnaître le droit de propriété de l'Etat sur, au moins, la partie de la place Rosalie entourée de barrières en pierre, le maire de Vichy, Christophe-Théodose Bulot, le fit d'assez bonne grâce par une lettre adressée au préfet de l'Allier, le 11 juin 1839.

Il était alors nécessaire et bien utile aussi, pour la conservation des droits de l'Etat, qu'il en fût ainsi, car tous les propriétaires de jardins joignant, du côté de la place Rosalie, les terrains acquis ou reçus, par le gouvernement, des demoiselles Cornil, de Mme veuve Grangier, de Mme veuve Bourgeois et de l'administration de l'Hôpital, manifestaient déjà depuis plusieurs années le désir de construire, en façade, sur cette place et prétendaient, si elle était communale, prendre sur elle et sans aucune gêne, tous les jours et tous les passages qu'ils

(1) Voir pages 568 et 569.

auraient voulu, ou dont ils auraient pu avoir besoin. Mais l'affirmation précise, et démontrée par l'Etat, de son droit de propriété, au moins sur une partie de cette place, les obligea à se tourner, plus qu'ils ne l'auraient voulu peut-être, du côté du gouvernement, pour lui demander son agrément à ce qu'ils projetaient et, aussi, des alignements.

Cette question d'alignement était, du reste, dans l'air depuis déjà quelque temps ; des plans avaient été soumis au préfet par M. Roze Beauvais. Le 22 septembre 1838, Prunelle écrivait à ce sujet : « Vous voudrez bien remarquer, Monsieur le Préfet, que le rayon de l'hémicycle formé par la place Rosalie qui était de 50m50 a été porté, sur le nouveau plan proposé, à 56 mètres, ce qui conserve à peu près tous nos arbres dont une partie était abattue suivant le premier tracé. Je viens donc vous prier de donner les alignements aux sieurs Desbrest, Ramin et Rambert, dans le côté Nord de la place, suivant un rayon de 56 mètres et non celui de 50m50, qui nous induisait en perte de terrain. »

Malgré cette opinion et toute la pression que fit alors Prunelle pour la faire adopter, le rayon de l'hémicycle fut maintenu à 50m50 et son centre fut, non pas la source du *Gros Boulet*, comme on serait tenté de le croire à première vue, mais le point formé par la rencontre de l'axe de la rue du Pont passant par ce *Gros Boulet* avec la ligne de façade des bâtiments de l'hospice civil de Vichy.

Préalablement, du reste, à ce qu'il fût statué sur une demande d'alignement, le pétitionnaire, quel qu'il fût, qui voulait bâtir, chez lui, avec façade donnant sur la place Rosalie, était tenu de prendre un engagement par acte notarié s'il ne savait signer son nom, ou par une déclaration personnelle sur papier timbré s'il savait écrire. Je donne ci-dessous copie in-extenso, en ne respectant pas, cependant, l'orthographe du document, d'un de ces engagements qui sont la cause de la servitude qui frappe, au profit de l'Etat, les huit immeubles édifiés sur la place Rosalie. Par sa lecture, on jugera combien le gouvernement a pris jadis ses précautions pour lier à tout jamais ceux qui voulaient construire en bordure de sa propriété.

Cet engagement, ou mieux, cette soumission, cette déclaration, comme on disait alors, est ainsi conçu :

« Je soussigné, ayant l'intention de bâtir sur la place Rosalie en la ville de Vichy, sur un terrain m'appartenant, déclare n'avoir droit à prendre aucun jour sur la dite place, qui est la propriété de l'Etat, et vouloir me conformer, en conséquence, à toutes les instructions qui me seront données par l'architecte de l'Etablissement thermal de Vichy pour toute la partie de la maison m'appartenant sur la dite place, à la condition que, pour m'indemniser des dépenses que pourra m'occasionner le mode de construction indiqué, il me sera permis, sans avoir à donner aucun dommage et intérêt, de prendre sur la dite place Rosalie tous les jours conformes aux instructions données par le dit architecte, m'engageant par le présent acte à remettre la propriété du gouvernement dans son premier état si je n'exécute pas ponctuellement les ordres qui me seraient donnés pour l'embellissement de la dite place, ou si, par suite de réparations ou changement, je venais à modifier dans ma construction quelques-unes des parties nécessaires à l'embellissement de la place.

« Fait et approuvé à Vichy, le 15 septembre 1841.

« Signé : GRENET (1). »

La reconnaissance officielle par le maire de Vichy de la propriété de l'Etat sur une partie seulement de la place Rosalie eut comme conséquence presque immédiate de permettre à la ville de Vichy de se prétendre, à tort ou à raison, propriétaire de tout le surplus du terrain de cette place. C'est ainsi qu'en 1853 notamment, qu'en 1856 et qu'en 1858 aussi, le maire de Vichy affirmera ce droit de propriété, en classant, par des arrêtés municipaux, une portion de cette place Rosalie, au nombre des propriétés que la commune a le droit d'affermer. L'arrêté du maire du 4 mai 1853, qui, pour la place Rosalie, fut reproduit dans les mêmes termes par les arrêtés du 9 octobre 1856 et du 20 avril 1858, spécifie de la façon suivante, cette « portion » destinée à l'affermage : « La ligne de ces bancs (2) commencera à l'angle Est de la rue de l'Abbé-Delarbre et suivra la ligne tracée par l'hémicycle formé par la clôture en pierre du terrain appartenant à l'Etat, de manière, cependant, à ne point intercepter les ouvertures pratiquées dans cette clôture et, en cas de besoin, une autre ligne de bancs sera établie parallèlement à la première, entre chaque arbre du

(1) Saturnin Grenet avait acheté du terrain à Mme veuve Desbrest pour y construire un café — qui devint plus tard l'hôtel Saint-James — à l'angle de la place Rosalie et de la rue du Pont.

(2) Les marchands forains établissaient, pour faire l'étalage de leurs marchandises, des bancs de bois mobiles qui étaient abrités de la pluie et du soleil par des tentes en toile.

trottoir placé devant le bâtiment de l'Hospice et elle ne pourra excéder la saillie du trottoir de plus de 0^m50. »

En 1863, Napoléon III, qui, depuis 1861, transformait entièrement Vichy et créait, pour ainsi dire, une ville nouvelle par l'ouverture des routes thermales, par la construction d'une mairie et de l'église Saint-Louis, par la suppression du péage sur le pont suspendu, projettait également d'améliorer le plus possible ce qui existait déjà. Il voulait transformer la place Rosalie, déplacer quelque peu l'émergence de la source en l'éloignant de l'Hôpital, l'isoler au milieu de parterres très décoratifs et par conséquent dévier aussi la voie publique en la faisant suivre, à travers la propriété privée de l'Etat, l'hémicycle formé par les façades des hôtels Saint-James et des Deux-Mondes et par les maisons qui appartiennent aujourd'hui à Mmes Desmaroux-Collas et Pracros-Collas. Cette voie publique devait être séparée de ces façades par un trottoir de trois mètres de largeur ; la rue qui longeait les bâtiments de l'Hôpital civil était entièrement respectée. De l'autre côté de la place, la route nationale n° 9 bis serait également déviée et reportée en hémicycle le long de ce qui était, alors, Alexandra-Hôtel et des maisons qui sont, aujourd'hui, la propriété de MM. Deprin et Colombier.

L'Etat considérait dans ce temps que la partie de la place qui n'était pas entourée de barrières en pierre dépendait de la petite voirie et appartenait, par conséquent, à la ville de Vichy. Il proposa donc à cette ville de faire un échange avec elle afin de pouvoir exécuter entièrement le projet qui avait été présenté et dressé, le 18 décembre 1863, par l'ingénieur Radoult de Lafosse (1) et aussitôt approuvé, en principe, par l'empereur Napoléon III.

(1) M. Radoult de Lafosse Jean-François-Charles, ancien élève de l'Ecole Polytechnique, fils du général d'artillerie, membre de l'Assemblée nationale législative de 1849, Pierre-Thomas Radoult de Lafosse, fut nommé, en 1850, à sa sortie de l'Ecole des Ponts et Chaussées, ingénieur ordinaire au département de l'Allier. En 1851, il épousa, à Cusset, Mlle Marie Arloing, nièce de M. Annet Arloing, ancien notaire dans cette ville.

L'ingénieur Radoult de Lafosse fut, sous le second Empire, spécialement chargé de tous les travaux d'embellissements de Vichy, projetés et décidés par Napoléon III, qui, en 1864, le décora, lui-même, de la Légion d'honneur, lors d'une visite qu'il fit sur les chantiers.

En 1874, il quitta l'Allier pour le département de l'Ain où il était nommé ingénieur en chef des Ponts et Chaussées. Il rentra à Moulins, en 1877, et successivement ingénieur en chef de 2e et de 1re classes, il ajouta, à ses divers services départementaux,

Le 4 janvier 1864, le Conseil municipal de Vichy adhérait à ce projet d'échange pour la rectification de la place Rosalie, mais à la condition, toutefois, qu'on respecterait entièrement les clauses de l'abandon consenti en 1863 par l'administration de l'Hospice civil pour le redressement du passage du Parc qui devait toujours rester : « une voie publique », avait seulement dit cette administration hospitalière, « une voie communale » avait ajouté, de sa seule autorité, le Conseil municipal dans les avis qu'il avait été déjà appelé à donner et dont il reprenait les termes, s'élevant contre la prétention du projet de considérer le passage du Parc comme une dépendance de l'Etablissement thermal.

Cette restriction qui soulevait la question de propriété de ce passage du Parc, question qui allait, dans la suite, se discuter pendant plus de dix ans, empêcha alors l'échange, proposé par le gouvernement, d'aboutir, et les choses restèrent telles quelles, jusqu'au 5 mars 1875, date de l'approbation par le préfet de l'Allier du projet de 1863, repris, amélioré et augmenté de la création de magasins dans le passage du Parc (aujourd'hui rue de Banville), et présenté, par la Compagnie Fermière de l'Etablissement thermal de Vichy, le 28 janvier 1874.

Ce fut donc en 1875 seulement, et sans aucun échange avec la ville de Vichy, que la place Rosalie fut, du côté des hôtels Saint-James et des Deux-Mondes, aménagée comme elle l'est aujourd'hui. En 1873, la route nationale n° 9 bis avait été déviée, suivant le plan de 1863, et cela depuis la rue de la source de l'Hôpital jusqu'à la rue du Pont. Un décret du 21 mars 1873 fixait l'alignement de cette route nationale dans la traversée de la place Rosalie (1).

Enfin la question de propriété, sur la place Rosalie, de tout ce que le baron Lucas n'avait pas fait entourer, en 1821 et 1822, de barrières en pierre, cette question de propriété de ce que la commune de Vichy avait affermé jusqu'en 1875 aux petits marchands étalagistes, fut définitivement réglée, le 20 septembre 1903, après de longs et difficiles pourparlers.

celui de Vichy, qu'il tint à reprendre et à diriger personnellement, en tant que routes thermales, nouveaux parcs, pont et quais de l'Allier, qu'il avait créés.

Pour ne pas quitter le département de l'Allier, il refusa le poste d'inspecteur général des Ponts et Chaussées, et, le 21 avril 1895, il prit sa retraite à Cusset. En 1896, il fut nommé conseiller municipal, puis maire de cette ville.

Né le 16 avril 1825, à Villeneuve-sur-Lot, berceau de sa famille, M. Radoult de Lafosse mourut à Cusset, le 21 décembre 1900.

(1) Voir le texte de ce décret dans le chapitre II de ce livre VIII : *le Domaine public de l'Etat à Vichy.*

Depuis 1894, en effet, le Conseil municipal de Vichy (1) avait des vues sur *la Glacière* (2) qu'il voulait faire disparaître pour donner du jour, de l'air et de l'espace au carrefour assez important de l'avenue Victoria et des rues Beauparlant, du Bief et de la Glacière. Il avait demandé à l'Etat d'échanger cette propriété, dont ses fermiers pouvaient bien se passer, contre une propriété communale ; mais, il n'avait pu décider alors l'administration des Domaines à entrer dans ses vues.

Le 5 mars 1897, ce même Conseil municipal reprend la question et la précise. Pour éviter toute fin de non-recevoir de la part de l'administration, il offre ferme, cette fois, des emplacements qu'il spécifie et qu'il veut donner pour obtenir celui de *la Glacière*, afin de l'incorporer à des terrains voisins sur lesquels il a projeté d'édifier un groupe scolaire. L'Etat refuse encore ; il trouve que ce qu'on lui offre lui est absolument inutile et que dans ces conditions il n'a, lui, aucun intérêt à se dessaisir de ce qu'il possède.

Mais, en 1898, les choses vont prendre une nouvelle tournure. La durée du bail de la Compagnie fermière de l'Etablissement thermal de Vichy a été prolongée de trente ans par la loi du 28 février 1898 et l'Etat a acquis, le 28 octobre 1898, l'emplacement de l'ancien hôpital de Vichy qu'il va faire transformer, par son fermier, en un superbe parc, avec magasins, galeries couvertes, hall de repos et kiosque de musique. Il est même question de déplacer la buvette de la source de l'Hôpital et de la porter dans ce parc, à quarante ou cinquante mètres de son griffon ; il faut donc, pour tout cela, que l'Etat ait, là, ses coudées franches. Mais, une rue communale, l'ancien grand chemin du Port, sépare justement l'ancien hôpital de la *Source du Gros Boulet*, et qui plus est, la ville de Vichy a toujours prétendu avoir des droits sur le terre-plein de la place Rosalie, terre-plein qui se trouvait en dehors de ces barrières en pierre édifiées, par le baron Lucas, en 1821 et 1822. Aussi la Compagnie fermière, qui veut poursuivre rapidement et sans arrêt les embellissements de Vichy qu'elle a déjà commencés, entre en scène. Elle écrit au maire de

(1) Délibération du 24 octobre 1894.

(2) Cette glacière, qui avait dépendu autrefois de l'Etablissement thermal de Vichy (voir *Inventaire sommaire des Archives historiques de la ville de Vichy*, BB 6, p. 12 et DD 14, p. 28), fut acquise par l'Etat, par acte du 8 juillet 1815, reçu Mᵉ Bilhaud, notaire à Cusset, de Joseph-Jacques Bonnet, propriétaire de ce grand hôtel Bonnet qui, dans la suite, s'appela hôtel Chaloin.

Vichy que peut-être l'Etat cèderait à la commune *sa Glacière* dont il n'avait nul besoin, contre les terrains communaux de la place Rosalie, et le préfet de l'Allier, par l'entremise du Commissaire du gouvernement, prie, le 18 octobre 1898, le Conseil municipal de vouloir bien en délibérer.

Le domaine privé de l'Etat à Vichy.

Le 24 novembre 1898, le Conseil accepte l'échange dont il est question, mais à la condition que la rue cédée par la commune ne devra jamais être fermée à ses extrémités de telle sorte que la circulation publique puisse y être maintenue libre en tout temps et à toute heure du jour et de la nuit.

L'Etat n'accepte pas cette restriction. Le Conseil municipal de Vichy, qui, maintenant plus que jamais, désire vivement, pour y construire un groupe scolaire, l'emplacement de *la Glacière,* retire, par sa délibération du 22 décembre 1898, sa réserve précédente et se met entièrement à la disposition du gouvernement pour réaliser ainsi qu'il l'entendra l'acte d'échange projeté.

Comme l'on est d'accord et qu'il faut mener vite les améliorations, prévues par la convention du 10 mars 1897, dans le quartier de l'Hôpital, l'Etat s'empare immédiatement des terrains communaux qu'il doit recevoir de la ville de Vichy et y pratique, sans plus attendre, tous les aménagements portés aux plans approuvés par M. le ministre de l'Intérieur.

Cependant, l'administration des Domaines ne lâche pas l'emplacement de *la Glacière* tant que l'échange à intervenir n'est pas signé par les parties : elle étudie les moyens légaux propres à parvenir à cet échange, mais elle est plutôt longue dans ses recherches et ses réflexions.

Le 20 janvier 1900, le Conseil municipal de Vichy prie l'Etat de bien vouloir, dans le plus bref délai possible, mettre la ville de Vichy en possession pleine et entière de l'emplacement de *la Glacière* sis à l'angle de l'avenue Victoria (route thermale n° 2) et de la rue de la Glacière (chemin vicinal n° 23), et le 6 janvier 1901, il s'impatiente. Le maire lui déclare, ce jour-là, en séance publique, que, sur la foi des pourparlers engagés la ville a exécuté ses engagements en laissant les fermiers de l'Etat prendre possession du passage communal situé entre la source de l'Hôpital et le parc de cette source de l'Hôpital. Mais l'Etat, lui, n'a pas encore tenu, vis-à-vis de la ville, la promesse qu'il lui a faite de lui céder, en échange des terrains de l'Hôpital, l'emplacement de *la Glacière*. Il y a donc lieu de protester contre cette prise de possession, nécessaire il est vrai aux embellissements de Vichy, mais qui nuit considérablement aux intérêts communaux. Le Conseil n'hésite pas un instant après cet exposé de la situation : il décide que si dans un délai de deux mois l'emplacement de *la Glacière* n'a pas été remis à la ville il exigera la suppression des grilles posées par la Compagnie fermière aux deux extrémités du passage situé entre la source de l'Hôpital et le parc de l'ancien Hôpital.

L'administration supérieure n'en va pas plus vite dans l'étude de la question. Cependant, après échange de vues et de nombreuses lettres, on se met d'accord, et le 25 août 1901 intervient la délibération suivante :

« LE CONSEIL MUNICIPAL,

« Vu la lettre de M. le directeur des Domaines, en date du 25 juin 1901 ;

« Ouï le rapport de ses commissions de voirie et des travaux ;

« Vu la lettre de M. le sous-préfet de Lapalisse, en date du 18 août courant ;

« Ouï les explications fournies par son président ;

« Vu les délibérations, en date des 24 novembre et 22 décembre 1898, relatives au projet d'échange des terrains de la Glacière, appartenant à l'Etat, contre les droits de la ville de Vichy à la propriété du terre-plein de la place Rosalie et de la petite rue qui le sépare des terrains de l'Hôpital acquis par l'Etat ;

« Vu sa délibération du 6 janvier 1901, portant qu'en raison de l'impossibilité dans laquelle se trouve actuellement la ville de consacrer à la construction du groupe scolaire projeté dans le quartier de la Glacière (et qui devait être édifié, en partie, sur l'emplacement de la Glacière), les ressources importantes nécessaires, il y avait lieu d'ajourner la dite construction, et insistant pour que les terrains de la Glacière soient remis à la ville à très bref délai ;

« Considérant qu'en raison de l'importante plus-value prise par les terrains choisis pour servir à l'édification du groupe scolaire de la Glacière depuis le 5 mars 1897, date à laquelle fut décidée l'acquisition des dits terrains, il n'est plus possible à la commune de Vichy de songer à construire le groupe scolaire à l'endroit primitivement fixé ;

« Considérant que la circulation très active qui existe sur la place de la Glacière, formée par le croisement de quatre voies des plus fréquentées, est sérieusement entravée par l'existence de la Glacière appartenant à l'Etat ;

« Et que le seul moyen offert à la ville de modifier cet état de choses consiste dans l'incorporation à la voie publique de l'emplacement de la dite Glacière ;

« Attendu que ce moyen réside dans une cession réciproque, dans les termes des articles 13 et 26 de la loi du 3 mai 1841, grâce à laquelle l'Etat deviendrait propriétaire incontesté du terre-plein de la place Rosalie et de la petite rue qui le sépare des terrains de l'Hôpital acquis par l'Etat, tandis que la ville incorporerait à la place de la Glacière l'emplacement de la Glacière appartenant à l'Etat, pour régulariser et agrandir la dite place dont l'exiguïté est notoirement reconnue en regard de la circulation intense qui y existe en tout temps ;

« Délibère :

« 1° Il y a lieu de céder à l'Etat en toute propriété, et sans réserve quant à l'usage qui pourra en être fait par l'Etat ou ses ayants-cause, le terre-plein de la place Rosalie et la petite rue qui le sépare des terrains de l'Hôpital ;

« 2° Il y a lieu d'acquérir de l'Etat l'emplacement de la Glacière sis à l'intersection de la rue de la Glacière et de l'avenue Victoria, pour servir à la régularisation et à l'agrandissement de la place de la Glacière ;

« Toutefois, le Conseil municipal déclare expressément que la cession à l'Etat de ses droits à la propriété du terre-plein de la place Rosalie et à la petite rue qui le sépare des terrains de l'Hôpital acquis par l'Etat ne deviendra définitive qu'autant que la ville de Vichy sera mise en possession, pleine et entière et sans réserve d'aucune sorte, de l'emplacement de la Glacière et de tout ce qui se trouve présentement sur le dit emplacement ;

« L'assemblée communale décide que les terrains domaniaux, dont elle vote l'acquisition, seront incorporés à la voie publique pour servir à la régularisation et à l'agrandissement de la place de la Glacière, qu'elle déclare voter d'ores et déjà conformément au plan ci-annexé ;

« Elle demande aussi que la cession réciproque ait lieu dans les conditions spécifiées aux articles 13 et 26 de la loi du 3 mai 1841. »

Mais il faut encore bien du temps pour qu'on en finisse avec cette question. Ce n'est, en effet, que le 15 juillet 1903, que le décret qui suit est enfin signé :

« LE PRÉSIDENT DE LA RÉPUBLIQUE FRANÇAISE,

« Sur le rapport du ministre de l'Intérieur ;

« Vu : les délibérations du Conseil municipal de Vichy, en

Histoire des Eaux minérales de Vichy

Livre VIII. date des 24 novembre 1898, 25 août 1901, 1ᵉʳ juin et 23 novembre 1902 ;

« L'arrêté préfectoral du 27 janvier 1903 ayant fixé les alignements de la place de la Glacière à Vichy ;

« Le plan parcellaire des lieux ;

« Le procès-verbal de l'enquête à laquelle il a été procédé les 6, 7 et 8 octobre 1902 ;

« Ensemble, l'avis du commissaire enquêteur ;

« Les propositions du préfet du département de l'Allier et les autres pièces de l'affaire ;

« La loi du 3 mai 1841 ;

« L'ordonnance du 23 août 1835 ;

« La section de l'Intérieur, des Cultes, de l'Instruction publique et des Beaux-Arts du Conseil d'Etat entendue ;

« DÉCRÈTE :

« ARTICLE PREMIER. — Est déclaré d'utilité publique, dans la commune de Vichy, l'agrandissement de la place de la Glacière.

« ART. 2. — Le maire de Vichy, agissant au nom de la commune, est autorisé à acquérir soit à l'amiable, soit, s'il y a lieu, par voie d'expropriation, en vertu de la loi du 3 mai 1841, les immeubles et portions d'immeubles compris dans les alignements approuvés par l'arrêté préfectoral susvisé et figurés par des traits rouges sur le plan parcellaire ci-annexé ; tels au surplus les dits immeubles et portions d'immeubles, qu'ils sont indiqués par une teinte jaune et limités par les lettres A. B. C. D. sur le plan parcellaire ci-annexé.

« ART. 3. — La présente déclaration d'utilité publique sera considérée comme nulle et non avenue si les expropriations à effectuer pour l'exécution des travaux ne sont pas accomplies dans le délai de deux ans à compter de ce jour.

« ART. 4. — Il sera procédé à l'opération dans les conditions prévues par la délibération du Conseil municipal de Vichy du 20 août 1901.

« ART. 5. — Le ministre de l'Intérieur est chargé de l'exécution du présent décret.

« Fait à Paris, le 15 juillet 1903.   « Signé : Emile LOUBET.

« Par le Président de la République :

« *Le Président du Conseil, ministre de l'Intérieur,*

« Signé : E. COMBES (1). »

(1) Archives du ministère de l'Intérieur.

Conformément à ce décret, l'Etat cédait, par acte administratif du 20 septembre 1903, à la ville de Vichy, la propriété de sa Glacière de 248^m²70 d'étendue. De son côté, la ville de Vichy cédait à l'Etat, à titre de dation en paiement, tous ses droits : 1° sur le terre-plein de la source de l'Hôpital ; 2° sur le terrain séparant ce terre-plein des terrains dits de l'Hôpital. Ce dernier terrain constituait, je le répète, l'emplacement de l'ancien grand chemin du port qui conduisait, on se le rappelle, au Fatiteau et à la rivière d'Allier, par la rue de l'Abbé-Delarbre.

Le domaine privé de l'Etat à Vichy.

L'Etat possède donc indiscutablement aujourd'hui, et sans condition vis-à-vis de la ville, toute l'étendue de la place Rosalie, et il est maître d'utiliser les terrains de cette place comme il le veut, comme bon lui semble, en respectant, toutefois, les droits imprescriptibles qu'ont acquis sur eux, leurs voisins, les propriétaires qui ont bâti en bordure des héritages acquis par le baron Lucas, en 1816, pour le compte de l'Etablissement thermal de Vichy, et dont les immeubles sont, à cause de cela, frappés de la servitude que j'ai indiquée plus haut, servitude dont l'administration des domaines surveille l'observation avec un soin jaloux et peut-être trop exclusif de tout embellissement nouveau pour la place elle-même.

* *
*

3° LA SOURCE LUCAS, SON ABRI ET SON ENTOURAGE. — J'ai dit, plus haut, que dans les premières années du xviie siècle, la source tiède du sieur Bachot, près des grands Bains de Vichy, s'était dédoublée. Il y avait là, en 1636, deux fontaines fort voisines et bien distinctes, les *Bouïllettes*. Ces Bouïllettes devinrent, plus tard, les deux *petits Boulets quarrez*, puis les *fontaines Garniers* ou *Gargniez* dont l'une (1) disparut entre 1722 et 1734.

En 1799, cette source reparut spontanément et tout naturellement, à la suite d'un éboulement de terrain, sous les yeux mêmes de Marie Sornin, ma bisaïeule, dans une étable à chèvres que son père, Quintien Sornin le jeune, possédait en cet endroit.

Quintien Sornin, qui obtint assez facilement l'autorisation d'exploiter sa source, la vendit, à l'Etat, en 1802, moyennant le prix de 2.400 francs. Ce fut l'inspecteur Lucas qui fit cette acquisition et

(1) Celle qui, au xixe siècle, devait s'appeler *source Lucas*.

qui régla, dans la suite, cette affaire qui n'alla pas toute seule, il s'en fallut de beaucoup (1). Il n'intervint, du reste, jamais aucun acte de vente entre l'Etat et Quintien Sornin. Je justifie cette affirmation, que me permet une tradition de famille, par les lignes suivantes, adressées à M. le Directeur de l'enregistrement et des domaines à Moulins, par le receveur de l'enregistrement de Cusset :

« Cusset, le 16 juin 1851.

« Pour me conformer aux prescriptions de votre lettre du 7 juin 1851, je me suis livré, avec un soin scrupuleux, à de nouvelles recherches dans les dépôts publics du canton de Cusset et dans les archives de mon bureau.

« Je n'ai trouvé aucune trace de la vente ou promesse de vente consentie en faveur de l'Etat par le sieur Quintien Sornin, de Vichy, de la source dite des Acacias. Les répertoires des notaires et les tables du bureau, minutieusement compulsés, ne révèlent nullement l'existence de cet acte.

« Il y a lieu d'inférer d'une lettre de M. le ministre de l'Intérieur, en date du 6 pluviôse an x, dont j'ai l'honneur de vous transmettre une nouvelle copie, que l'Etat se serait mis en possession de cette source, du consentement et d'après les offres du sieur Sornin, et qu'on lui aurait payé, à titre d'indemnité, une somme de 2.400 francs ; sans qu'il ait été rédigé d'acte authentique. »

. . . .

Cette lettre du ministre de l'Intérieur du 6 pluviôse an x, était ainsi conçue :

« Paris, le 6 pluviôse an X de la République française, une et indivisible.

« Le ministre de l'Intérieur au citoyen Lacoste, préfet du département de l'Allier.

« Vous soumettez à mon approbation, citoyen préfet, un arrêté que vous avez pris le 20 frimaire dernier, portant qu'une fontaine d'eaux minérales située à Vichy et appartenant au cit. Quentien-Sornin, sera mise sous la main de la Nation pour être administrée comme les autres sources d'eaux minérales de cette commune.

« Le même arrêté porte qu'il sera prélevé sur le produit de la ferme des eaux une somme de 2.400 francs pour être payée au cit. Quentien-Sornin à titre d'indemnité de l'abandon de sa propriété.

(1) Voir *Histoire des Eaux minérales de Vichy,* t. 1er, p. 150 et 151.

« Les eaux minérales étant comprises dans la classe des médi- *Le domaine privé d*
camens sujets à mixtions et falsifications, l'intérêt public exige que la *l'Etat à Vichy.*
distribution en soit surveillée avec le plus grand soin et, sous ce
rapport, il ne peut qu'être avantageux de réunir, ainsi que vous le
proposez, aux autres eaux de Vichy, la source appartenante au cit.
Quentien-Sornin, que vous annoncez être d'une qualité différente.
D'ailleurs, d'après l'art. 17 de l'arrêté du Directoire exécutif du
29 floréal de l'an VII, aucun propriétaire de sources d'eaux minérales
ne peut distribuer de ces eaux qu'après en avoir obtenu l'agrément du
gouvernement. Au reste, avant de prendre une détermination relativement à votre arrêté, je désire, citoyen préfet, pouvoir fixer mon
opinion sur la nature et les propriétés des eaux appartenantes au
cit. Quentien-Sornin et sur la différence qu'il peut y avoir entr'elles et
celles des anciennes sources de Vichy. Je vous invite, en conséquence,
à m'en adresser deux bouteilles bien cachetées, afin que je puisse en
faire faire l'analyse sous mes yeux.

« Vous voudrez bien joindre à cet envoi les observations que
l'inspecteur des eaux de Vichy paroit avoir faite sur la fontaine du
cit. Quentien-Sornin, ainsi que la pétition par laquelle ce citoyen en
consent l'abandon.

« Je vous observe, au surplus, citoyen préfet, qu'il n'y a point de
loi du 29 floréal an VII relative aux eaux minérales ; il existe seulement,
sous cette date, un arrêté du Directoire exécutif que j'ai cité plus haut
et qui sert de règlement dans cette partie d'administration publique.

« Je vous salue. 			« CHAPTAL (1). »

En tous cas, le décret du 20 juin 1812, que j'ai cité plus haut,
prévoyait la construction, près de la fontaine des Acacias, d'une
seconde fontaine. Cette seconde fontaine était celle qui avait été ainsi
acquise de Quintien Sornin le jeune, mon trisaïeul, et à laquelle, dès
les premières années du XIXᵉ siècle, on devait donner le nom de
l'inspecteur Lucas.

Le 28 mars 1851, M. Antoine Guillermen, propriétaire du grand
hôtel Guillermen, dont le jardin et les dépendances avaient une sortie
et des jours sur la place des Acacias, faisait sommer, par le ministère
de Rouvet, huissier à Cusset, M. Faucille, régisseur et directeur des
travaux de l'Etablissement thermal de Vichy-les-Bains, de se trouver

(1) Archives départementales de l'Allier, X, Vichy, n° prov. 275.

le lendemain, à 10 heures du matin, place des Acacias, pour procéder contradictoirement avec lui et M. Hugues Batillat, architecte, à la levée des plans des lieux sur cette place des Acacias et à la constatation de l'emplacement de la fontaine des Acacias, emplacement limité par des bornes plantées depuis plus de trente ans. Le 29 mars 1851, M. Guillermen et M. Batillat attendirent de dix heures à midi M. Faucille qui ne vint pas. Ils s'en allèrent alors requérir Me Cassard, notaire à Vichy, qui, avec quatre témoins instrumentaires, dressa d'abord un procès-verbal de carence contre M. Faucille et rédigea ensuite un acte de l'état présent de la place des Acacias, état relevé sur un plan très précis de M. H. Batillat, qui resta annexé à cet acte.

« La Fontaine dite des Acacias, y lit-on, occupe le milieu d'une petite place communale portant ce nom Acacias et sur laquelle place M. Guillermen a une entrée par un large portail et un bâtiment ayant plusieurs jours. La dite fontaine est limitée par sept bornes inégalement espacées que M. Guillermen considère comme les limites de la propriété de l'Etat. Toutes lesquelles bornes sont figurées au plan ci-annexé.

« La borne G est à une distance de 4^{m}40 de l'angle Nord-Ouest du bâtiment de M. Guillermen, figuré au plan. La borne C est à une distance de 7^{m}30 du même angle et à une distance de 3^{m}77 de l'angle Nord-Est du dit bâtiment. La distance de ces deux bornes entre elles est de 3^{m}41. La borne F est à une distance de 4^{m}52 de la borne G et de 6^{m}92 de la borne C. Le centre ou axe de la fontaine de l'Etat est à une distance de 9^{m}77 de l'angle Nord-Ouest et de 9^{m}72 de l'angle Nord-Est du bâtiment appartenant à M. Guillermen.

. . . .

« Des fouilles nouvellement faites et dans le terrain compris dans les limites de la propriété de l'Etat et dans une partie de la place communale, existent en ce moment et paraissent destinées à recevoir des fondations de mur.

« Plusieurs ouvriers maçons sont occupés à extraire, des fouilles faites, l'eau qui s'y introduit. D'autres sont employés à remplir les excavations faites.

« M. Guillermen a déclaré qu'il protestait énergiquement contre la manière de procéder de M. Faucille, agent de l'Etat, ou de tous autres agents. »

Puis, interviennent vingt-deux habitants de Vichy, dénommés
dans l'acte, qui, eux aussi, protestent énergiquement contre la façon
de faire des agents de l'Etat et de la Commune et font toutes réserves
pour la suite qu'ils donneront à leur intervention, « lesquels librement
et volontairement ont dit et fait constater que ce serait avec peine
qu'ils verraient que la commune de Vichy, sans avoir consulté ses
habitants au moyen d'une enquête, laissât établir dans un terrain lui
appartenant et servant de place publique, par les agents de l'Etat, un
bâtiment qui couvre la presque totalité de la dite place des Acacias
(ainsi que l'annonçaient les travaux déjà commencés), et qui est
surtout destiné à recevoir une machine à vapeur, machine qui pourra
incommoder tous les habitants du quartier des quatre chemins et
nuire considérablement aux industries diverses exploitées dans ce
quartier » (1).

Le polygone irrégulier à sept côtés, borné, comme je viens de le
dire, d'après l'acte de Me Cassard, et qui représentait ce qui appartenait alors à l'Etat sur la place des Acacias, avait une superficie de
73^m55 environ. Il est intéressant de noter ce chiffre et de le rapprocher
de la surface actuelle de la propriété de l'Etat qui est de 74^m80.

L'Etat ne s'émut pas outre mesure de cette levée de boucliers
contre des fantômes, ou mieux, contre des bruits publics, levée de
boucliers organisée par Antoine Guillermen, homme considérable à
Vichy, fort aimé, fort estimable et très estimé de tous, qui devait,
quelques années plus tard, être appelé à la mairie de Vichy, mairie
qu'il avait déjà refusée en février 1848, pour protester contre la révocation inutile, et qui fut rapportée, du reste, du maire, Ramin-Prêtre,
son meilleur ami. Les travaux de captage de la source Lucas se
continuèrent donc, comme devant ; puis ils furent repris et terminés,
en 1853 et 1854, par l'ingénieur François.

Le 14 mai 1855, intervenait, enfin, un procès-verbal de délimita-
tion administrative qui était signé, après entente et rectification dans
l'intérêt de la commune de la figure géométrique du terrain de l'Etat,
en cet endroit, par MM. Noyer, maire de Vichy ; Bouic, inspecteur
de l'enregistrement et des domaines à Moulins, et Leroy, commissaire
du gouvernement près l'Etablissement thermal de Vichy. Ce procès-
verbal fut homologué, par arrêté préfectoral du 3 septembre 1855,

(1) Cet acte est aux minutes de Me Chateau, notaire à Vichy.

approuvé par le Conseil municipal de Vichy dans sa séance du 7 octobre 1855, et par les ministres des Finances, de l'Agriculture, du Commerce et des Travaux publics, le 14 décembre 1855. Il portait la superficie de la propriété de l'Etat, représentée par une surface rectangulaire couronnée sur un de ses petits côtés par un demi cercle, à 74^{m2}80, c'est-à-dire à la même surface ou à peu près que l'ancienne. Cette surface est actuellement limitée par une grille, dans l'intérieur de laquelle se trouve l'ancien édicule qui servait de buvette pour la source Lucas.

*
* *

4° LES SOURCES ET LE PARC DES CÉLESTINS. — Avant la Révolution, la rivière d'Allier longeait le rocher des Célestins. Vers 1780, environ, l'intendant des eaux « fit jouer la mine dans ce rocher » (1) pour y créer un chemin communal en escalier conduisant de la ruelle des Célestins (2) à la source même. Précédemment, on ne pouvait accéder à cette source que par un sentier à pic, bien difficultueux et praticable seulement pour les enfants qui venaient, au risque de se casser le cou ou de se jeter dans le fleuve, remplir des bouteilles à la fontaine minérale et les rapporter, contre récompense, aux buveurs d'eau, qui, eux, ne descendaient jamais à la source.

Ce fut ce chemin, propriété de la commune, large de deux à trois mètres à peine, dont la partie basse longeait, plus ou moins, la paroi du rocher presque verticale en cet endroit, là où sa crête dénudée servait de fondations aux bâtiments de l'ancien couvent des Célestins, qui, à partir de cette époque, permit d'accéder facilement, à pied, de la ruelle des Célestins à la source minérale jaillissant bien pauvrement alors, et, aussi, à la rivière d'Allier, coulant, là, tout proche, le long de la propriété de l'Etat, propriété qui allait assez vite s'agrandir, grâce aux dépôts rapides des alluvions modernes en formation incessante depuis quelques années déjà.

Dès les premiers ans du XIXe siècle, en effet, le cours de l'Allier s'éloigna, peu à peu, du roc des Célestins et des anciens remparts de la vieille ville-forte de Vichy. Il se porta du côté de sa rive gauche où

(1) Déposition de Joseph Pérol, lors de l'enquête judiciaire du 23 mars 1841 (voir : *Histoire des Eaux minérales de Vichy*, t. 1er, p. 185).

(2) Cette ruelle, ou mieux cette impasse, longeait l'enclos des Célestins depuis le chemin de Vichy à Abrest jusqu'au rocher où elle s'arrêtait.

il ne trouvait aucun obstacle à son expansion, et les lais du fleuve, sur sa rive droite, furent bientôt tels qu'en 1843, l'Etat put songer à la construction d'une chaussée large de quelques mètres seulement entre le pont suspendu de Vichy et la source des Célestins, pour remplacer le sentier à piétons qui, depuis longtemps déjà, était seulement utilisé par quelques vaillants goutteux que n'effrayaient ni la longueur du chemin, ni surtout son manque absolu d'entretien.

Le domaine privé de l'Etat à Vichy.

La propriété des alluvions de l'Allier, en face de la propriété de l'Etat au pied de ce rocher des Célestins, — propriété de l'Etat qui mesurait, là, une longueur de quarante-cinq mètres seulement, à partir du pignon Sud du bâtiment du vieux monastère dont le prolongement en ligne droite jusqu'à l'Allier constituait la limite Sud du *domaine privé* de l'Etat en cet endroit, — lui fut contestée, en 1840, par les héritiers Alliotaux frère et sœurs, propriétaires de l'ancien couvent des Célestins. Ces Alliotaux, poussés par MM. Lardy, avoué à Cusset, et Ménot, propriétaire à Hauterive, assignèrent *au possessoire* François Jourdier, cultivateur à Vichy, qui, pour le compte du gouvernement, plantait des arbres sur ces alluvions des Célestins et y avait commis d'autres actes indiscutables de possession.

Jourdier ne répondit pas à l'appel judiciaire des héritiers Alliotaux ; aussi, le 4 mai 1840, le juge de paix du canton de Cusset rendait contre lui un jugement par défaut, jugement qui le condamnait à tous les dépens, après avoir accordé aux poursuivants les bénéfices de leurs conclusions, dont la plus importante était leur maintien en possession de ce qu'ils convoitaient.

François Jourdier frappa d'appel ce jugement. Le préfet de l'Allier intervint alors dans l'instance, et le 28 janvier 1841, le tribunal civil de Cusset déclarait l'appel recevable, et bien fondée l'intervention du préfet. Il mettait hors de cause Jourdier et ordonnait le transport, sur les lieux litigieux, du président ou du juge qui le remplacerait, le 23 mars 1841, afin que les héritiers Alliotaux puissent faire la preuve de leur possession annale.

Le 19 août 1841, après l'enquête, le tribunal civil de Cusset rendait, en dernier ressort, son jugement dans cet appel du préfet de l'Allier contre les consorts Alliotaux. Il infirmait la sentence du juge de paix de Cusset, du 4 mai 1840, renvoyait les parties à se pourvoir *au pétitoire* « attendu qu'aucune d'elles n'avait justifié avoir joui exclusivement du terrain litigieux, et que ni l'une, ni l'autre, n'avait établi avoir possédé exclusivement ce terrain ».

Les héritiers Alliotaux ou leurs ayants-droit ne voulurent pas entreprendre, contre l'Etat, la procédure à laquelle les obligeait le jugement du 19 août 1841. Battus sur la possession, ils se le tinrent pour dit et n'allèrent pas plus loin. La question de propriété des alluvions et des sources des Célestins fut donc, ainsi, tranchée sans autre discussion, par l'acquiescement tacite des propriétaires de l'enclos de ce nom à la prise de possession par l'Etat de ces alluvions, d'abord, et de la partie du rocher d'où jaillissaient, dans des puits, les deux sources minérales froides, et qui s'étendait jusqu'à la façade Ouest du grand roc, sur la crête duquel s'élevaient, toujours, les derniers bâtiments du vieux couvent des Pères Célestins.

Par jugement du tribunal civil de Cusset, du 16 février 1855, Pierre-Adolphe Carouaille, demeurant à Paris, Jérôme Frédestal, propriétaire à Vichy, Marien Chaumont et Pierre-Edouard Bonnichon, entrepreneurs de travaux publics à Moulins, étaient expropriés des terrains qu'ils possédaient rue de la Laure et rue des Célestins, joignant le rocher des Célestins, entre la vieille ville et la propriété de l'Etat. Le 21 juillet 1855, le jury opérait en conformité de ce jugement ; il allouait 13.000 francs à Pierre-Adolphe Carouaille pour 11 ares 56 centiares de terrain ; 29.000 francs à Jérôme Frédestal pour 10 ares 10 centiares seulement, et 6.000 francs à Chaumont et Bonnichon pour 3 ares 32 centiares (1).

Aussitôt après ces expropriations, l'ingénieur en chef des mines Pigeon faisait commencer, là, les travaux de recherches des sources minérales qui, dans la suite, devaient jaillir de ces terrains ou de ces rochers et s'appeler les *Nouveaux Célestins* n°s *1 et 2* ou sources *de la Vasque,* et *de la Grotte.*

La *propriété privée* de l'Etat aux Célestins fut, enfin, définitivement limitée du côté de l'Allier, en 1861-1862, par la construction du boulevard Napoléon (route thermale n° 1) (2), boulevard qui occupait presqu'entièrement le sol et le quai de l'ancienne chaussée de 1843, qu'il continuait, du reste, jusqu'à son raccordement avec la nouvelle avenue des Célestins (route thermale n° 3).

(1) Chaumont et Bonnichon avaient acheté, le 28 mars 1846, du Dr Victor Noyer, 14 ares 88 centiares de terrain aux Célestins. Le 9 juillet 1853, ils avaient vendu 11 ares 56 centiares de ce terrain, par acte de Me Cassard, notaire à Vichy, à Lebobe, Callou et Cie, concessionnaires des Eaux thermales de Vichy. Ceux-ci, enfin, avaient revendu ces 11 ares 56 centiares, le 31 octobre 1853, à Pierre-Adolphe Carouaille, de Paris.

(2) Aujourd'hui boulevard National.

La convention entre l'Etat et la Compagnie fermière de l'Etablissement thermal de Vichy, annexée à la loi du 7 mai 1864, contenait,
pour les Célestins, un apport considérable. Son article 2 était, en
effet, ainsi conçu :·

« Art. 2. — La Compagnie abandonne à l'Etat le terrain compris
dans l'enclos Lardy, attenant aux sources des Célestins et marqué par
les lettres A et B sur le plan général de Vichy joint à la présente
convention, lequel terrain restera, d'ailleurs, compris dans les
immeubles affermés à la Compagnie. »

Ce vaste terrain, sur lequel existait tout ce qui restait encore des
vieux bâtiments du couvent des Célestins, était limité par le boulevard
Napoléon, par la propriété de l'Etat, par la rue des Célestins telle
qu'elle existe à ce jour, par l'ancien chemin de Vichy à Abrest, la
propriété de Mme Françoise-Elise Radot, veuve Morillon, la route
nationale n° 106, et, enfin, par la propriété de M. Léon Millet (1).

Le second paragraphe de l'article 6 de cette même convention
de 1864 disait :

« De son côté, le ministre de l'Agriculture, du Commerce et des
Travaux publics, au nom de l'Etat, s'engage à faire abandon à la
Société de Vichy :

. . . .

« 2° D'un autre terrain de 200 mètres de superficie, situé à côté
des Célestins et marqué de la lettre C sur le dit plan général. »

Ces 200 mètres carrés de terrain qui, avec la terre *de la Pépinière*,
furent échangés, devant le préfet de l'Allier, le 4 août 1864, contre
l'enclos Lardy, faisaient partie de la propriété de Jérôme Frédestal,
exproprié en 1855, et étaient alors, depuis peu, séparés du tènement des Célestins par l'ouverture, à travers ces terrains de Jérôme
Frédestal, de la partie de la rue des Célestins — qu'on appelait
alors rue du Rocher — comprise entre la rue de la Laure et la ruelle
des Célestins. Ils occupent, aujourd'hui, l'emplacement de l'angle
presque droit formé par les deux tronçons de la rue des Célestins
actuelle.

Cette belle propriété de l'Etat aux Célestins était donc, après la
convention intervenue en 1864, entre la Compagnie fermière de son
Etablissement thermal de Vichy et lui, divisée par deux chemins qui

(1) Voir pour plus de détails sur cette origine de propriété : *Histoire des Eaux
minérales de Vichy*, t. 1er, p. 180, 181, 182, 183, 184, 185, 186, 198, 209, 210, 297 et 298.

étaient indiscutablement des propriétés communales. C'étaient : 1° ce qui restait de l'ancien chemin vicinal de Vichy à Abrest, qui tendait de la ruelle des Célestins à la rue de Nîmes, et 2° la partie de cette ruelle des Célestins qui venait du boulevard Napoléon, passait derrière la source des *Anciens Célestins n° 1,* derrière, aussi, la salle de billard (1), contournait, en montant, la crête du rocher et venait retrouver la rue des Célestins à sa rencontre avec la nouvelle rue du Rocher, aujourd'hui rue des Célestins.

Le 25 juin 1877, par acte administratif passé devant le préfet de l'Allier, l'Etat acquérait, par échange, ces deux tronçons de voie communale. Il cédait à la commune de Vichy : 1° une bande de terrain de 341^{m2}87 à prendre à l'Ouest du clos Lardy (enclos des Célestins), pour régulariser et élargir la rue des Célestins, et 2° tout le terrain, d'une étendue de 420^{m2}55, qui avait servi à l'ouverture de la rue du Rocher, près des Célestins, entre les rues de la Laure et des Célestins.

De son côté, la commune de Vichy cédait à l'Etat : 1° la portion de 215^{m2}35 du passage ou de la ruelle des Célestins compris dans le périmètre de la propriété domaniale des Célestins, et 2° une superficie de 272^{m2}56 de l'ancien chemin vicinal de Vichy à Abrest, superficie limitée, au Nord, par un terrain appartenant à l'Etat (terrain Bulot) (2) ; à l'Ouest, par le reste de cet ancien chemin, cédé à Mme veuve Morillon ; au Sud et à l'Ouest, par les terrains du clos Lardy (enclos des

(1) Cette salle, qui avait été construite en 1854 par les fermiers de l'Etat et qui servait non seulement de salle de billard, mais encore de salle de repos, de salle de lecture et de salle de correspondance, fut démolie en 1907. C'est sur son emplacement que, depuis 1908, existe le vaste et superbe *drink-hall* qui abrite actuellement la buvette des eaux des Célestins.

(2) Dans les 11.657 mètres carrés de cet enclos Lardy apporté à l'Etat par la Compagnie fermière de l'Etablissement thermal de Vichy et provenant de l'acquisition faite, par la Société des Eaux thermales de Vichy (Lebobe, Callou et Cie), à Pierre-Saint-Ange Ménot, le 4 janvier 1859, il entrait 251 mètres carrés de terrains acquis des héritiers Bulot, par cette même Société des Eaux thermales de Vichy, le 5 novembre 1862, à la barre du tribunal civil de Cusset. Ce terrain Bulot, de forme triangulaire, dit « près de la ville », avec un corps de bâtiment sis à Vichy, lieu dit « de la Chaume, près des Célestins », comprenant deux petites maisons, était situé en bordure de la route nationale n° 106 et était séparé du clos Lardy par ce qui restait, là, encore, de l'ancien chemin vicinal de Vichy à Abrest. C'est sur lui que, depuis, on a construit le portail d'entrée qui donne accès de cette route nationale au parc des Célestins et aussi le joli chalet normand qui, là, sert de logement au garde de ce parc. Je retrouve dans les papiers de Hugues Batillat, architecte à Vichy, des

Célestins). Cet échange eut lieu entre les parties sans soulte ni retour (1).

L'Etat possède donc actuellement tout le parc des Célestins, moins la partie de ce parc où se trouve la terrasse et où a été construite l'orangerie, partie limitée par la propriété de M. Pierre Brun-Vacher, la rue Lardy, le boulevard National et le prolongement en ligne droite, jusqu'à ce boulevard National, du mur séparatif des propriétés Chervin, Bignon, Séneret, Ronzier et Brun-Vacher. Au reste, une borne plantée à l'intérieur du parc, sur le boulevard National, indique le point d'arrivée de cette ligne droite.

Toute cette belle parcelle du parc des Célestins qui n'appartient pas encore à l'Etat, et qui, aujourd'hui, fait un *tout* magnifique avec le reste de ce parc, est la propriété de la Compagnie fermière de l'Etablissement thermal de Vichy. Elle est destinée, sans aucun doute, à rentrer dans le *domaine privé* de la France, lors de la prochaine prolongation du bail actuel de cette Compagnie fermière.

* *
*

5° L'ANCIEN HOTEL DE L'INSPECTEUR DES EAUX MINÉRALES DE VICHY (ACTUELLEMENT HOTEL DU PRÉFET DE L'ALLIER) AVEC L'HABITATION ET LES BUREAUX DU COMMISSAIRE DU GOUVERNEMENT. — Le 8 mars 1716, « les directeurs de l'Hôtel-Dieu et Hôpital de Vichy, en considération du droit que Sa Majesté veut bien accorder en faveur des pauvres du dit Hôpital de 18 deniers pour chacune bouteille des Eaux minérales

estimations intéressantes faites par lui, pour l'acte d'échange du 4 août 1864. Je les copie textuellement ci-dessous :

« La Compagnie cède le clos Lardy et les terrains Bulot et reçoit la pépinière et une parcelle aux Célestins :

« Clos Lardy..........	11.404^{m2}	valeur..........	126.576 fr.
« Terrains Bulot........	255^{m2}	valeur..........	13.424
« Totaux.......	11.657^{m2}	valeur..........	140.000 fr.
« Pépinière...........	1.566^{m2}	valeur.	98.000 fr.
« Parcelle des Célestins.	202^{m2}	valeur..........	3.000
« Totaux.......	1.768^{m2}	valeur..........	101.000 fr.
		« Différence.................	39.000 fr. »

(1) En *fait* cet échange et toutes les améliorations qu'il comportait étaient effectifs depuis 1863. Il fallut donc quatorze ans pour accomplir les différentes formalités administratives nécessaires à la régularisation en *droit* d'une situation acquise aussi bien par l'Etat que par la ville de Vichy et contre laquelle personne ne protestait.

qui se puiseront dans les fontaines pour être transportées hors du dit Vichy », donnent, cèdent, quittent, remettent et transportent à noble Chomel, conseiller, médecin du roi, intendant des Bains et Eaux minérales de Vichy, et pour ses successeurs à perpétuité, « une maison à porte cochère, située au bourg et place des bains de Vichy, consistant en deux corps de logis, couverts à tuiles plates, cour, jardin, chambres basses, hautes, greniers, cabinets, remises de carrosses, écurie, le tout de la contenance totale d'environ deux cartonnées et demie » (1).

Le 23 mars 1716, intervenaient les *Lettres Patentes* par lesquelles le roi autorisait les directeurs et administrateurs de l'Hôpital de Vichy à lever et percevoir, à l'avenir, 18 deniers « pour chaque bouteille d'eau de trois chopines, mesure de Paris, qui sera prise au dit lieu de Vichy et qui se transportera, tant dans la ville de Paris que dans les autres villes du royaume ».

Le 24 mars 1716, Chomel, qui était absent de Vichy lors de la rédaction et de la signature de l'acte du 8 mars précédent, acceptait, pour le roi et pour ses successeurs, par devant MM\ensuremath{^{es}} Doyen et Marchand, notaires à Paris, la donation de l'Hôpital de Vichy.

Telle est l'origine de propriété de ce qu'on appelle actuellement l'hôtel du Préfet de l'Allier, son jardin et ses dépendances, en comprenant dans celle-ci, le sol du bureau où le Commissaire du Gouvernement reçoit le public et le passage qui donne accès de la rue Lucas à cet hôtel du Préfet.

Le 10 septembre 1836, le docteur Prunelle, médecin-inspecteur des Eaux minérales de Vichy, passait avec M\ensuremath{^{lle}} Marianne Régnier, fille majeure, un traité provisoire pour la vente d'une maison qu'elle possédait dans le quartier des bains, vis-à-vis de l'Etablissement thermal de Vichy.

Quelques mois plus tard le roi signait l'ordonnance suivante :

« Du 18 décembre 1836.

« Louis-Philippe, Roi des Français,

« A tous présents et à venir, Salut.

« Sur le rapport de notre ministre secrétaire d'Etat au département des Travaux publics, de l'Agriculture et du Commerce ;

« Vu l'avis du médecin-inspecteur des Eaux de Vichy et celui du préfet du département de l'Allier ;

(1) Acte reçu par M\ensuremath{^{es}} Guérin et Paletant, notaires à Vichy.

« Le plan de la maison appartenant à la demoiselle Régnier, à Vichy, et le procès-verbal d'expertise dressé par l'architecte de l'Etablissement thermal ; *Le domaine privé de l'Etat à Vichy.*

« Le Comité de l'Intérieur et du Commerce de notre Conseil d'Etat entendu ;

« Nous avons ordonné et ordonnons ce qui suit :

« ARTICLE PREMIER. — Le préfet du département de l'Allier est autorisé à acquérir au nom de l'Etat, moyennant la somme de huit mille francs, payables en 1837 et 1838, une maison sise à Vichy, en face de l'Etablissement thermal et appartenant à la demoiselle Régnier ;

« ART. 2. — Cette propriété sera affectée au service de l'Etablissement thermal et le prix sera payé au moyen des revenus particuliers du dit établissement ;

« ART. 3. — Notre ministre secrétaire d'Etat au département des Travaux publics, de l'Agriculture et du Commerce est chargé de l'exécution de la présente ordonnance.

« Fait au Palais des Tuileries, le 18 décembre 1836.

« Signé : LOUIS-PHILIPPE (1). »

Conformément à cette ordonnance, le 6 octobre 1837, l'Etat, — représenté par Jean-Louis-Philippe-Auguste Guibal, membre de la Légion d'honneur, sous-préfet de l'arrondissement de Lapalisse, remplaçant, en vertu d'un arrêté préfectoral du 21 septembre 1837, M. le préfet en tournée de révision, — achetait par devant Me Frédéric Pouillien, notaire à Cusset (2), « une maison sise en la ville de Vichy-les-Bains, vis-à-vis de l'Etablissement thermal, laquelle se compose au rez-de-chaussée d'une boutique, d'un corridor et de deux chambres et au premier étage de trois chambres auxquelles on arrive par un escalier placé à l'extrémité du corridor du rez-de-chaussée et, au-dessus du tout, un grenier couvert à tuiles plates. A la suite de cette maison il existe une petite cour dans laquelle se trouvent une cuisine et une chambre au-dessus, un four et des lieux d'aisances.

« Cette maison, dont la façade est sur la rue, a, dans une partie de sa longueur, une saillie de trois mètres trente centimètres d'après l'alignement arrêté et approuvé, a six mètres soixante-quinze de

(1) La copie certifiée conforme de cette ordonnance est jointe à l'acte de vente dont il va être question ci-après, reçu par Me Pouillien, notaire à Cusset, le 6 octobre 1837.

(2) Etude de Me Abel Cassard, notaire à Cusset.

façade et sept mètres quatre-vingt-cinq de profondeur, plus la saillie, de la maison sur la rue, de trois mètres trente.

« Elle joint de jour la maison de M. l'inspecteur des Eaux de Vichy, de midi la rue qui est en face du bâtiment thermal, de nuit la maison de M. Chaloin et de Nord l'écurie de M. l'inspecteur des Eaux. »

Le prix d'achat était, comme le portait l'ordonnance de 1836, de 8.000 francs, dont 4.000 devaient être payés dans le plus bref délai possible et les quatre autres mille le 1er juillet 1838.

C'est sur cet emplacement de 125 mètres carrés (section A, n° 298 du plan cadastral), qu'a été édifiée, en partie, l'habitation actuelle du Commissaire du Gouvernement près l'Etablissement thermal de Vichy.

*
* *

6° L'ETABLISSEMENT DES BAINS DE L'HOPITAL ET SES DÉPENDANCES. — Par délibération du 6 février 1817, la commission administrative de l'Hôpital de Vichy, adoptant un rapport d'experts, consentait à céder à l'Etat, pour qu'il y construise l'Etablissement des bains de l'Hôpital, un emplacement de 712m²80, environ, situé près et en face de la source du Gros Boulet. Un arrêté préfectoral du 13 mars 1817 autorisait cette commission administrative à toucher, dans les caisses du gouvernement, 688 francs, montant du prix : 1° de la cession de terrains consentie par la commission administrative de l'Hôpital de Vichy, et 2° de la reconstruction d'un mur séparatif mitoyen avec l'Etat.

L'adjudication des travaux de cet établissement de bains fut donnée par devant le maire de Vichy, le 25 novembre 1817, et le prix du terrain, toute charge comprise, qui s'élevait, je le répète, à 688 francs, fut payé à l'Hôpital par le sous-préfet de Lapalisse, le 11 juillet 1818 seulement.

Le 29 novembre 1844, la commission administrative de l'Hospice de Vichy vendait encore à l'Etat, par devant le préfet de l'Allier et pour l'agrandissement des bains de l'Hôpital, 235 mètres carrés de terrains joignant les bains existants déjà, bains que l'on se proposait alors de réparer, d'améliorer et d'agrandir.

*
* *

7° LES MAGASINS DE LA RUE DE BANVILLE ET LEUR PROMENOIR ABRITÉ. — L'Etat n'a point d'autre titre de propriété des *huit cent soixante-quinze mètres carrés cinquante-quatre décimètres carrés* de terrain sur lesquels sont édifiés les magasins de la rue de Banville et leur promenoir abrité, qu'une lettre adressée le 17 février 1837 par le sous-préfet de Lapalisse au préfet du département de l'Allier, de laquelle il résulte que le gouvernement a payé, à une date qui n'est pas indiquée, la somme de 600 francs au sieur Jean Collas, « pour le prix d'une parcelle de terre comprise dans le passage du Parc » (1).

Cette acquisition remonte, indiscutablement, à l'année 1816. L'Etat acheta, alors, à Jean Collas, aubergiste au bourg de Vichy, non pas seulement cet emplacement de 875^{m2}54, occupé aujourd'hui par ces magasins et ce promenoir, mais encore une surface de terre de près du double, cadastrée « *au Fatiteau, dans le jardin, section A, n°s 237 et 234* » et pris dans des parcelles de plus grandes étendues.

Primitivement et pendant de longues années, tout ce terrain, acquis de Jean Collas, fit partie de « la Promenade » qu'il reliait à la source de l'Hôpital en traversant le jardin appartenant déjà à l'Etat qui était cadastré « *au bas de la Promenade, section A, n° 233* ».

En même temps que le gouvernement s'entendait avec Jean Collas pour lui acheter, là, moyennant 600 francs, près d'une quartonnée et demie (2) de terre, la commission administrative de l'Hôpital de Vichy, par délibération du 13 juin 1815, proposait de céder gratuite-

---

(1) On a toujours désigné, jusqu'à la fin du XIXe siècle, la *rue de Banville* sous le nom de *passage du Parc*.

J'extrais les mots entre guillemets de l'*Etat des pièces jointes à un rapport administratif adressé, en 1878, par M. Bonnard, sous-inspecteur de l'Enregistrement, des Domaines et du Timbre, au Directeur du département de l'Allier*, état dont je possède une copie textuelle. Ce rapport et cet état des pièces jointes sont, actuellement, jalousement conservés au ministère des Finances, dans les bureaux de la Direction de l'Enregistrement, des Domaines et du Timbre, à l'abri de toute indiscrétion. Le Directeur général, qui veille sur ce précieux document, — document qui, cependant, n'a rien de bien confidentiel puisque le travail que je publie actuellement le déflore en grande partie, et le met complètement à jour, — a fait refuser, par lettre du ministre des Finances Klotz, en date du 6 novembre 1912, au président du Conseil des ministres, M. Raymond Poincaré, qui s'intercédait pour moi, communication, *sur place*, de ce rapport. J'ai pu, heureusement, me passer de cette communication ; j'ai dû, seulement, pour cela, travailler davantage la question avec les papiers de M. Hugues Batillat, que j'ai eus en mains, et ceux que mon père m'a laissés. Je crois l'avoir résolue, quand même, mieux et plus complètement aussi que ne l'avait fait, en 1878, M. Bonnard lui-même. L'administration de l'Enregistrement, des Domaines et du Timbre pourra, sans grand effort, s'en rendre compte et trouvera un grand profit, j'en suis sûr, à consulter mon livre sur ce sujet ; elle se le procurera sans peine et plus facilement que j'ai pu, moi-même, trouver les documents historiques qu'elle croit, à tort, être seule à posséder.

(2) La *quartonnée* à Vichy vaut 9 ares 72.

ment à l'Etat, qui acceptait, après avis favorable du Conseil municipal de Vichy, en date du 26 mars 1816, la partie de jardin et de terrain qu'elle possédait contiguë à la terre et au jardin de Jean Collas et celle qui, plus rapprochée de la source du Gros-Boulet, se trouvait, de l'autre côté du grand chemin du Port, devant les jardins des héritiers Collas et de Cornil Sornin (1), et cela « afin que le gouvernement en dispose d'après les plans qui lui étaient présentés et qui devaient assurer le complément de la Promenade ».

Cinquante ans plus tard, le 13 juillet 1863, cette commission administrative de l'Hospice civil de Vichy abandonnait encore à l'Etat tout le terrain nécessaire « pour redresser le passage du Parc à la place Rosalie, de manière à mettre le rond-point du jet d'eau et la fontaine de l'Hôpital dans l'axe de la nouvelle voie ».

Ce n'est qu'après la construction du Casino, qu'après 1864, par conséquent, alors que ce passage du Parc était totalement et radicalement séparé, pour toujours, de « la Promenade », que l'Etat fut obligé de songer à en faire sortir une partie, la rue de Banville actuelle, de son domaine privé et à ne conserver, dans ce domaine privé, que les $875^{m2}54$, sur lesquels sont édifiés les magasins et leur promenoir abrité, $875^{m2}54$ presque entièrement pris, il importe de bien le spécifier, dans le terrain acquis, par l'Etat, de Jean Collas, et non pas dans celui qui avait été donné par l'Hospice civil à l'Etat, pour ouvrir, là, une voie publique.

*
* *

8° LE RÉSERVOIR DES EAUX DOUCES DE LA FONT-FIOLANT, RUE DE MARSEILLE. — De 1786 à 1821, l'eau douce nécessaire à l'Etablissement thermal de Vichy lui était fournie : 1° par l'ancienne fontaine de la ville, la *fontaine Cyolant*, qui existait déjà en 1402 et avait été amenée, à cette époque, par les ordres du bon duc Louis II, « d'une motte ou petite montagne dès au-dessus de la ville de Vichy » (2) jusqu'au couvent des Célestins dont on commençait les constructions ; et 2° par une seconde source venant de Puy-Besseau (3), appelée la *fontaine de Chirol*, dont l'eau se réunissait, en arrivant « à la motte

---

(1) Aujourd'hui immeuble de Mme Pracros, née Alice Collas, au coin de la rue de l'Abbé-Delarbre et de la place Rosalie.

(2) Procès-verbal de la jouissance de la fontaine Cyolant, du 7 avril 1445, in *Vichy à travers les siècles*, t. Ier, p. 91.

(3) Village de la commune de Cusset.

ou petite montagne dès au-dessus de la ville de Vichy », à celle de la
fontaine Cyolant ou Font-Fiolant.

A quelle époque cette seconde fontaine fut-elle captée et amenée, là, pour servir, comme la première, à l'alimentation publique de la communauté de Vichy et du couvent des Célestins ? Je ne saurais vraiment le dire, et je crois qu'il est bien difficile de préciser ce point, dans l'état actuel des connaissances documentaires qu'on peut avoir à ce propos. Ce qu'il y a de certain, c'est que le 24 mars 1720 les habitants de Vichy, réunis en assemblée générale, disent « que la fontaine de la ville et la distribution de l'eaue appartient de droit commun aux habitans, qui l'auroient faitte construire à leurs frais en l'année 1583 (1) ; que les RR. PP. Célestins sont dans la pocession d'en prendre le tiers de l'eau et qu'ils ne peuvent disconvenir estre d'un temps immémorial dans l'usage de contribuer pour les deux tiers des réparations et entretien annuel », ce que lesdits Célestins reconnaissent, tout en soutenant qu'ils sont propriétaires primitifs de la fontaine et que les habitants s'en sont emparés au moment où ils firent faire la fontaine de Chirol ; que le 20 septembre 1720, ces mêmes habitants adressent une supplique à l'intendant pour être autorisés à employer quelques épargnes sur les revenus de leurs deniers patrimoniaux à réparer « leur fontaine dont le canal est si fort engorgé et les tuyaux en si mauvais ordre, que pendant la plus grande partie de l'année l'eau manque » ; que le 5 janvier 1722, le devis de ces réparations étant établi, il intervient une convention entre les habitants de Vichy et les Pères Célestins, pour l'exécution des travaux à faire, dans laquelle il est établi que depuis Puy-Besseau il existe un canal en pierres de taille qui conduit l'eau de la fontaine de Chirol jusqu'à la fontaine Cyolant ou Fiolant et que depuis cette fontaine Cyolant ou Fiolant jusqu'au château d'eau de la place de la Chaume, la conduite est faite en tuyaux de terre ; que le 28 décembre 1749 ces habitants de Vichy délibèrent « que la conduite de ladite fontaine sera faite à tuyaux neufs de terre, bien plombés, vernissez et cimentés, à prendre depuis la fontaine Cyolant jusqu'au regard près le ruisseau de la ville » ; que le 7 octobre 1781, les habitants demandent l'établissement d'une petite fontaine au faubourg des Bains.

(1) La *Fontaine des Trois-Cornets* qui, jusqu'en 1866, débita, pour la consommation publique, place d'Allier, à l'entrée de la rue de la Laure, l'eau de la *Fontfiolant*, portait, sur une de ses pierres, la date de l'année 1583.

Le 8 novembre 1785, l'intendant des Eaux minérales adresse à son tour une supplique à l'intendant de la généralité du Bourbonnais pour obtenir l'établissement immédiat de la fontaine des Bains en s'appuyant sur des motifs « d'intérêt pour la santé des étrangers ».

Le 10 juin 1786, l'intendant de la généralité, sans attendre plus longtemps une nouvelle délibération des habitants de Vichy, ordonna la mise en adjudication des travaux nécessaires à la construction de cette fontaine des Bains. Le 22 juin 1786, cette adjudication a lieu au profit du sieur Jean Bonnin, qui, le 25 octobre 1786, demande qu'on procède à la réception des travaux. Le procès-verbal de cette réception, dressé par l'architecte du roi, Janson, n'est que du 31 mars 1787.

Cette fontaine des bains suffisait à peine à assurer le service de l'Etablissement thermal de Janson. Il était donc à prévoir que si l'on n'y prenait garde, le nouvel Etablissement thermal dont on venait, en 1821, grâce à Mme la duchesse d'Angoulême, de commencer les travaux de construction, manquerait, à certaines heures, absolument d'eau douce.

Aussi l'Etat achetait-il le 14 août 1821, par acte de Me Annet-Marie Arloing, notaire à Cusset (1), de Jean-Baptiste Duranton, négociant, demeurant à Lyon, faubourg de Vaise, « deux sources d'eau douce situées au terroir de la Jonchère (2), canton de Puybesseau, commune de Cusset, pouvant donner ensemble environ sept pouces de fontainier (3), jaillissant l'une à l'extrémité de la terre aspect de Midi et l'autre aussi à l'extrémité aspect du Nord et à une distance l'une de l'autre d'environ 341 mètres ».

Parmi les conditions de cette vente, qui était faite moyennant le prix de 1.800 francs que M. Duranton devait recevoir « des fermiers des eaux minérales de Vichy », il était stipulé que le vendeur se réservait « une quantité d'eau d'un pouce de fontainier, laquelle sera détachée d'un regard construit pour la réunion des deux sources et coulera dans le même fossé qui existe aujourd'hui ». Ce sont ces sources que, depuis, l'on a désignées sous les noms de source de la Jonchère et de source de Puy-Besseau.

(1) Etude de Me Henry Lacoste, notaire à Cusset.
(2) Lieu dit des communes de Cusset et du Vernet.
(3) Le *pouce de fontainier* équivaut à un débit d'eau de 0^{mc}000.222.166 par seconde, soit environ 13 litres 33 par minute, ou 19^{me}1953 par vingt-quatre heures.

Cette acquisition faite, Roze Beauvais se mit immédiatement à l'œuvre pour amener leurs eaux à Vichy jusqu'au réservoir de la Font-Fiolant. Les travaux nécessaires pour cela, commencés en 1822, étaient terminés en 1823.

Mais il parut, justement, à Roze Beauvais, qu'il fallait à un grand établissement thermal comme celui qu'il faisait alors construire à Vichy, plus d'eau douce que le nécessaire pour qu'on fût sûr de n'en jamais manquer. Aussi, sur ses instances et grâce à ses démarches personnelles, le baron Auguste de Lucas, inspecteur des eaux minérales de Vichy, achetait, le 5 juin 1826, pour le compte du gouvernement et de l'Etablissement thermal de Vichy, devant M⁰ Arloing, notaire à Cusset, de Jacques Bardiaux, fils à Christophe, dit *Calibre* ; d'Antoine Granet, dit *Perrot*, et de Jean Petit, se portant fort pour Claude Petit, dit *Tout-Puissant*, son père, tous les trois propriétaires, demeurant au Vernet, « la pleine et entière propriété de toutes les sources d'eau naturelle et autres qui existent ou peuvent exister dans leurs terrains situés au lieu de la Jonchère, commune du Vernet, lesquels terrains sont compris en la section C, sous les numéros 533, 574 et 575 de l'opération cadastrale de la commune du Vernet ».

Cette acquisition était faite « moyennant les prix et sommes ci-après stipulés, savoir : au profit de Jacques Bardiaux, de la somme de 40 francs ; au profit d'Antoine Granet, de la somme de 50 francs ; au profit de Jean Petit, de la somme de 10 francs ». Il était convenu, en outre, que « dans le cas où l'acquéreur absorberait entièrement les sources et eaux actuellement existantes dans les constructions et aqueducs qu'il se propose de faire et que les vendeurs manqueraient totalement des moyens de s'abreuver aux dites sources ou restants d'icelles, l'acquéreur sera tenu de disposer les constructions de manière à laisser un petit filet d'eau d'environ une ligne cube (1) pour abreuver les vendeurs et les cultivateurs ou ouvriers du voisinage travaillant dans le tènement de la Jonchère ».

Le même jour, 5 juin 1826, par devant le même notaire, M. le baron de Lucas, inspecteur des Eaux minérales de Vichy, achetait, toujours pour le compte du gouvernement et de l'Etablissement thermal de Vichy, de Jacques Bardiaux, propriétaire, d'André Forges, cultivateur, et de Claudine Soissons, son épouse, qu'il autorise, demeurant

(1) La *ligne cube* ou *ligne d'eau* est la 144⁰ partie du *pouce de fontainier*, c'est-à-dire qu'elle équivaut à 133 litres 3 par vingt-quatre heures.

ensemble au Vernet et agissant solidairement, de François Petit, dit *Rati*, et de Pierre Pothier, dit *Luchon*, tous les deux propriétaires, demeurant au Vernet, « la pleine et entière propriété de toutes les sources d'eau naturelle et autres qui existent ou peuvent exister dans leurs terrains situés au lieu de la Jonchère, commune du Vernet, lesquels terrains sont compris en la section C sous les numéros 616, 388, 387 et 390 de l'opération cadastrale de la commune du Vernet ».

Cette vente était faite moyennant les prix suivants : au profit de Jacques Bardiaux, la somme de 100 francs ; au profit d'André Forges et de sa femme, la somme de 70 francs ; au profit de François Petit, la somme de 50 francs, et au profit de Pierre Pothier, la somme de 30 francs.

Enfin, le 9 juillet 1826, Gilbert Petit, propriétaire-cultivateur, et Gabrielle Boudet, son épouse ; François et Mary Boudet, tailleurs de pierre, et Marie-Anne Boudet, fille majeure, tous les cinq demeurant au Vernet, vendaient par devant Mᵉ Arloing, notaire à Cusset, et moyennant le prix global de 50 francs, « à M. le baron Auguste de Lucas, inspecteur des Eaux minérales de Vichy, représenté et acceptant par l'organe de M. Emmanuel Masset, percepteur des contributions directes, demeurant à Vichy, et agissant, à ce présent, pour le compte du gouvernement et de l'Etablissement thermal de Vichy, la pleine et entière propriété de toutes les sources d'eaux naturelles et autres qui existent ou peuvent exister dans leurs terrains situés au lieudit la Jonchère, commune du Vernet, lesquels sont compris en la section C, sous le nᵒ 532 de l'opération cadastrale de la commune du Vernet. »

Les fouilles entreprises pour isoler ces dernières sources permirent, au contraire, de les réunir en une seule que l'on appela Marie-Thérèse (1), et, ainsi, les eaux de ces trois sources appartenant à l'Etat, c'est-à-dire l'eau des sources de la Jonchère, de Puy-Besseau et Marie-Thérèse, collectées toutes ensemble dans le réservoir de la Font-Fiolant, furent de là conduites directement, par une seule canalisation tout d'abord, canalisation qu'on dut doubler dès 1834, au grand Etablissement thermal, dans des bâches spécialement aménagées pour les recevoir. Du reste, le 12 septembre 1827, la liste des personnes ayant droit à une indemnité par suite de la construction de l'aqueduc de ces nouvelles sources était établie, et le 20 novembre

(1) Ainsi appelée en l'honneur de Mᵐᵉ la duchesse d'Angoulême, née Marie-Thérèse-Charlotte de France.

de la même année, chacune de ces personnes recevait la somme que l'Etat lui devait pour cette construction. Enfin, le 10 décembre 1834, Christophe-Théodose Bulot, maire de Vichy, « chargé, — d'après les termes du cahier des charges de l'adjudication de la nouvelle conduite d'eau de la Font-Fiolant aux bains, approuvée par M. le préfet le 19 avril 1834, — de procéder à l'évaluation de l'indemnité à accorder aux propriétaires des héritages dans lesquels doit passer le nouvel aqueduc, en s'entendant avec eux pour déterminer, s'il est possible, cette évaluation de gré à gré », estimait cette indemnité pour les treize propriétaires intéressés à la somme globale de 584 fr. 72 3/4.

Le 22 mai 1834 on adjugeait à l'entrepreneur Charles Martin, moyennant la somme de 12.233 fr. 22, la construction de deux châteaux d'eau et d'une conduite d'eau douce. L'un de ces châteaux d'eau était celui qui devait être construit à la Font-Fiolant, sur la source même qui jaillissait là de temps immémorial et qui déjà, en 1402, avait été amenée dans la ville pour le service du couvent des Célestins et des habitants. Roze Beauvais qui, le 10 août 1828, avait dressé les plans, devis et détail estimatif des ouvrages à faire pour la construction de ces deux châteaux d'eau, décrit ainsi celui de la Font-Fiolant :

« Ce château d'eau (1) aura douze pieds en carré dans œuvre. Les murs auront dix-huit pouces d'épaisseur. Sa hauteur sera de douze pieds, depuis le sol jusqu'au-dessus de l'entablement.

« Dans l'intérieur de ce château, il sera établi un bassin de trois pieds de profondeur entouré d'un cadran en pierre de Volvic pour recueillir les eaux de la Jonchère et de la source jaillissant sur place. Ce bassin aura six pieds de diamètre dans œuvre.

« Dans ce bassin il sera établi trois tuyaux, dont deux serviront pour la conduite des eaux à Vichy et aux bains et le troisième pour un déversoir, lequel troisième tuyau s'emboitera dans un autre placé au niveau du fond du bassin et s'enlèvera à volonté pour pouvoir vuider entièrement ledit bassin.

« Les encoignures de ce bâtiment seront en pierres de taille ainsi que le soubassement, les pieds-droits de la porte d'entrée, la frise et la corniche ; le surplus sera en moellons.

« La charpente sera faite en pavillon avec quatre arêtiers, et la

---

(1) C'est le château d'eau qui a existé jusqu'en juillet 1913, empiétant sur la rue de Marseille et dont la ville demandait, à l'Etat, depuis longtemps la disparition.

couverture sera en ardoises ; l'imposte au-dessus de la porte aura des barreaux en fer.

« Le tout sera fait conformément aux plans et devis et suivant les dessins et instructions donnés par l'architecte et les règles de l'art. »

Le 16 décembre 1835, Roze Beauvais établissait le décompte définitif des travaux exécutés pour ces châteaux d'eau par Charles Martin qui, le même jour, acceptait ce décompte s'élevant à la somme de 3.033 fr. 22, restant due à l'entrepreneur.

Telle était la situation entre l'Etat et la commune de Vichy pour toutes ces eaux douces de la Font-Fiolant, de la Jonchère, de Puy-Besseau et de Marie-Thérèse,— situation qui avait suscité souvent bien des discussions, bien des protestations des habitants, prétendant, comme toujours, avoir tous les droits sur leur première et antique fontaine, et aussi bien des réclamations des administrateurs de la ville lorsque, par suite d'engorgements ou de ruptures des conduites, la source venait quelque peu à diminuer de débit ou l'eau à manquer tout à fait,— quand intervint, pour mettre fin à cette sorte d'indivision fâcheuse, la transaction suivante, que je cite textuellement, tant elle est importante dans l'histoire des eaux douces de Vichy :

« Entre les soussignés, M. *Maxime Genteur*, préfet du département de l'Allier, chevalier de l'ordre impérial de la Légion d'honneur, assisté de M. *Gillot*, directeur de l'enregistrement et des domaines, agissant au nom de l'Etat, d'une part,

« Et M. *Guilliermen*, maire de la commune de Vichy, agissant au nom de ladite commune, en vertu de l'autorisation contenue dans une délibération du conseil municipal en date du 1ᵉʳ octobre 1857, et d'une autre délibération en date du 29 août 1858, d'autre part,

« Il a été exposé :

« Que la ville de Vichy possède depuis un temps immémorial une source d'eau douce appelée *la fontaine Fiolant*, et par abréviation *la Fontfiolant*, qui sert à alimenter les fontaines publiques et le lavoir de l'hôpital civil ;

« Que, depuis une époque qu'il est également impossible de préciser, les moines des Célestins étaient en jouissance du droit d'amener dans l'intérieur de leur couvent un tiers des eaux de cette source, à la condition de supporter les deux tiers de la dépense de son entretien et de celui des conduites principales ;

« Qu'en 1789, les biens des Célestins étant tombés dans le domaine de l'Etat, celui-ci avait succédé à la jouissance qu'ils avaient aux mêmes conditions ;

Le domaine privé de l'Etat à Vichy.

« Qu'en 1786, alors que la population était peu nombreuse et que ses besoins étaient peu considérables, tandis que les sources minérales commençaient à être plus fréquentées, la commune avait cru de son intérêt de consentir à l'abandon d'une partie des eaux de la Font-fiolant pour le service de l'Etablissement thermal, et par suite d'une décision de l'intendant du Bourbonnais, en date du 10 juin 1786, il fut établi, à l'angle Ouest de l'ancienne galerie Nord du grand Etablissement thermal, une fontaine publique où fut amenée une partie des eaux de la même source ;

« Qu'en 1823, la commune avait encore jugé nécessaire d'accorder une nouvelle concession pour l'alimentation du petit bâtiment des bains dits *de l'Hôpital* (1).

« Et qu'en réunissant les concessions successives à la jouissance des pères Célestins, l'Etablissement thermal s'était trouvé en possession des deux tiers environ de la Fontfiolant, à la condition, non écrite, de supporter seul la totalité des frais de l'entretien de la source, de ses châteaux-d'eaux, canaux, conduites, tuyaux, robinets, etc., etc., condition qu'il a loyalement et largement remplie en dotant la commune de travaux utiles et considérables, notamment par la reconstruction du bâtiment qui abrite l'émergence de la source, par sa contribution au rétablissement de la fontaine monumentale qui orne la place de la Chaume (2) et par l'érection de celle qui a été établie par les soins de M. *Lucas* sur la place Rosalie ou de l'Hôpital (3).

« De 1821 à 1826, l'Etat devint propriétaire des trois autres sources désignées sous les noms de *Puy-Besseau, Marie-Thérèse* et *la Jonchère.*

(1) Délibération du conseil municipal du 10 septembre 1823.

(2) Fontaine, toute en pierres de Volvic, construite en 1838, d'après les plans de M. Roze Beauvais ; démolie en 1888.

(3) Une plaque en marbre blanc, fixée au mur de la façade de l'Etablissement des bains de l'Hôpital et portant l'inscription suivante, commémore la création de cette fontaine : ANN. DOM. MDCCCXXIII, IN UTILITATEM PUBLICAM, MUNERE NOVO, FRIGIDAS ET PRIUS VAGANTES AQUAS EX MONTIUM JUGIS ADDUCEBAT, ET HIC PERENNEM DICABAT NYMPHAM CL. VIR JOS. AUG. LUCAS, BARO, VICI CALIDI, VULGO VICHY, MUNICIPALI PRÆFECTUS, EJUSDEM QUE OPPIDI THERMARUM MEDICUS, PL. ORD. EQUES, NEC NON REG. ACAD. MEDIC. PARISI. PRÆSES, BENEFICII MEMORIAM CIVES ET THERMOPOTANTES MARMORI COMMISERUNT.

« A une époque et par suite de circonstances qui ne peuvent être exactement précisées, la fontaine publique du quartier des bains cessa d'être alimentée par la Fontfiolant et reçut les eaux de ces nouvelles sources.

« Depuis le moment où l'Etablissement thermal fut alimenté par une prise d'eau sur l'Allier (1), l'usage des eaux de la Fontfiolant lui devint inutile et l'Etat n'eut plus d'intérêt à supporter l'entretien de cette source et de ses conduites, alors qu'au contraire la population s'étant considérablement accrue dans ses derniers temps, et des améliorations communales étant devenues nécessaires, la commune désire rentrer dans la possession pleine et entière des eaux de la fontaine qui lui appartient. Dans le but de donner satisfaction à ce double besoin, les soussignés ont, d'un commun accord, arrêté la convention suivante :

« ARTICLE PREMIER. — A l'avenir, l'Etablissement thermal cessera de faire usage des eaux de la Fontfiolant qui appartiendra à la commune de Vichy en toute propriété et jouissance. L'Etat fera interrompre, aussitôt que le présent traité sera devenu définitif, toutes les communications ou prises d'eaux qui pourraient encore exister entre ces conduites et celles qui sont particulières à cette fontaine. En conséquence, il demeurera libéré de toutes les charges attachées à cet usage et notamment de celle d'entretenir à ses frais la fontaine, ses conduites, tuyaux, robinets et autres accessoires, ainsi que le château d'eau de la place de la Chaume, qui restera désormais propriété communale et conservera, comme le terrain sur lequel il est construit, l'affectation spéciale qu'ils ont *(sic)* reçue conformément aux délibérations du conseil municipal des 4 et 12 août 1837 (2).

(1) 7 septembre 1853.

(2) Il y a là une erreur : les délibérations visées sont du 4 août 1837 et 12 août 1838. Le 23 juillet 1837, le Conseil municipal de Vichy acceptait une indemnité de l'Etat de 1.043 fr. 41 pour destruction d'un château d'eau et occupation d'un terrain, dit de la Chaume, « qui doit servir d'assiette à la route n° 106 de Paris à Nîmes ». Par délibération du 4 août 1837, le Conseil municipal de Vichy, sur la demande du médecin inspecteur, abandonne la somme allouée à la commune de Vichy « pour indemnité de la destruction et de la reconstruction d'un château d'eau situé sur la place communale dite de la Chaume, pour la dite somme être employée à reconstruire, sur une autre partie de la place, un château d'eau d'un modèle et d'un travail plus convenables que celui qui existe et de faire supporter par l'Etablissement thermal le surplus des dépenses qu'occasionnera le nouveau mode de construction. » Le 12 août 1838, le Conseil municipal de Vichy approuvait le plan du nouveau château d'eau, maintenait sa délibération du 4 août 1837, déclarait que

« 2. — Le petit bâtiment qui a été reconstruit aux frais de l'Etat et abrite la source de la Fontfiolant en même temps qu'il contient la bâche de recette des eaux des sources Puy-Besseau, la Jonchère et Marie-Thérèse qui appartiennent à l'Etat, conservera sa destination. La propriété et l'usage en seront communs entre la ville et l'Etat qui contribueront dans des proportions égales, aux dépenses que nécessiteront sa conservation et son entretien.

Le domaine privé de l'Etat à Vichy.

« Mais pour l'isolement et pour la liberté de chacune des deux administrations, l'intérieur du bâtiment sera divisé en deux parties égales par une cloison qui sera élevée dans la direction du levant au couchant. L'usage du côté Nord sera réservé à l'Etablissement thermal, celui du Midi appartiendra à la commune. L'unique entrée, qui existe sur la façade du couchant, sera bouchée et remplacée au même aspect par deux ouvertures nouvelles donnant accès dans chacun des compartiments qui viennent d'être déterminés.

« L'Etat supportera seul la dépense de ces modifications, qui seront exécutées sous la surveillance simultanée de l'administration municipale et du commissaire du gouvernement et sous la direction de l'architecte de l'Etat.

« 3. — L'Etat fera encore exécuter, à ses frais, les travaux nécessaires pour que les sources, leurs réservoirs, conduits et robinets soient disposés dans chacun des compartiments qui leur sont spécialement attribués, de telle manière que leur isolement soit complet et que le service voisin ne puisse en éprouver aucune gêne. Le gros robinet d'arrêt qui, sur la conduite de la Fontfiolant, se trouve placé extérieurement, sera, pour le mettre à l'abri de la malveillance, rentré dans l'intérieur du bâtiment, comme l'est déjà celui de l'Etat.

« Ces travaux s'exécuteront également sous la surveillance simultanée de l'administration municipale et du commissaire du gouvernement et sous la direction de l'architecte de l'Etat.

« 4. — La fontaine communale dite *de la place Rosalie*, qui se trouve adossée contre le mur de la façade extérieure du petit bâtiment appelé : *les bains de l'Hôpital*, qui appartient à l'Etat, pourra conserver la situation qui lui a été donnée, mais sans que cette tolérance puisse obliger l'Etat à quoi que ce soit vis-à-vis de la

peu lui importait l'emplacement choisi pour la nouvelle construction à faire et obligeait l'Etat à garantir la commune contre tout trouble de la jouissance des eaux douces « qui lui appartiennent et dont elle jouit depuis un temps immémorial ».

commune, dans le cas où, par une circonstance quelconque, le bâtiment des bains viendrait à être démoli et sa façade modifiée ou reconstruite sur un autre plan. Elle sera alimentée par les soins et aux frais de l'administration municipale avec les eaux de la Fontfiolant ; les conduites, robinets et autres appareils seront placés extérieurement sur la rue et de manière à ne pas nuire, par l'humidité qu'ils amèneraient, à la solidité des murs du bâtiment.

« 5. — L'Etat aura la jouissance exclusive des eaux douces, des sources dites *la Jonchère, le Puy-Besseau* et *Marie-Thérèse*, desquelles il est reconnu seul et unique propriétaire sans limite de parcours ainsi que des points où elles émergent.

« La fontaine publique dite *du quartier des Bains*, aujourd'hui adossée à un mur dépendant du domaine de l'Etat, à l'angle Sud-Ouest de la rue de la Blanchisserie (1), et alimentée par les eaux de la Jonchère, sera supprimée dans un délai de six mois, aux frais de la commune.

« 6. — La présente convention ne sera valable qu'après avoir reçu la sanction législative (2) ».

Cette convention du 31 août 1859 fut approuvée, par le Sénat, le 18 mai 1860 et, par le Corps législatif, le 28 mai suivant.

La loi fut promulguée ce même jour, 28 mai 1860. Elle porte, au *Bulletin des Lois,* le titre suivant : « *N° 7.666. — Loi qui approuve une Convention conclue entre le préfet de l'Allier et le maire de la ville de Vichy, au sujet d'une nouvelle répartition des Eaux douces de Vichy* (3). »

Je veux citer aussi, à propos de cette transaction de 1859, une délibération du conseil municipal de Vichy du 5 janvier 1866 qui prouve, au moins, que l'édilité vichyssoise de cette époque était complètement et absolument ignorante de l'origine des eaux douces de la Font-Fiolant. La voici telle que je l'ai copiée à la mairie de Vichy :

« M. le maire expose au conseil qu'à la suite des travaux exécutés à la Font-Fiolant, conformément à la convention intervenue le 31 août 1859 entre l'Etat et la ville de Vichy, il a été reconnu, contrairement aux présomptions acquises, que l'eau de la Font-Fiolant n'aurait pas sa source au centre de la construction divisée entre l'Etat et la ville, que l'eau arrivait en cet endroit par un aqueduc de 0^m70 de

---

(1) Aujourd'hui, rue de l'Etablissement-Thermal.

(2) *Bulletin des Lois de l'Empire français,* année 1860, xi° série, t. xv, n° 798, p. 708 et 709.

(3) *Ibid.,* p. 706 et 707.

hauteur sur 0ᵐ40 de largeur, que la diminution de débit de la source depuis plusieurs années provenait de ce que l'aqueduc était presque complètement obstrué par des terres vaseuses et que, par suite de cette obstruction, le niveau de l'eau étant élevé à la hauteur des dalles de recouvrement et de la voûte, celle-ci se répandait hors de l'aqueduc dans des terrains voisins. » Des sondages faits tout autour de la source n'ayant donné aucun résultat, il fallut se décider à relever cet aqueduc jusqu'à Puy-Besseau, lieu d'origine de la seconde source qui alimentait déjà Vichy, en 1722. Ce travail fut commencé pendant cette année 1866 et achevé en 1867. Mais il est bon de constater que la municipalité de 1865 ignorait complètement ce que Roze Beauvais avait cependant établi dans son plan du château d'eau de la Font-Fiolant de 1828, c'est-à-dire que cette source de la Font-Fiolant jaillissait bien dans ce château d'eau même et qu'une seconde source, la *Fontaine Chirol* de Puy-Besseau, déjà captée en 1722, arrivait à ce château d'eau par un canal en pierres de taille.

En 1867 intervient, dans l'intérêt de la ville de Vichy, entre cette ville et la Compagnie fermière de l'Etablissement thermal, un échange des compartiments du réservoir de la Font-Fiolant. Dorénavant, la ville sera propriétaire du compartiment de droite par rapport à la porte d'entrée primitive, et l'Etat du compartiment de gauche (1). La Compagnie verse, à titre d'indemnité pour les réparations faites par la ville à ce compartiment de gauche, une somme de 300 francs, que le conseil municipal trouve suffisante pour l'indemniser comme il avait demandé à l'être (2).

Il existe sur le plateau des fontaines, tout proche et un peu plus haut que le réservoir dont la moitié appartient à la ville de Vichy, un autre vaste réservoir qui n'appartient pas encore à l'Etat, quoique les eaux douces de ses trois fontaines (la Jonchère, Puy-Besseau et Marie-Thérèse) y soient collectées avant de passer et de remplir le compartiment de gauche du réservoir de la Font-Fiolant. Le 10 août 1881, Gilbert Poulossier, entrepreneur de travaux publics à Vichy, et Marie Coquet, sa femme, de lui autorisée, vendaient pour 820 francs, par devant Mᵉ Antoine-Amable-Alfred Monvoisin, notaire à Cusset (3), à la Compagnie Fermière de l'Etablissement thermal de Vichy, société ano-

(1) Délibération du 1ᵉʳ juin 1866.
(2) Délibération du 14 février 1867.
(3) Etude de Mᵃ Claudius Huguet, notaire à Cusset.

nyme dont le siège social était alors 22, boulevard Montmartre, à Paris, une parcelle de terre située au lieu de la Font-Fiolant, commune de Vichy, ayant 8 mètres de largeur sur 12 mètres de profondeur, c'est-à-dire 96 mètres carrés de superficie. Sur ce terrain, cette Compagnie fermière, pour suppléer à l'insuffisance de son ancien réservoir, en fit construire un autre, divisé en deux compartiments de 112 mètres cubes 600 chacun, qui reçoit, je le répète, toutes les eaux douces appartenant à l'Etat et qui est relié au compartiment de l'Etat dans le réservoir de la Font-Fiolant par un aqueduc de 22 mètres de long et un regard permettant d'y descendre lorsque besoin est.

Ce nouveau réservoir et son aqueduc ne sont pas encore, je le répète, propriété de l'Etat. Ils n'ont pas, en effet, été compris dans les apports faits par la Compagnie fermière de l'Etablissement thermal de Vichy, lors de la signature de la convention du 10 mars 1897, approuvée par la loi du 28 février 1898. Il n'est pas douteux que ce réservoir et l'aqueduc qui le suit, qui aujourd'hui font partie intégrante et nécessaire de la conduite des eaux douces appartenant à l'Etat, lui seront cédés lors de la prochaine prolongation du bail de cette Compagnie fermière.

Depuis 1908, la ville de Vichy n'utilise plus les eaux de la Font-fiolant pour la consommation publique. Celles-ci ne servent maintenant à rien ; elles sont déversées, en totalité, dans l'égout de la rue de Marseille. Par contre, l'Etat emploie toujours les eaux douces des sources de la Jonchère, de Puy-Besseau et de Marie-Thérèse, pour son Etablissement thermal ou pour les services adjacents et accessoires de cet Etablissement thermal.

*
* *

9° L'Etablissement thermal des Bains de deuxième et de troisième classes. — La plus grande partie de l'emplacement sur lequel a été édifié l'établissement des bains de deuxième et de troisième classes provient de l'enclos et du couvent des Capucins, adjugés nationalement, le 28 mai 1791, devant l'administration du District de Cusset, à Hugues Givois, de Vesse (1).

Le 21 thermidor an II, Hugues Givois, officier municipal de la commune de Vesse, cédait, devant Me Pierre Arloing, notaire à Cusset (2), à titre de soulte du retour du lot qui lui avait été attribué

(1) Aujourd'hui Bellerive-sur-Allier.
(2) Etude actuelle de Me Henry Lacoste, notaire à Cusset.

par le partage de famille dans le règlement de la succession de ses
père et mère, cet enclos et le couvent des Capucins à son frère
François Givois, l'avocat, alors procureur syndic du District de
Cusset.

Le 4 thermidor an VI, François Givois, jurisconsulte, vendait,
devant Me Cornil aîné, notaire à Vichy, ce même enclos et le couvent
des Capucins à Jean-Joseph Givois père, son cousin germain.

Le 25 juillet 1825, Jean-Joseph Givois père vendait, à son tour,
par acte de Me Annet-Marie Arloing, notaire à Cusset, cette propriété
à M. Dominique Lenoir, agent de change à Paris.

Ce Dominique Lenoir fut, quatre ans plus tard, exproprié pour
défaut de paiement du prix de vente, et le 19 novembre 1829, le
tribunal civil de Cusset adjugeait l'enclos et le couvent des Capucins à Jean-Joseph Givois fils aîné, à François Vallerix et Jeanne-
Amaranthe Givois, sa femme, à François Grangier et Gabrielle-Marie
Givois, sa femme, tous propriétaires demeurant à Vichy, et à Benoît
Givois, propriétaire demeurant à Magnet.

Le 21 février 1830, tous ces consorts Givois, Vallerix et Grangier
vendaient, cédaient et transportaient les bâtiments et enclos dits des
Capucins de Vichy « à M. Auguste, baron Lucas, premier médecin de
Son Altesse Royale Madame la Dauphine, médecin-inspecteur des
Eaux minérales de Vichy, président de l'Académie de médecine de
Paris, membre des ordres royaux de Saint-Michel et de la Légion
d'honneur, demeurant à Paris, place de la Madeleine, n° 2, agissant
en sa dite qualité d'inspecteur des Eaux minérales de Vichy et comme
se portant fort pour M. le préfet du département de l'Allier, à l'effet
de faire, pour le compte du Gouvernement, l'acquisition des bâtiments
et enclos des Capucins de Vichy et, de plus, s'engageant personnellement de remplir ou faire remplir par le Gouvernement les obligations
qui seront imposées par suite de cette acquisition ». Le baron Lucas
était représenté à cet acte par M. Jean-Louis Claustre, son mandataire, « régisseur de l'Etablissement thermal des Bains de Vichy, y
demeurant ».

En outre des charges et conditions imposées, cette vente avait lieu
pour le prix de 27.300 francs, dont 3.700 étaient payés comptant,
sous les yeux du notaire, et les 23.600 francs restant devaient être
payés : 6.000 au 1er juillet 1830 ; 6.000 au 1er août 1831 ; 6.000 au
1er mai 1832, et le solde, 5.600 francs, au 15 septembre 1832.

Le 5 mai 1830, le roi signait l'ordonnance qui suit :

« Charles, par la grâce de Dieu, Roi de France et de Navarre ;

« A tous ceux qui ces présentes verront, Salut.

« Sur le rapport de notre ministre secrétaire d'Etat au département de l'Intérieur,

« Nous avons ordonné et ordonnons ce qui suit :

« Article premier. — Le préfet du département de l'Allier est autorisé à acquérir au nom de l'Etat, pour le compte de l'Etablissement thermal de Vichy, les bâtiments et l'enclos de l'ancien couvent des Capucins de Vichy, moyennant une somme de 27.300 francs, et conformément aux charges et conditions contenues dans l'acte passé le 21 février 1830, entre le fondé de pouvoir du sieur baron Lucas, médecin-inspecteur des Eaux minérales de Vichy, et les derniers propriétaires du dit immeuble.

« Art. 2. — La somme de 27.300 francs, prix de l'acquisition, sera payée en trois années avec les intérêts à 5 % sur les produits de l'Etablissement thermal de Vichy.

« Art. 3. — Notre ministre secrétaire d'Etat au département de l'Intérieur est chargé de l'exécution de la présente ordonnance.

« Donné en notre château de Saint-Cloud, le 5 mai de l'an de grâce 1830 et de notre règne le sixième.

« Signé : Charles.

« Par le roi :

« *Le ministre secrétaire d'Etat au département de l'Intérieur.*

« Signé : Montbel.

« Pour ampliation :

« *Le conseiller d'Etat, secrétaire général du ministère de l'Intérieur,*

« Signé : Baron de Balzac.

« Pour copie conforme :

« *Le secrétaire général de la Préfecture du département de l'Allier,*

« Signé : de Trémiolles. »

Par acte de Mᵉ Annet-Marie Arloing, du 20 juin 1830, le marquis de Longueil, sous-préfet de l'arrondissement de Lapalisse, agissant en vertu de la délégation contenue en l'arrêté de M. le préfet de l'Allier, du 3 juin 1830, et conformément à l'ordonnance royale du 5 mai 1830, déclare accepter pour le compte du gouvernement l'acquisition faite par le baron Lucas, le 21 février 1830, des consorts

Givois, Vallerix et Grangier. Le baron Lucas sera considéré comme n'ayant jamais eu aucun droit sur les biens vendus par le contrat du 24 février 1830, biens qui sont transmis par lui à l'Etat « comme s'il n'eût jamais figuré ni parlé audit contrat » (1).

Le domaine privé de l'Etat à Vichy.

Cet emplacement des Bains de deuxième et de troisième classes comprend, aussi, le terrain de onze cent dix mètres carrés cadastré *les Communaux de la Pépinière, section C, n° 69 du plan*, et provenant de l'acquisition faite, le 25 août 1808, à Jean-Joseph Givois, de diverses portions de terre « faisant partie d'une locaterie, dite du Pontillard, située aux Bains, commune de Vichy ».

Enfin, plusieurs parcelles de terrain sur lesquelles s'élevaient des baraques et quelques légères constructions furent, comme je l'ai déjà dit, achetées par l'Etat, le 5 mars 1806, à Claudine Reignier, veuve Burnol, à Jacques Burnol, à Blaise, Simon et Etienne Sornin. Trois de ces parcelles d'une superficie totale de 858 mètres carrés font également partie du sol de l'Etablissement des Bains de deuxième et de troisième classes. Lors de la rédaction de la matrice cadastrale, avant 1825, ces trois parcelles de terrain furent, par erreur, inscrites au nom de ceux qui les occupaient alors sans en être propriétaires, au lieu d'être inscrites au nom du Gouvernement. C'est ainsi que deux de ces parcelles, l'une de 80 mètres carrés, section C, n° 518, et l'autre de 82 mètres carrés, section C, n° 519, furent portées au folio de M. Roze Beauvais, architecte de l'Etablissement thermal, qui y avait installé son bureau et ses dépendances, et que la troisième de 696 mètres carrés, section C, n° 517, se composant d'une cour, d'un jardin et d'un bâtiment, fut portée au folio de Bélot Jean, qui y tenait une sorte de restaurant particulièrement à l'usage des baigneurs et des buveurs d'eau. On s'aperçut, en 1828, de cette triple erreur et l'on s'empressa, alors, de muter ces trois parcelles des folios Roze Beauvais et Bélot Jean au folio 262, qui est celui du Gouvernement, à la matrice cadastrale de Vichy.

Cela n'empêcha pas le Conseil municipal de délibérer à leur propos et de prendre, le 12 février 1837, la décision suivante, que je cite textuellement :

« M. le maire a exposé que, du côté du couchant du nouveau bâtiment thermal, il existe quelques constructions faites par MM. Roze

(1) Voir pour plus de détails sur cette origine de propriété : *Histoire des Eaux minérales de Vichy*, t. 1er, p. 414, 415, 416, 417 et 418.

Beauvais, Bélot et Pouchol, sur un emplacement dont partie était autrefois chemin et place communaux ; que cependant, en 1814 et 1815, l'Etat, qui avait acheté plusieurs terrains pour la construction du bâtiment, s'est emparé de cette place communale sans indemnité comme sans droits, et y a fait acte de propriété en autorisant les constructions provisoires des sieurs Roze Beauvais, Bélot et Pouchol et en construisant une partie de l'Etablissement thermal sur cette place, ainsi qu'il sera expliqué au plan annexé à la présente délibération ; que dans ce moment même l'Etat continue son indue jouissance, soit dans la partie occupée par l'Etablissement thermal, soit dans celle occupée par les constructions Beauvais et Bélot ; que M. le maire a été informé par plusieurs habitants de la ville que l'Etat avait commis sur la commune une véritable usurpation et que le dit Etat n'avait ni titres, ni droits pour s'y maintenir.

« Sur quoi le Conseil, après en avoir délibéré,

« Considérant, en fait, qu'au couchant du bâtiment thermal, au levant de l'enclos des Capucins et sur l'emplacement d'une partie de l'Etablissement thermal, il existait une place communale qui n'a point été aliénée au profit de l'Etat, et formant un vide entre l'ancien édifice thermal et les propriétés achetées par l'Etat avant la construction des annexes faites à cet ancien édifice thermal ; qu'entre cette place et le mur de l'enclos des Capucins était un chemin du monastère des Capucins au Pontillard ; que de temps immémorial, jusqu'à l'usurpation faite par l'Etat, les habitants de la commune ont joui paisiblement et publiquement de cette place et des chemins y adjacents ; que l'usurpation commise par l'Etat et la jouissance ne remontent pas au temps nécessaire pour avoir opéré la prescription ; qu'il ne peut être produit aucun titre en faveur de l'Etat ;

« Que M. le sous-préfet a lui-même reconnu la propriété de la commune sur une partie de l'emplacement réclamé par elle, par son arrêté du 26 janvier 1826, concernant la demande du sieur Lenoir (1) ;

« Qu'un procès-verbal d'enquête *de commodo et incommodo* vient encore à l'appui ;

(1) Le 30 juin 1825, « le sieur Lenoir, ancien agent de change à Paris », avait écrit au préfet de l'Allier pour lui faire des propositions qui « tendent, en ce qui concerne la commune, à ce que, pour embellir le quartier des Bains et faciliter des changements indispensables auprès du bâtiment thermal, il soit fait un échange de la partie de terrain à prendre sur la cour ou l'enclos des anciens Capucins, appartenant au sieur Lenoir, contre une étendue égale de *l'emplacement communal* situé le

« En droit, considérant que l'action de la commune peut être formée en temps utile et convenable ; *Le domaine privé de l'Etat à Vichy.*

« Sont d'avis :

« De charger M. le maire de demander à l'autorité l'autorisation nécessaire pour former contre l'Etat une demande tendante à ce que l'Etat soit tenu de relâcher à la commune la propriété des emplacements communaux dont il s'agit, soit condamné à payer 6.000 francs de dommages-intérêts pour restitution de vingt années de jouissance et au dépens. »

Je n'ai pas besoin de dire qu'aucune poursuite ne fut engagée malgré cette délibération qui prouve, tout au moins, l'ignorance dans laquelle se trouvaient, alors, le sous-préfet de Lapalisse et l'édilité vichyssoise de l'origine de la propriété de l'Etat à Vichy et que cette décision du Conseil municipal de cette ville, comme tant d'autres, du reste, qu'il prit dans le même temps et à propos des mêmes faits, fut toute platonique, resta lettre morte et n'émut personne dans les hautes sphères administratives.

*
* *

10° LA PLACE DU PONTILLARD (OFFICE DE RENSEIGNEMENTS). — Cette place cadastrée : « *Au Fatiteau, section C, n° 40 du plan* », et qui, en 1812, était en « *pâture en place* », est un triangle ayant pour base le pignon de l'hôtel de Cherbourg et pour côtés les prolongements, jusqu'à leur rencontre devant le *Thermal-Palace*, des rues du Parc et du Pontillard. C'est sur une partie de ce terrain triangulaire — sur la partie contiguë à l'hôtel de Cherbourg — que la Compagnie fermière de l'Etablissement thermal de Vichy a fait construire, en 1899, le bâtiment, fort léger, qui sert, aujourd'hui, d'*office de renseignements*. Le reste de cette *propriété privée* de l'Etat est toujours une place publique. Cette place en pâture du Pontillard a été acquise par l'Etat de Jean-Joseph Givois père, par acte sous signatures privées, le 25 août 1808. Elle faisait partie de diverses parcelles de terre constituant une locaterie dite du Pontillard. Les plus importantes de ces par-

---

long du chemin des Bains au bac et à Gannat». *(Délibération du Conseil municipal de Vichy du 23 avril 1826.)*

M. le sous-préfet de Lapalisse avait naturellement prescrit une enquête sur cette demande. Le procès-verbal de cette enquête fut dressé le 5 février 1826.

Le 23 avril 1826, le Conseil municipal de Vichy avait accepté, sous certaines conditions, la proposition du « sieur Dominique Lenoir ».

celles de terre furent immédiatement incorporées au sol de la Promenade ; deux seulement restèrent en dehors de cette promenade : la
terre des *communaux de la Pépinière* et la *pâture en place* du Pontillard.

Non seulement le Conseil municipal de Vichy était persuadé,
en 1837, que « du côté du couchant du nouveau bâtiment thermal »,
il existait un emplacement dont l'Etat s'était emparé et qui appartenait
à la commune ; mais il était convaincu, aussi, que la place du Pontillard était également propriété communale.

Aussi, le 11 mars 1838, décida-t-il, sans aucune hésitation, que
cette place du Pontillard serait mise en vente au profit du budget de la
ville. Mais cette vente ne peut avoir lieu par suite de l'opposition du
Gouvernement et la question semble, alors, enterrée définitivement.
Cependant, elle renaît le 7 novembre 1845. Ce jour-là, le Conseil
municipal charge le maire de faire de nouvelles démarches pour
arriver à l'adjudication de la place du Pontillard, considérée, je le
répète, par le tout Vichy d'alors, comme propriété communale. Même
insuccès qu'en 1838. La question est reprise le 10 février 1848. A cette
séance, le Conseil municipal de Vichy conclut que le maire doit tenter
de nouveau la vente de la place du Pontillard. Mais alors l'administration de l'Enregistrement, des Domaines et du Timbre décide d'en finir
avec cette comédie qui a déjà trop duré. Elle formule, au nom de
l'Etat, une revendication absolue sur cette place, donne ses raisons
et indique ses titres. Le 18 octobre 1848, le Conseil municipal de
Vichy, quelque peu ému de cette intervention décisive, nomme une
commission qui lui fera un rapport sur la prétention de cette administration des Domaines, et le 16 novembre 1848, après avoir entendu
le rapport de cette commission, il est obligé de reconnaître purement
et simplement le droit de propriété de l'Etat sur la place du Pontillard.

*
* *

11° La Source Pacaud-Petit.— La source Pacaud-Petit jaillit dans
la cave de la vieille maison de Bardon,— connue, pendant la seconde
moitié du xixe siècle, sous le nom de maison Jardin, — rue de la Porte-
de-France, n° 1.

Cette maison a eu successivement comme propriétaires, depuis le
cadastre : MM. Jean-Joseph Gravier-Dumonceau ; Potrolot de Grillon ;

Pacaud François dit Petit ; Jardin Louis ; la veuve Perrin dite Mari- chon ; Mlle Jardin Julienne-Léocadie, sa sœur et ses neveux ; et enfin M. et Mme Brancher-Burelle.

L'Etat acheta cette source en 1843, par l'acte dont la teneur suit, qui fut déposé aux minutes de Me Eugène-Jean-Baptiste Monvoisin, notaire à Cusset (1), le 22 juin 1845 :

« L'an mil huit cent quarante-trois, le six novembre,

« Entre les soussignés François Pacaud, dit Petit ; dame Gabrielle Malivin, femme Pacaud, d'une part, et de l'autre, M. Edmond Méchin, préfet du département de l'Allier, agissant au nom de l'Etat ; le dit M. Méchin représenté par M. Jules François, ingénieur au corps royal des Mines, chargé par M. le ministre de l'Agriculture et du Commerce des travaux relatifs à l'amélioration des eaux minérales du Royaume ;

« Il a été convenu ce qui suit :

« Article premier. — Les mariés Pacaud cèdent à l'Etat, en toute propriété, une source d'Eau minérale gisant dans une cave que les dits possèdent près la porte de France, jouxtant la maison Féaux, laquelle source, jouxtant le mur de face sur la rue, est indiquée au point O du plan cy-annexé.

« En même temps que la source sus-dite, les mariés Pacaud cèdent, dans la même cave, un espace circonscrit par les lettres M N P Q, lequel sera fermé aux frais de l'Etat par le mur M N, ouvert par une porte grillée, communiquant avec la cave d'entrée, dont on se réserve l'accès, seulement pour travaux de captation et aménage- ment de la source, de réparation, entretien et exploitation.

« Les dits mariés Pacaud cèdent, en outre, au rez-de-chaussée de la maison, à droite de la porte sur la rue, un espace A B C D, faisant partie d'une pièce plus grande, également figurée au plan, laquelle partie G H C D demeure la propriété des dits Pacaud. Cet espace A B C D étant destiné aux dispositions et agencements nécessaires pour livrer la source au public. Les dits Pacaud s'engagent à n'appro- cher de la dite source aucunes fosses d'aisances ni dépôt d'immondices à une distance de moins de six mètres en tous sens et cela à la charge, par M. le préfet, de ménager un jour dans la coquille de la buvette pour éclairer la dite partie C D G H.

« M. le préfet, après avoir reconnu par le rapport de M. l'ingénieur François, que le débit journalier de la dite source est en moyenne

---

(1) Etude actuelle de Me Claudius Huguet, notaire à Cusset.

de 1.006 litres, consent à donner à cette source la valeur de 800 francs et s'engage, de plus, à ce que les travaux nécessaires pour utiliser cette source soient terminés avant le 1er juin de l'année 1845.

« M. le préfet, appréciant toute la dépréciation que peut apporter dans la valeur de la maison des mariés Pacaud la cession qu'ils font de l'espace A B C D au rez-de-chaussée et au centre de leur bâtiment, et de l'espace M N P Q situé dans la cave, consent à donner à ces deux espaces réunis une valeur de 2.600 francs, basée sur le revenu annuel et réel des dits immeubles concédés par les dits époux Pacaud.

« Les sommes susdites, s'élevant ensemble à celle de 3.400 francs, seront payées en deux termes égaux, savoir le 15 janvier prochain et le deuxième terme au 15 juin de la même année.

« Fait double à Vichy, les jour, mois et an que dessus. Signé : J. François ; Pacaud ; femme Pacaud.

« Vu et approuvé par nous, préfet de l'Allier ; Moulins, le 8 novembre 1843. Signé : E. Méchin.

« Vu et approuvé : le ministre de l'Agriculture et du Commerce, signé : Cunin-Gridaine. »

La surface de terrain acquise par cet acte était de 16m96 dans la cave et de 6m60 au rez-de-chaussée.

* * *

12° LA SOURCE COLLAS. — Cette source, recouverte par une dalle, se trouve rue de la Porte-de-France, n° 4.

Son emplacement n'est indiqué que par une borne sur laquelle est fixée une plaque en fonte, portant l'inscription suivante : *Propriété de l'Etat, source Collas.* Cet emplacement semble, du reste, faire partie intégrante de la maison Forestier dont il n'est séparé par aucune clôture.

La source Collas a été vendue à l'Etat, devant Mᵉ Forissier, notaire à Vichy (1), le 26 mai 1844, par Mᵐᵉ Gilberte Vallerix, veuve de Jean Collas, et son fils, M. Jean Collas. L'acte de vente désigne ainsi qu'il suit le bien vendu : « 1° une source minérale dont la recherche et la découverte viennent d'être faites par les soins de M. Jules François, ingénieur au corps royal des mines, ladite source située à 3m40 au-dessous du sol, dans la basse-cour d'une maison dite hôtel Collas et possédée par Mᵐᵉ Collas et son fils dans l'enceinte du vieux Vichy, près la porte de ville, dite de France.

(1) Etude actuelle de Mᵉ Chateau, notaire à Vichy.

« Et 2° une surface de six mètres trente centimètres à prendre dans la cour de la maison susdite et jouxtant la rue de la Porte-de-France susdite. Cette surface est indiquée, par le périmètre semi-circulaire M O N Q, à un plan qui est reconnu exact par les vendeurs et M. Ramin (1), lequel visé pour valoir timbre gratis à Cusset. »

Le domaine privé de l'Etat à Vichy.

La source débitait, le jour de la vente, 2.650 litres d'eau par vingt-quatre heures. La température de cette eau était de 24°. L'Etat la payait 2.400 francs. Il payait, en plus, les 6^{m}30 de terrain 600 francs, ce qui faisait un prix total de 3.000 francs, qui fut versé à Mme Collas-Vallerix et à son fils Jean Collas, encore étudiant en médecine à Montpellier (2).

* * *

13° L'Hôpital thermal militaire. — Cet hôpital thermal militaire et toutes ses dépendances, y compris la caserne d'Orvilliers, occupe le vaste emplacement situé entre la rue Lucas, la place des Quatre-Chemins, la rue de Ballore, l'avenue Victoria, la propriété de Mlle Rambert et de son frère, le docteur Paul Rambert, et l'Hôtel Britannique. Il a été acquis par l'Etat, pour le service du ministère de la Guerre, de : 1° M. Pierre-François-Geoffroy Cornil, veuf de dame Marie-Anne Sornin, propriétaire, demeurant à Vichy, et 2°, de M. Pierre-Geoffroy-Marie Cornil, propriétaire, et de Mme Etiennette-Henriette Guillermen, son épouse, demeurant ensemble, également à Vichy, par acte de Me Outreban, notaire à Paris, rue Saint-Honoré, n° 354, « au coin de la place de Vendôme », reçu le 2 janvier 1847. Ont comparu à cet acte, au nom du Gouvernement : 1° M. François Lemoine, lieutenant-colonel du Génie, officier de la Légion d'honneur, demeurant à Paris, rue de Grenelle-Saint-Germain, n° 106, et 2° M. André-Gratien West, sous-intendant militaire, chevalier de la Légion d'honneur, chargé du service des bâtiments de l'administration à Paris, demeurant à Paris, rue de Verneuil, n° 52, « tous deux autorisés à faire cette acquisition au nom de l'Etat, ainsi qu'il résulte de

(1) Claude-François Ramin-Prêtre, maire de Vichy, qui, délégué par le préfet, achetait au nom de l'Etat.

(2) Louis-Jean-Baptiste Collas, né à Vichy, le 25 août 1822, fut reçu docteur en médecine par la Faculté de médecine de Montpellier, le 29 juillet 1850, à la suite de la soutenance d'une thèse intitulée : *Essai sur l'arsenic dans les eaux minérales et dans celles de Vichy en particulier*. Il vint, aussitôt après sa thèse, s'installer à Vichy où il fit de la médecine toute l'année. Nommé adjoint au maire, le 12 mars 1861, il mourut à Vichy, le 30 septembre 1862.

deux lettres, la première, en date du 7 novembre 1846, émanant de M. le ministre de la Guerre à M. le directeur des fortifications de Paris, et dont une copie a été délivrée par ce dernier à M. Lemoine ; la deuxième, en date du 19 novembre 1846, adressée, par M. l'intendant militaire de Paris, à M. West, énonçant toutes deux que, par décision du 2 novembre 1846, M. le ministre de la Guerre a donné son adhésion à la présente acquisition ».

L'Etablissement acheté par l'Etat était connu sous le nom de *grand hôtel Cornil*, et était alors limité au Sud-Est par la rue Lucas, à l'Est par la rue de Ballore, au Nord par le chemin vicinal dit « passage des Jardins » et à l'Ouest par la propriété Roubeau. Sa superficie totale, portée à l'acte, était d'environ un hectare, un are et un centiare ; le prix, qui serait payé quand l'acquisition serait devenue définitive, était fixé à 140.000 francs. Une convention particulière stipulait, en effet, que la vente ne serait valable qu'après approbation des Chambres législatives et après sanction royale. Si ces formalités n'étaient pas remplies le 15 avril 1847, la vente devenait nulle.

Le 6 janvier 1847, le ministre de la Guerre ratifiait en tout et pour tout cet acte de vente qui était enregistré gratuitement à Paris, le 7 janvier 1847.

Le 20 mars 1847, la Chambre des députés adoptait, sans discussion, et à la presque unanimité des voix, le projet déposé le 12 février 1847 par le ministre de la Guerre, concernant l'acquisition de l'hôtel Cornil à Vichy et sa transformation en hôpital militaire. Ce projet, soumis à la Chambre des Pairs, le 27 mars 1847, était adopté par 102 voix contre 5 sur 107 votants, le 9 avril. La loi fut enfin promulguée par le roi Louis-Philippe, le 11 avril 1847, quatre jours seulement avant le délai imparti pour que l'acte de vente du 2 janvier 1847 soit bon et valable (1).

*
* *

14° La Source du Parc et le Chalet de la Direction. — La source Brosson ou source du Parc a été affectée et cédée à l'Etat par MM. Lebobe, Callou et Cⁱᵉ, concessionnaires de l'exploitation de l'Etablissement thermal de Vichy, conformément au premier paragraphe de l'article 2 du cahier des charges, relatif à la conces-

(1) Voir pour plus de détails sur cette origine de propriété : *Histoire des Eaux minérales de Vichy*, t. 1ᵉʳ, p. 526, 527, 528, 529, 530 et 531.

sion de cette exploitation, cahier des charges annexé à la loi du 10 juin 1853 (1).

Ce premier paragraphe est ainsi conçu : « Art. 2. MM. Lebobe, Callou et Cie apportent et cèdent à l'Etat, à compter du jour de la promulgation de la loi relative à la présente concession, la propriété des sources ci-après désignées, savoir :

« 1° La source dite *Brosson*, située à Vichy, avec le terrain nécessaire à sa bonne exploitation, tant pour y construire, au besoin, un réservoir, que pour en livrer l'usage au public comme eau à boire.

« L'administration se réserve de déterminer quelle devra être la contenance de ce terrain, ainsi que la largeur et l'emplacement des passages à pratiquer pour conduire, tant de l'enclos des Capucins que du Parc, à la dite source. »

....

Le 24 juillet 1854, intervenait un procès-verbal dressé et signé par MM. Leroy, commissaire du gouvernement près l'Etablissement thermal de Vichy ; Jules François, ingénieur en chef des Mines ; Bouic, inspecteur de l'Enregistrement, des Domaines et du Timbre à Moulins, et Barrier, directeur de l'Etablissement thermal de Vichy, fixant la contenance du terrain (396^{m2}37 environ) nécessaire à l'exploitation de la source Brosson ou source du Parc.

C'est sur ce terrain que fut construit, par la Compagnie fermière de l'Etablissement thermal de Vichy, *le chalet de la Direction*, dans le sous-sol duquel a toujours jailli cette source du Parc.

Le 5 octobre 1864, cette Compagnie fermière acquérait de la société Crévecœur-Laurent (2) 99^{m2}75 de terrain « près du chalet de la Direction et le terrain Brosson ». Ces 99^{m2}75 de terrain furent réduits à 61 mètres carrés, par suite d'un abandon de 38^{m2}75 consenti gracieusement·à la commune par cette Compagnie fermière de l'Etablissement thermal de Vichy, pour le redressement et l'élargissement des rues Prunelle et du Pontillard.

Enfin, le 15 septembre 1877, cette Compagnie fermière rétrocédait

(1) Voir cette loi et ce cahier des charges dans le *Bulletin des Lois de l'Empire français*, n° 59, xi° série, t. 1er, année 1853, premier semestre, p. 1199.

(2) Société civile établie aux termes d'un acte passé devant Me Fremyn, notaire à Paris, le 4 septembre 1860, entre Jean-Baptiste-Phileas Crévecœur, demeurant à Paris, rue Bonaparte, n° 33 ; Maurice-Charles Laurent, demeurant à Paris, rue de Miromesnil, n° 20, et Mabel Laurent, agent de change honoraire, chevalier de la Légion d'honneur, demeurant à Paris, rue de Berry, n° 2. Cette société fut dissoute le 7 mai 1866.

à l'Etat, par acte de Mᵉ Amable-Antoine-Alfred Monvoisin, notaire à Cusset, ces 61 mètres carrés de terrain pour qu'ils soient réunis au chalet et à l'enclos Brosson.

*
* *

15° LES NOUVEAUX PARCS. — Les nouveaux parcs, qui s'étendent, de chaque côté de la route nationale n° 9 *bis*, le long de l'Allier, depuis les Célestins jusqu'à l'avenue des Cygnes, ont été créés par le décret impérial qui suit, que je copie textuellement dans le *Bulletin des Lois de l'Empire français* :

« (N° 9.409) DÉCRET IMPÉRIAL QUI AUTORISE L'EXÉCUTION DE DIVERS TRAVAUX AUX ABORDS ET DANS L'ENCEINTE DE LA VILLE DE VICHY.

« *Du 27 juillet 1861.*

« NAPOLÉON, par la grâce de Dieu et la volonté nationale, EMPEREUR DES FRANÇAIS, à tous présents et à venir, SALUT.

« Sur le rapport de notre ministre secrétaire d'Etat au département de l'Agriculture, du Commerce et des Travaux publics ;

« Considérant que l'importance toujours croissante de l'Etablissement thermal de Vichy rend nécessaire le développement des voies de circulation, la création d'un second parc, la construction d'édifices spéciaux et le rachat du pont à péage établi sur l'Allier ;

« Mais considérant qu'il est juste de n'employer pour ces améliorations locales que les produits et les revenus de l'Etablissement thermal lui-même, et non les ressources générales du budget ;

« AVONS DÉCRÉTÉ ET DÉCRÉTONS ce qui suit :

« ARTICLE PREMIER. — Il sera procédé à l'exécution des routes thermales dont la désignation suit :

« 1° Route allant des Célestins à l'enclos Chaloing (1) ; 2° route allant de l'enclos Chaloing à la gare du chemin de fer ; 3° route allant de la gare du chemin de fer au clos des Célestins ; 4° route allant de la gare du chemin de fer à la rue de Nîmes ; 5° route allant de la rue de Nîmes à la place du Fatitot ; 6° route allant de la rue du Pont à la route n° 1 ci-dessus indiquée ; 7° route de la digue le long de l'Allier ; 8° prolongement des rues Lucas, Prunelle et Petit, jusqu'à la dite route n° 1.

« 2. — Un nouveau parc, d'une étendue de onze hectares environ, sera créé le long de la digue de l'Allier et conformément au plan annexé au présent décret.

_____

(1) Ce qui restait, en 1861, de l'enclos Chaloin occupait tout l'emplacement de la pastillerie actuelle.

— 622 —

« 3. — Une église avec presbytère(1) et un hôtel de ville (2) seront *Le domaine privé de* construits dans la commune de Vichy sur les emplacements désignés *l'Etat à Vichy.* au plan annexé au présent décret.

« 4. — Il sera procédé au rachat du pont à péage établi sur l'Allier et faisant partie de la route impériale n° 9 *bis* (3).

« 5. — Les voies de communication désignées à l'article premier, l'église avec presbytère et l'hôtel de ville mentionnés dans l'article 3, seront remis, après leur achèvement, à la commune de Vichy, à charge par elle de les conserver et de les entretenir.

« 6. — La somme de 100.000 francs perçue annuellement par l'Etat pour prix de location de l'Etablissement thermal de Vichy, aux termes de la loi du 10 juin 1853, est affectée à l'intérêt et à l'amortissement des sommes nécessaires pour l'exécution des travaux et la réalisation des dépenses que prescrit le présent décret.

Un projet de loi sera présenté au Corps législatif, à sa prochaine session, pour régulariser cette affectation (4).

« 7. — Nos ministres secrétaires d'Etat aux départements de l'Intérieur, de l'Instruction publique et des Cultes, des Finances, de l'Agriculture, du Commerce et des Travaux publics sont chargés, chacun en ce qui le concerne, de l'exécution du présent décret.

« Fait à Vichy, le 27 juillet 1861.

« Signé : NAPOLÉON.

« Par l'Empereur :

« *Le ministre secrétaire d'Etat au département de l'Agriculture, du Commerce et des Travaux publics,*

« Signé : E. ROUHER (5). »

(1) L'église et le presbytère Saint-Louis.

(2) L'Hôtel de Ville, inauguré le 12 novembre 1865, qui avait été édifié sur le Fatitot, à la place de la halle communale. Cet Hôtel de Ville, dans lequel les services municipaux ont fonctionné jusqu'au 11 novembre 1910, a été démoli à la fin de cette année 1910 et au commencement de 1911. A sa place s'élève, aujourd'hui, l'*Hôtel Ruhl.*

(3) Ce rachat eut lieu en 1862. Une convention passée le 29 janvier 1862 entre M. Aubineau-Caron, concessionnaire du pont et le ministre de l'Agriculture, du Commerce et des Travaux publics instituait une commission arbitrale chargée de fixer le prix de ce pont. Cette commission décida que l'Etat paierait à M. Aubineau-Caron la somme de 853.660 fr. 33. Une loi du 6 juillet 1862 affecta définitivement cette somme de 853.660 fr. 33 au paiement du rachat du pont à péage de Vichy.

(4) Ce projet de loi n'a jamais été présenté au Corps législatif. On procéda pour ces dépenses, exception faite pour le rachat du pont à péage, par décret les imputant à tels ou tels chapitres du budget.

(5) *Bulletin des Lois de l'Empire français,* année 1861, XI⁰ série, tome XVIII, n° 958, p. 338.

Le 25 décembre 1861, intervenait le nouveau décret suivant :

« Napoléon, par la grâce de Dieu et la volonté nationale, Empereur des Français, à tous présents et à venir, Salut.

« Sur le rapport de notre ministre secrétaire d'Etat au département de l'Agriculture, du Commerce et des Travaux publics ;

« Vu le décret du 27 juillet 1861 ;

« Vu l'avant-projet présenté par l'ingénieur des Ponts et chaussées, 1° pour l'ouverture de huit routes, dites thermales, à Vichy ; 2° pour la création d'un nouveau parc dans la même ville ; 3° enfin, pour l'établissement d'une prise d'eau dans l'Allier, destinée à l'irrigation de ce parc et à une distribution d'eau dans Vichy ;

« Vu, notamment, le plan général, en date du 10 août 1861 et le rapport (même date) par lequel l'auteur du projet évalue la dépense de ces divers travaux à 1.329.450 francs, dont 550.000 pour les routes thermales et 779.450 francs pour le parc et la prise d'eau ;

« Vu les pièces de l'enquête ouverte sur l'avant-projet dont il s'agit, en exécution de l'article 3 de la loi du 3 mai 1841 et dans la forme prescrite par l'ordonnance réglementaire du 18 février 1834 ;

« Vu le procès-verbal de la commission d'enquête en date du 10 septembre 1861 ;

« Vu l'avis du préfet, en date du 28 du même mois ;

« Vu l'avis du conseil général des Ponts et chaussées en date du 11 novembre 1861 ;

« Vu la loi du 3 mai 1841, l'ordonnance du 18 février 1834 et le sénatus-consulte du 25 décembre 1852 ;

« Notre Conseil d'Etat entendu ;

« Avons décrété et décrétons ce qui suit :

« Article premier. — Est déclarée d'utilité publique l'ouverture à Vichy, suivant les directions générales figurées en rouge sur le plan ci-dessus visé, qui demeurera annexé au présent décret, des huit routes thermales dont suit la désignation :

« Route n° 1. Boulevard Napoléon : de la rue de l'Etablissement thermal à la digue de défense, près la source des Célestins ;

« Route n° 2. Rue Victoria : de la gare du chemin de fer à l'origine de la route n° 1 ;

« Route n° 3. Avenue des Célestins : de la gare du chemin de fer à l'intersection de la route n° 1 avec la digue insubmersible ;

« Route n° 4. Rue de l'Impératrice : de la gare du chemin de fer à la route impériale n° 106 ;

Le domaine privé de l'Etat à Vichy.

« Route n° 5. Rue Rouher : de la rue Cunin-Gridaine à la rue du Parc ;

« Route n° 6. Boulevard du Prince-Impérial : de la route n° 1 à la rue du Pont ;

« Route n° 7. Rue de la Digue : de la route n° 1 à l'intersection de cette même route avec l'avenue des Célestins ;

« Route n° 8. Composée des rues Lucas, Petit et Prunelle.

« ART. 2. — Sont également déclarés d'utilité publique la création d'un nouveau parc à Vichy et l'établissement d'une prise d'eau dans l'Allier pour alimenter ce parc et la ville, suivant les dispositions générales du plan ci-dessus visé.

« ART. 3. — La dépense de construction des routes thermales évaluée à cinq cent cinquante mille francs (550.000) sera imputée sur les fonds affectés aux travaux de lacunes des routes impériales, 2ᵉ section, chapitre 32 du budget du ministère des Travaux publics ; et la dépense afférente à l'Etablissement du parc et de la prise d'eau, dépense évaluée à sept cent soixante-dix neuf mille quatre cent cinquante francs (779.450), sera imputée sur le chapitre 40 du même budget.

« ART. 4. — L'administration est autorisée à faire l'acquisition des terrains et bâtiments nécessaires à l'exécution de ces entreprises en se conformant aux dispositions des titres 2 et suivants de la loi du 3 mai 1841 sur l'expropriation pour cause d'utilité publique.

« ART. 5. — Notre ministre secrétaire d'Etat au département de l'Agriculture, du Commerce et des Travaux publics, est chargé de l'exécution du présent décret.

« Fait au palais des Tuileries, le 25 décembre 1861.

« Signé : NAPOLÉON.

« Par l'Empereur :

« *Le ministre secrétaire d'Etat au département de l'Agriculture, du Commerce et des Travaux publics,*

« Signé : E. ROUHER (1). »

Enfin, le 19 juillet 1862, le journal *la Semaine de Cusset et de*

(1) Archives départementales de l'Allier, série X, n° 720.

Vichy publiait la notification qui suit du jugement d'expropriation intervenu comme suite au décret précédent :

« De la grosse dûment en forme exécutoire d'un jugement rendu en audience publique par le tribunal civil de première instance séant à Cusset, département de l'Allier, le cinq du mois de juin, mil huit cent soixante-deux, enregistré, il a été extrait ce qui suit :

« Le Tribunal,

« Vu la requête en date du 2 juin 1862, présentée par M. le Procureur impérial, au nom de M. le Préfet, agissant dans l'intérêt de l'Etat ;

« Vu le décret du 25 décembre 1861, qui déclare d'utilité publique divers travaux d'embellissements de Vichy ;

« 2° La décision de Son Excellence M. le Ministre des Travaux publics, en date du 25 novembre 1861, qui approuve le projet desdits travaux ;

« 3° Le plan parcellaire dressé par les Ingénieurs chargés de l'exécution des travaux indiquant les terrains et édifices dont la cession est nécessaire pour l'établissement des travaux dans ladite commune, auquel plan sont annexés la notice descriptive du tracé et l'état indicatif des noms des propriétaires, tels qu'ils sont inscrits sur la matrice des rôles ;

« 4° L'arrêté de M. le Préfet, en date du treize février mil huit cent soixante-deux, prescrivant l'ouverture d'une enquête, et nommant, en conformité de l'article huit de la loi du trois mai mil huit cent quarante-un, la commission chargée de donner son avis sur les résultats de cette enquête ;

« Ensemble les pièces relatives à ladite enquête, savoir :

« Un exemplaire du journal la *Semaine de Cusset et Vichy*, publié à Cusset le vingt-deux février mil huit cent soixante-deux, dans lequel se trouve un avis annonçant que les plans, état et autres pièces relatifs aux embellissements de Vichy sur le territoire de ladite commune, resteront déposés à la Mairie de cette commune pendant huit jours ;

« Le certificat dressé par M. le Maire, constatant que le même avertissement a été publié à son de caisse ou de trompe, et affiché dans ladite commune le vingt-trois février mil huit cent soixante-deux ;

« Le procès-verbal de l'enquête communale ouvert le vingt-trois février mil huit cent soixante-deux, clos le trois mars mil huit cent soixante-deux, contenant les déclarations et réclamations adressées ;

Le domaine privé l'État à Vichy.

« Le procès-verbal de la commission composée conformément aux prescriptions de la loi, réunie à la Sous-Préfecture de Lapalisse, sous la présidence de M. le sous-préfet, ouvert le six mars mil huit cent soixante-deux, clos le 16 mars 1862 ;

« 5° L'arrêté préfectoral du trente mai mil huit cent soixante-deux, qui déclare cessibles, pour servir à l'exécution des travaux d'embellissements de Vichy, sur le territoire de la commune dont il s'agit, les propriétés ou portions de propriétés désignées dans l'état parcellaire annexé audit arrêté, et indique qu'il devra être pris possession des propriétés aussitôt après le paiement des indemnités ou la consignation des sommes dues, conformément aux prescriptions de l'article 53 de la loi du trois mai mil huit cent quarante-un ;

« Vu les dispositions de la loi du trois mai mil huit cent quarante-un sur l'expropriation pour cause d'utilité publique ;

« Ouï M. le Procureur impérial en ses conclusions ;

« Après en avoir délibéré, conformément à la loi, jugeant en dernier ressort ;

« Attendu que toutes les formalités prescrites par la loi ont été remplies ;

« Déclare expropriées pour cause d'utilité publique légalement constatée, au profit de l'État pour servir à l'établissement des travaux d'embellissements de Vichy, sur le territoire de la commune de Vichy, les propriétés ou portions de propriétés désignées dans l'état parcellaire joint à l'arrêté de cessibilité sus-énoncé, duquel état copie demeurera annexée comme minute au présent jugement, après avoir été visée par le Président du Tribunal et par le Greffier, pour être expédiée en suite du jugement.

« Commet M. Delalo, juge, pour remplir les fonctions attribuées par la loi au magistrat Directeur du Jury chargé de fixer les indemnités, et en cas d'empêchement désigne M. Lavocat, juge, pour le remplacer ; ce qui sera exécuté suivant la loi.

« Fait et jugé en audience publique au Palais de justice.

« A Cusset, le cinq juin mil huit cent soixante-deux, par MM. Assolant, président, Lavocat et Delalo, juges, en présence de M. Chassaing, substitut du Procureur impérial.

« Signé ASSOLANT, président, et SUGIER, greffier.

N°s du Plan	CADASTRE		LIEUX DITS	NATURE DES PROPRIÉTÉS	Contenance des EMPRISES		PROPRIÉTÉS EXPROPRIÉES — NOMS, PRÉNOMS ET DOMICILES DES PROPRIÉTAIRES	
	Sections	Numéros			Ares	Cen.	INSCRITS A LA MATRICE DES ROLES	ACTUELS OU PRÉSUMÉS TELS
10	A	302	Aux Bains.	Emplacement.	1	»		
11	C	90	Aux Capucins.	Terre.	2	»	Lebobe Stanislas, Callou Georges, Callou	
33		»	—	—	3	»	Charles et Barrier Hippolyte, à Paris.	Callou et Cⁱᵉ, à Paris.
33		»	—	—			Grangier Jacques, maréchal à Vichy.	Grangier Girois, à Vichy.
34		90 91	Aux Capucins et derrière les Capucins.	—	2	»	id.	Grangier Baptiste, id.
			Capucins.	—		»	id.	Robert Dubessay, id.
35		94	Derrière les Capucins.	—	4	»		
36		»	—	—			Rivolon père, à Vichy.	Grangier ainé, id.
37		94 95	Derrière les Capucins après les	—	7	»	Jourdier Jean, à Vichy.	Rivoolon, id.
			Communaux.	—				Veuve Jourdier. id.
18		74	Les Communaux.	—	21	»	Rambert Gaspard, à Vichy.	
19		60	—	—	19	»	Velay Georges Carrin, à Vichy.	Rambert Roubeau, id.
							Bécourt Philippe-Gustave et Laurent Maurice-	Velay Georges Carrin, à Vichy.
40		04	Au Fatitot.	Jardin.	»	»	Charles, à Paris.	Ramin, à Vichy.
41		17	—	—	10	»	Ballat Hugues, architecte à Vichy.	Bécourt, Strauss, à Paris.
42		51 52	—	—	7	»	Scriber Salomon, à Vichy.	Strauss et Cⁱᵉ, à Paris.
							Struss Isaac, à Paris, et Scribor Salomon, à	
43		50	—	—	2	»	Vichy.	id.
44		41	—	—	1	»	Scriber Salomon, à Vichy.	id.
45		»	—	—	»	»	Struss Isaac, à Paris.	Sève-Mallat, à Puy-Guillaume.
46		»	Place de la Marine et chemin des	—	»	»	id.	Mallat, à Randan.
47		43	Célestins.	—	»	»	id.	Mériand, à Vichy.
48		(4		—	»	»	Struss Isaac et Scriber, à Paris et à Vichy.	Strauss et Cⁱᵉ à Vichy.
							Attribué à la commune par le cadastre, comme	
49		»	—	Jardin.	»	»	alluvion (1) de la place de la Marine et du	Hellendal, à Vichy.
50		»	—	—	»	»	vieux chemin des Célestins.	Mallat, à Randan.
51		»	—	—	»	»	id.	Mériand, à Vichy.
53		(42	Les Célestins.	Alluvion.	13	»	id.	Sève-Mallat, à Puy-Guillaume.
22	B	289	La Salle.	Terre à jachère.	1	»	id.	Soalhat Alphonse, à Vichy.
23		»	—	Jardin.	1	»	Allinieux Jean, chaufournier à Cusset.	Hérliers Lardy, à Cusset.
29		»	—	Terre à jachère.	»	»	Callou et Vallée, à Paris.	id.
30		»	—	—	»	»	Allinieux Jean.	id.
1	A	292	Aux Bains.	Emplacement.	13	»		Mᵐᵉ veuve Lardy et Mosnier, à Cusset.
							Lebobe Stanislas, Callou Georges, Callou	id.
2		276	—	Maison.	»	»	Charles et Barrier, à Paris.	Callou et Cⁱᵉ, à Paris.
3		»	—	Jardin.	»	»	Soalhat Antoine-Alphonse, à Vichy.	Soalhat Antoine-Alphonse, à Vichy.
4		275	—	Maison.	»	»		
5		»	—	Jardin.	»	»	Rambert Christophe dit Léger, à Vichy.	Rambert Christophe, id.
6		»	—	—	4	»	id.	id.
7	C	309	Baiore.	Terre.	21	»	Le Gouvernement.	L'État.
8		21	Le long de la route de Cusset.	—	»	»	Chalier René, médecin à Cusset.	Chalier René, médecin à Cusset.
9		216	Baiore.	—	1	»	Durand Saturnia et Viacot, à Vichy.	Durand Saturnia et Viacot, à Vichy.
10		21	Le long de la route de Cusset.	—	11	»	Chalier René, médecin à Cusset.	Chalier René, médecin à Cusset.
11		217	Les Grandes Pièces.	—	4	»	id.	id.
1	B	309	Pré des Célestins.	Pré.			Veuve Bulot Jean-Baptiste, à Vichy.	Veuve Bulot Jean-Baptiste, à Vichy.
1		349					tutrice de Vichy.	Hospice de Vichy.

N°s du Plan	CADASTRE		LIEUX DITS	NATURE DES PROPRIÉTÉS	Contenance des EMPRI... (Ares, Ce)	NOMS, PRÉNOMS ET DOMICILES DES PROPRIÉTAIRES	
	Sections	Numéros				INSCRITS A LA MATRICE DES ROLES	ACTUELS OU PRÉSUMÉS TELS
3	B	256 257	Les Grandes Condamines.	Terre.	11	Givois Jean-Joseph, à Vichy.	Givois Jean-Joseph, à Vichy.
4		310	—	—	19	Soathat Alphonse, à Vichy.	Soathat Alphonse, à Vichy.
5		121	Les Célestins.	—		Givois Claude, au port de Charmeil.	Givois Claude, à Vesse.
6		»	—	Jardin.	6	Lambert Antoine, à Vichy.	Lambert Antoine, à Vichy.
7		»	—	—		Jacquet Gilbert dit Gobert, à Vichy.	Jacquet Gilbert dit Gobert, à Vichy.
8		»	—	Terre.	4	Durand Gilbert, à Vichy.	Durand Gilbert, à Vichy.
9		312	La Salle.	—		Corre Pierre dit Marigot, à Vichy.	Corre Pierre dit Marigot, à Vichy.
10		313	—	—		Albert Christophe, à Vichy.	Batillat, architecte à Vichy.
11		»	—	Passage.		id.	id.
12		»	—	Jardin.		Sauvage Jean, menuisier à Vichy.	Sauvage Jean, menuisier à Vichy.
13		»	—	Terre.		Albert Christophe, à Vichy.	Batillat, architecte à Vichy.
14		»	—	Maison-Sol.		Montagnat Claude aîné, à Vichy.	Montaguet Claude aîné, à Vichy.
15		»	—	Hangar-Sol.		id.	id.
16		»	—	Cour.		id.	id.
17		182 183	—	Terre.		Albert Christophe, à Vichy.	Batillat, architecte à Vichy.
18		184 187	—	—	16	id.	Caillou et Ce.
1		209 261	Les Grandes Pièces, les Grandes Condamines.	Pacage.		Veuve Bulot.	Les héritiers Bulot, à Vichy.
2		260	Les Grandes Condamines.	Terre.	21	Veuve Bulot Jean-Baptiste, à Vichy.	Veuve Bulot Jean-Baptiste, à Vichy.
3		207	—	Hangar.		Bursol Jacques jeune, à Vichy.	Bursol Jacques jeune, à Vichy.
						Boule Jean aîné et jeune, charpentiers à Vichy, indivis.	Boule Jean aîné et jeune, charpentiers à Vichy, indivis.
4		262	—	Jardin.		Rambert Gaspard, à Vichy.	Rambert Gaspard, à Vichy.
5		»	—	—		Toureau Anne, veuve Gilbert Rambert, à Cusset.	Toureau Anne, Ve Gilbert Rambert, à Cusset.
6		»	—	Maison.			
7		»	—	Cour.		Moreau Charles, à Vichy.	Moreau Charles, à Vichy.
8		»	—	Maison.		Blanchet, propriétaire-maçon à Vichy.	Blanchet, propriétaire-maçon à Vichy.
9		»	—	—		Dubessay Jean, à Vichy.	Dubessay Jean, à Vichy.
10		»	—	Cour.			
11		»	—	Maison.		Pannetier Jean, cultivateur à Vichy.	Pannetier Jean, cultivateur à Vichy.
12		»	—	Jardin.			
13		»	—	Maison.		Rigaudias Gilbert, à Vichy.	Rigaudias Gilbert, à Vichy.
14		»	—	Jardin.			
15		»	—	Maison.			Dubessay Jean, à Vichy.
16		»	—	Jardin.			Moreau Charles, à Vichy.
17		»	—	—		Lapругne Joseph et Chatenay Jacques, son gendre, rue de Paris à Vichy, indivis.	Laprugne Joseph et Chatenay Jacques, son gendre, rue de Paris à Vichy, indivis.
18		»	—	Rue			
19		263	—	Jardin.		Laprugne Joseph et Chatenay Jacques, son gendre, rue de Paris à Vichy, indivis.	Laprugne Joseph et Chatenay Jacques, son gendre, rue de Paris à Vichy, indivis.
20		»	—	Étable rie.		Rambert Gaspard, à Vichy.	Rambert Gaspard, à Vichy.
21		270	—	Jardin.		Sarailier Jean, à Vichy.	Sarailier Jean, à Vichy.
23		271	—	Terre.		Sarailier Claude, voiturier à Vichy.	Sarailier Claude, voiturier à Vichy.
24		270 271	—	Pré.	14	Hôpital de Vichy.	Hôpital de Vichy.
		270 277				id.	id.
25		275	—	Terre.		Grangier François, à Vichy.	Grangier François, à Vichy.
26		»	—	—		Givois Jean-Joseph, id.	Givois Jean-Joseph, id.
27		113	—	—		Grangier François, id.	Grangier François, id.
28		112	—	—		Veuve Dubessay, id.	Veuve Dubessay, id.
29		»	—	—		Grangier Jacques, id.	Grangier Jacques, id.
30		»	—	—			

Nºˢ du Plan	Sections	Numéros	LIEUX DITS	NATURE DES PROPRIÉTÉS	Contenance des EMPRISES Arcs Cᵗ	NOMS, PRÉNOMS ET DOMICILES DES PROPRIÉTAIRES	
						INSCRITS A LA MATRICE DES ROLES	ACTUELS OU PRÉSUMÉS TELS
11	B	101	Pré Rovière.	Terre.	7	Grangier François, à Vichy.	Grangier François, à Vichy.
12		102		Enclos.		Veuve Dubossay, id.	Mombrun, id.
13		100		Terre.	8	Grangier François, id.	Sornin Étienne frères, id.
14		102	Grandes Condamines.	—		id.	id.
15		101		Bâtiment.		id.	id.
16		104		Jardin.		id.	id.
17		»		Cour.		id.	id.
18		»		Remise et écurie.		id.	id.
19		»		Bâtiment.		Givois Gabriel, à Vichy.	Givois Gabriel, à Vichy.
40		»		Cour.		id.	id.
41		»		Maison.		id.	id.
42		»		Terrasse.		id.	id.
1	A	234 235 338		Jardin.	19	Hospice civil de Vichy.	Hospice civil de Vichy.
2		233 330			3	Veuve Noyer.	Veuve Noyer.
14	C	42	Au Failtot.	—		Strauss à Paris et Scriber à Vichy.	Strauss et Cⁱᵉ, à Paris.
54		41		—		id.	id.
55		»	Près les Communaux.	Terre.		Rambert Gaspard, à Vichy.	Rambert Gaspard, à Vichy.
60		95	Les Communaux.	—	10	Givois Gabriel, à Vichy.	Corail-Guillermea, id.
60a		»		—	11	Bécourt Philippe-Gustave et Laurent Charles, à Paris.	Givois-Prêtre, id.
61		485		—			Ramin-Prêtre.
62		»		—	2	Velay Georges Carrin, à Paris.	Velay Georges Carrin, à Vichy.
63		74		—	7	Corail Pierre-Geoffroy, à Vichy.	Corail Guillaume, id.
64		485		—	4	Beilin Hugues, architecte, id.	Bécourt et Strauss, id.
65		484 483		—		Velay Georges Carrin.	Velay Georges Carrin, id.
16		74	Les Communaux.	—		Bécourt Philippe-Gustave et Laurent Maurice-Charles, à Paris.	
47		66		—			Ramin, à Paris.
48		»	Au Failtot.	Jardin.		Scriber Salomon, à Vichy.	Strauss et Cⁱᵉ, à Paris.
49		17	Les Communaux.	Terre.	4	Bécourt Philippe-Gustave et Laurent Maurice-Charles, à Paris.	
1		486		—			Ramin-Prêtre, à Vichy.
2		74		—	1	Velay Georges Carrin, à Moulins.	Velay Georges Carrin, à Moulins.
3		485		—	11	Corail Pierre-Geoffroy, à Vichy.	Corail-Guillermea, à Vichy.
4		484 483		—	12	Beilin, architecte, id.	Bécourt et Strauss, à Paris.
5		483		—	14	Strauss Isaac, à Paris.	Strauss Isaac, à Paris.
6		»		—	24	Scriber-Thorin, id.	Bécourt et Strauss, à Paris.
7		481		—	10	Givois Gabriel, id.	Desbrest-Thorin, à Vichy.
8		480		Baraque.		id.	Givois-Prêtre, id.
8		»		—		id.	id.
8		»		Terre et jardin.		id.	id.
9		479		Écurie.		Crey Lemoine, à Nevers.	Lemoine, à Vichy.
9		»		Remise.		id.	id.
10		478		Cour et jardin.		Robeau Geoffroy, menuisier à Vichy.	Robeau-Place, à Vichy.
10		»		Écurie.		id.	id.
10		»		Maison.		id.	id.
10		»		Établerie.		id.	id.

Nos du Plan	CADASTRE		LIEUX DITS	NATURE DES PROPRIÉTÉS	Conten[...] des EMPRISE Ares Ce[...]	NOMS, PRÉNOMS ET DOMICILES DES PROPRIÉTAIRES	
	Sections	Numéros				INSCRITS A LA MATRICE DES ROLES	ACTUELS OU PRÉSUMÉS TELS
11	C	477	Les Communaux.	Terre. Jardin.		Rousseau Geoffroy, menuisier à Vichy.	Scriber Salomon, à Vichy.
13		470	—	—		Sorsin Jean-Baptiste, à Vichy.	Veuve Sorsin, née Cureyras, à Vichy.
11		475	—	Baraque.		Pavier-Naud, à Vichy.	Pavier-Naud, à Vichy.
11		*	—	Jardin.		id.	id.
14		62	—	—		Bécourt Laurent, à Paris, et Cornil Pierre-Geoffroy, à Vichy.	Strauss et consorts, à Paris.
15		61	—	—		Resnier-Foignoux, géomètre à Cusset, et Velay-Carrin, à Moulins.	Strauss Isaac, à Paris.
16		61 (1) 514	—	—		2/3 commune de Vichy; 2º Bécourt et Cie, à Paris; 1º Cornil Pierre-Geoffroy, à Vichy; 2º Bécourt et Cie, à Paris; 4º Cornil Pierre-Geoffroy, à Vichy.	Bécourt et Cie, à Paris.
17		515, 516	—	Jardin-Cour. Baraque.		Dacher Jean, dit Petit-Jean.	Burnol, à Vichy.
17		90	—	id.		id.	id.
17		*	—	Etablerie.		id.	id.
17		*	—	—		id.	id.
17		*	—	Baraque.		id.	id.
17		72	—	Terre.		Baillat, architecte à Vichy.	Bécourt et Strauss, à Paris.
18		*	—	—		Burnol Jacques, fils d'Etienne, à Vichy.	Burnol, à Vichy.
19		71	—	—		Velay Georges-Carrin, à Vichy.	Velay Georges-Carrin, à Vichy.
20		74	—	—		id.	id.
21		73	—	—		Burnol Jacques, fils d'Etienne, à Vichy.	Burnol, à Vichy.
22		*	—	—		id.	id.
23		11 65	—	—		Massoux François, voiturier, et Baillat, à Vichy.	Bécourt et Strauss, à Paris.
25		66	—	—		Bécourt Philippe et Laurent Maurice-Charles, à Moulins.	Ramin, à Vichy.
26		61	—	Jardin.		Resnier-Foignoux, à Cusset, et Velay-Carrin, à Moulins.	Strauss Isaac, à Paris.
27		64 65	—	Terre.		Baillat Hugues, architecte à Vichy.	Bécourt et Strauss, à Paris.
28		66	—	Jardin.		Bécourt Philippe-Gustave et Laurent Maurice-Charles, à Paris.	Ramin, à Vichy.
29		17	Au Faillot.	—		Scriber Salomon.	Strauss Isaac, à Paris.

Les 107.846mc15 qui constituent la superficie des nouveaux parcs de Vichy proviennent, soit d'un bras secondaire et d'alluvions modernes de l'Allier séparés du domaine public fluvial, à la suite de la construction, autorisée par décret du 8 septembre 1860, de la digue de défense contre les crues de la rivière, soit des *communaux* que le Conseil municipal de Vichy abandonnait gratuitement à l'Etat, soit d'expropriations faites en vertu du jugement ci-dessus.

Il n'entre pas, dans le cadre de cette histoire, de rechercher dans les tableaux précédents, pour les bien séparer les unes des autres, les parcelles de terrain qui ont servi, soit à l'assiette des routes ther-

males, soit à l'établissement de la prise d'eau et de son réservoir, soit, enfin, à la création du sol des nouveaux parcs par d'immenses apports de bonne terre. Ce travail technique et sans grande importance, du reste, serait fort difficile à mener à bien aujourd'hui et n'intéresserait certainement personne. Il suffit donc, il me semble, pour satisfaire la curiosité des plus exigeants, qu'on sache, dans leurs formes générales, les origines de propriétés de ces nouveaux parcs, de cette prise d'eau et de ces routes thermales. Je n'insiste donc pas davantage. Je ne publierai plus, dans la suite, pour cette prise d'eau et pour ces routes thermales, les documents ci-dessus qui les concernent et auxquels je renverrai, si besoin est, et certainement besoin sera.

*
* *

16° LE JARDIN ANGLAIS COMPRIS ENTRE LA RUE LARDY, LE BOULEVARD NATIONAL ET L'AVENUE DES CÉLESTINS. — Ce jardin anglais, créé depuis 1908 par la Compagnie fermière de l'Etablissement thermal de Vichy, provient d'une des parcelles de terre expropriées par le jugement du tribunal civil de Cusset, en date du 5 juin 1862. Sur son sol, primitivement en contre-bas des avenues qui l'entourent, on avait établi une pompe à vapeur assez puissante qui puisait l'eau du *périment* nécessaire pour assurer l'arrosage des nouveaux parcs, pour alimenter les deux bassins des cygnes et la petite rivière, supprimée en 1867, sur la demande de l'empereur Napoléon III. C'était, en somme, alors, une dépendance absolue de ces nouveaux parcs.

Lorsque, en 1866, on décida de faire combler le *périment*, la raison d'être de la pompe qu'il alimentait cessa d'exister. De là l'appropriation actuelle de ce charmant coin de Vichy.

*
* *

17° LA PRISE D'EAU DE LA SALLE ET LE RÉSERVOIR DES GARETS. — Comme pour le petit jardin anglais précédent, les terrains nécessaires à l'établissement de la prise d'eau et de son réservoir, prévus dans le décret du 25 décembre 1861 (1), furent compris dans le jugement d'expropriation du 5 juin 1862. Cette prise d'eau et son réservoir assurèrent, de 1865 à 1902, l'alimentation publique de Vichy en eau douce, en même temps qu'ils servaient à l'irrigation des nouveaux parcs (voir ci-dessus le décret du 25 décembre 1861). Aujourd'hui, la Compagnie fermière de l'Etablissement thermal de Vichy les emploie, toujours, pour l'arrosage de ces nouveaux parcs et du parc des Bourrins, ainsi que pour le service de cet Etablissement thermal.

(1) L'établissement de la prise d'eau et de son réservoir des Garets ne fut décidé, par l'empereur Napoléon III, que quelques jours après la signature du décret du 27 juillet 1861, entre cette date et un arrêté préfectoral du 16 août de la même année qui les mentionne. C'est pour cela que ni cette prise d'eau, ni son réservoir ne figurent dans les améliorations locales décidées par ce décret du 27 juillet 1861. Mais, par contre, ils sont compris dans celui du 25 décembre 1861.

18° La Villa d'Algérie dans la cave de laquelle jaillit la Source Jacquiot. — La *villa d'Algérie* est située rue de la Porte-de-France, n° 2, à l'angle de cette rue de la Porte-de-France et de la rue d'Allier. Cette maison et la source minérale qui jaillit dans sa cave ont été cédées à l'Etat par le troisième paragraphe de l'article 5 de la convention du 10 mars 1897, passée entre l'Etat et la Compagnie fermière de l'Etablissement thermal de Vichy, et approuvée par la loi du 28 février 1898. Ce troisième paragraphe du dit article 5 est ainsi conçu :

« Art. 5. — La Compagnie cède à l'Etat les immeubles suivants dont elle conservera la jouissance jusqu'à la fin du nouveau bail :

....

« 3° Une maison sise rue de la Porte-de-France et rue d'Allier, dans laquelle existe une source d'eau minérale dite « Source Collas (1). »

....

Il y a dans cette rédaction une assez importante erreur : ce n'est pas la *source Collas* qui jaillit dans la cave de cette villa d'Algérie, mais bien la *source Jacquiot*.

Cette villa d'Algérie, qui était surtout connue, dans le vieux Vichy, sous les noms de *Maison Jacquiot* ou de *Maison Grolleau*, a successivement appartenu à Mᵐᵉ Anne Pannetier, épouse séparée de biens de M. Thomas Jacquiot, qui l'a fait construire sur un terrain qu'elle avait acquis de Mᵐᵉ Collas-Vallerix et de son fils Jean Collas ; à M. Amable-Marie-Emile Monvoisin, propriétaire à Cusset ; à M. Jean-Marie Roux, propriétaire à Ligny (Nord) ; à M. Ludovic-Thomas-Jean Grolleau, employé à l'Etablissement thermal de Vichy ; enfin, depuis le 10 février 1885, à la Compagnie fermière de cet Etablissement thermal de Vichy.

Pendant tout le temps, assez long du reste, que cette maison meublée fut exploitée par les époux Jacquiot, tout le vieux Vichy venait à la source, qui jaillissait dans la cave, puiser gratuitement et sans aucune gêne de l'eau minérale, fort agréable à boire, et qu'il emportait, pour en faire usage chez lui, soit en bouteilles, soit dans des carafes de verre, soit même dans des cruches de grès. De là, le nom de *source Jacquiot* qu'on lui donnait alors et sous lequel elle fut, depuis, toujours connue. C'est sous ce nom, du reste, qu'elle est désignée dans l'énumération des pièces jointes à un rapport de 1878, de

(1) *Journal officiel de la République française*, 30ᵉ année, n° 65, du lundi 7 mars 1898, p. 1.374.

80

M. le sous-inspecteur de l'Enregistrement, des Domaines et du Timbre Bonnard, lorsqu'il écrit : « 1869-3 mai. La Compagnie propose à l'Etat de lui céder la *source Jacquiot* dont elle vient de faire l'acquisition. »

*
* *

19° L'Etablissement thermal de 1ʳᵉ classe et l'Embouteillage des Sources de la Grande-Grille et de l'Hopital. — Les 20.410^{mq}59 de terrain, qui constituent le sol de l'Etablissement thermal de 1ʳᵉ classe et celui de l'embouteillage des sources de la Grande-Grille et de l'Hôpital (1), sont circonscrits par la rue Lucas, le boulevard National, deux immeubles appartenant, l'un (villa Delorme), à Mᶦˡᵉ Amélie Brünner, de Paris, l'autre (Hôtel des Nouveaux-Parcs), à M. le docteur Victor Frémont, de Vichy, et la rue de l'Etablissement-Thermal.

Une assez grande partie de ce sol, 9.517 mètres carrés, provient de cet enclos des Capucins dont j'ai donné l'origine de propriété à propos de celle de l'emplacement de l'Etablissement thermal des bains de 2ᵉ et de 3ᵉ classes. Je n'y reviendrai donc pas ici. Quant au surplus, il a été cédé à l'Etat par la Compagnie fermière de l'Etablissement thermal de Vichy ou acquis par lui en 1898 et 1899, amiablement ou par expropriation, pour cause d'utilité publique.

Le second paragraphe de l'article 5 de la convention du 10 mars 1897, passée entre l'Etat et la Compagnie fermière de l'Etablissement thermal de Vichy et approuvée par la loi du 28 février 1898, était ainsi conçu :

« Art. 5. — La Compagnie cède à l'Etat les immeubles suivants, dont elle conservera la jouissance jusqu'à la fin du nouveau bail :

....

« 2° Quatre parcelles attenant au terrain domanial dit de la Pastillerie (2), indiquées sous les nᵒˢ 1, 2, 3 et 4 dans le plan annexé aux

(1) On embouteille les sources Chomel et Lucas sous le Drink-Hall qui abrite leurs buvettes et celles de la Grande-Grille et de la source Mesdames.

(2) Ces parcelles étaient ainsi désignées parce qu'elles joignaient les anciens bâtiments d'exploitation des Eaux minérales de Vichy, construits dans l'enclos des Capucins et dans lesquels la Compagnie fermière de l'Etablissement thermal de Vichy avait installé son usine d'extraction de sels pour boissons et pour bains et ses laboratoires de fabrication de pastilles de Vichy. L'origine de propriété de ces quatre parcelles de terrain, à compléter sur différents points, se trouve dans un acte du 5 décembre 1908, de Mᵉ Claudius Huguet, notaire à Cusset, intitulé : *Etablissement de la propriété des immeubles cédés par la Compagnie fermière à l'Etat.*

présentes, d'une contenance totale d'environ 3.889 mètres carrés, quelques-unes portant des constructions. »

Par acte administratif du 28 juin 1898, les héritiers de Mme Anne Grangier, veuve de M. le docteur François-Victor Nicolas : MM. Jacques-Antoine-Marie-Gabriel Nicolas, docteur en médecine, domicilié à Vichy ; Victor-Anne-François-Joseph Nicolas, docteur en médecine, domicilié au Mont-Dore, et Charles-Marie-Victor Déchelette, industriel, domicilié à Roanne (Loire), vendaient à l'Etat 3.632^m2 74 de terre contigus à ces terrains dits de *la Pastillerie*.

Enfin, par jugement du tribunal civil de Cusset, en date du 27 septembre 1899, étaient, pour cause d'utilité publique, expropriés, au profit de l'Etat, les propriétés également contiguës à celles que je viens d'énumérer ci-dessus, situées rue Lucas et boulevard National et appartenant à :

1° Mme Suzanne Grenier, épouse de M. Despierre, architecte à Lyon (superficie non construite expropriée : 1.021^m2 39) ; 2° M. Bois, professeur de langues à Vichy (superficie construite et non construite expropriée : 633^m2 80) ; 3° M. Louis Magué, propriétaire à Vichy (surface construite et non construite expropriée : 222^m2 25) ; 4° Mlles Tullat, propriétaires à Vichy (surface construite et non construite expropriée : 634^m 79) ; 5° M. Paul Besson, pharmacien à Vichy (superficie construite et non construite expropriée : 202^m2 03) ; 6° M. Peylet, propriétaire à Vichy (superficie construite et non construite expropriée : 296^m2 08), et enfin, 7° Mme veuve Valude, propriétaire à Vichy (superficie construite et non construite expropriée : 361^m2 51) (1).

Par suite de la construction des façades de l'Etablissement thermal de 1re classe en retrait sur les rues Lucas et de l'Etablissement thermal (2), cet Etablissement n'occupe réellement que 19.524^m2 38 de terrain au lieu des 20.410^m2 59 qui, là, appartiennent, sans conteste, au *domaine privé* de l'Etat. Les 886^m2 21 qui constituent la différence entre ces deux chiffres font partie actuellement du sol public des trottoirs de ces rues Lucas et de l'Etablissement thermal, mais ils n'en

---

(1) Voir à ce propos : *Histoire des Eaux minérales de Vichy*, t· 1er, p. 432.

(2) Le trottoir de la rue Lucas avait primitivement 3^m 50 de largeur sur le côté droit en allant vers les Nouveaux Parcs, depuis la rue de l'Etablissement thermal jusqu'au boulevard National. Sa largeur est aujourd'hui de 9 mètres du *nu* de la façade de l'Etablissement thermal de 1re classe. Rue de l'Etablissement thermal, il a été cédé également au trottoir 1 mètre de largeur sur 55 mètres de longueur. De là provient la différence entre 20.410^m2 59 et 19.524^m2 38.

appartiennent pas moins à ce domaine privé puisqu'aucune décision ministérielle n'est venue encore les en faire sortir.

*
* *

20° LE PARC DE LA SOURCE DE L'HOPITAL. — Ce parc, sur le sol duquel on a édifié un kiosque de musique, un abri couvert, des magasins et des galeries couvertes, provient entièrement de l'emplacement de l'ancien hôpital de Vichy, hôpital transféré, en 1887, à la Croix des Renards. Cet emplacement, construit ou non construit, circonscrit par la rue du Casino, la place de la Croix de Mission (aujourd'hui place Victor-Hugo), la rue de la Source de l'Hôpital, les bains de l'Hôpital, la place Rosalie et le passage du Parc (aujourd'hui rue de Banville), avait une superficie totale de 10.365^{m2}69.

L'article 6 de la convention du 10 mars 1897, passée entre l'Etat et la Compagnie fermière de l'Etablissement thermal de Vichy, convention approuvée par la loi du 28 février 1898, était ainsi conçu :

« ART. 6. — Les terrains dits de l'ancien Hôpital seront acquis par l'Etat au prix convenu de 1.400.000 francs. La Compagnie en aura la jouissance et y fera exécuter les travaux prévus à l'article 1er, paragraphe 5.

« La dite somme de 1.400.000 francs sera versée en capital par la Compagnie fermière à l'Hospice de Vichy, le jour de la prise de possession des dits terrains.

« La redevance de 5 centimes par bouteille sur les sources de la Grande-Grille, de l'Hôpital et des anciens Célestins, continuera à être due par la Compagnie à l'Hospice pendant toute la durée de la nouvelle concession. »

Conformément à cet article, dont la teneur avait été préalablement acceptée par l'administration des Hospices de Vichy, l'Etat achetait, le 28 octobre 1898, par acte administratif passé devant le préfet de l'Allier, toute la propriété que possédaient ces Hospices de Vichy dans l'ancien quartier « du Boulet ».

Par la suite, l'Etat, lorsqu'il voulut dévier quelque peu la rue du Casino pour la faire aboutir sur la place Victor-Hugo, fut obligé de distraire de ces 10.365^{m2}69 une superficie de 2.340 mètres carrés de terrain qui augmentèrent la surface de l'ancien Parc et ramenèrent, ainsi, celle du parc de la source de l'Hôpital à 8.025^{m2}44 seulement.

21º La Gare d'emballage et d'expédition des bouteilles d'Eaux minérales et ses dépendances. — Cette gare d'emballage et d'expédition des bouteilles d'eaux minérales a été cédée à l'Etat par le premier paragraphe de l'article 5 de la convention du 10 mars 1897, passée entre l'Etat et la Compagnie fermière de l'Etablissement thermal de Vichy. Ce paragraphe est ainsi conçu :

Le domaine privé de l'Etat à Vichy.

« Art. 5. — La Compagnie cède à l'Etat les immeubles suivants dont elle conserve la jouissance jusqu'à la fin du nouveau bail :

« 1º La gare d'emballage et d'expédition des bouteilles qu'elle possède à Vichy, route d'Antibes (1), d'une contenance de 8.347 mètres carrés environ, ainsi que la prise d'eau qui alimente les ateliers de manutention de la dite gare avec ses machines et canalisations (2). »

. . . .

Il ne faut pas croire que l'Etat possède entièrement la gare d'emballage et d'expédition des bouteilles d'eaux minérales telle qu'elle existe à cette heure. Cet immeuble, dans son entier, représente une surface construite ou non construite de 10.130m²46 de terrain.

Sur ces 10.130m²46, l'Etat n'en possède, aujourd'hui, que 9.050. Le surplus a été acquis et construit par la Compagnie fermière elle-même, et par elle seule, depuis la promulgation de la loi du 28 février 1898. Cette Compagnie fermière reste donc propriétaire, jusqu'à nouvelle convention, de tout ce surplus.

*
* *

22º L'Embouteillage de la Source du Parc. — Cet embouteillage de la source du Parc se trouve actuellement rue Alquié, dans un terrain connu sous le nom de *Maussant et Rémy*, parce que la Compagnie fermière de l'Etablissement thermal de Vichy l'avait acquis : 1º pour une superficie de 377 mètres carrés environ, de M. Auguste Maussant, maître d'hôtel à Vichy, et de Mme Jeanne-Delphine Chabrier, son épouse, par acte de Me Antoine-Amable-Alfred Monvoisin, notaire

---

(1) Cette route d'Antibes n'existe pas à Vichy, c'est *route nationale nº 106 de Nîmes à Moulins* qu'il faut lire.

(2) Cette prise d'eau se trouve sur le territoire de la commune de Cusset, au lieu dit *Presle* ou *Grand pré*. La superficie de cet immeuble, qui est propriété de l'Etat, est de 240 mètres carrés. Pour connaître l'origine de propriété plus éloignée de cette gare d'emballage et de cette prise d'eau, voir, chez Me Claudius Huguet, notaire à Cusset, l'acte du 5 décembre 1908, dont je cite le titre dans la note page 642.

à Cusset, du 29 novembre 1869, et, 2° pour une superficie de 199ᵐ²25 environ, de Mᵐᵉ Jeanne-Marguerite-Claudine-Louise-Clotilde Gaillard, veuve de M. Etienne-Hippolyte Rémy, de son vivant avocat à Cusset, et de ses deux enfants : Mˡˡᵉ Louise-Pauline-Marguerite-Gabrielle Rémy et M. Paul-Etienne Rémy, docteur en médecine, par acte du même Antoine-Amable-Alfred Monvoisin, notaire à Cusset, du 6 mars 1883 (1).

La Compagnie fermière de l'Etablissement thermal de Vichy a cédé ce terrain à l'Etat par le quatrième paragraphe de l'article 5 de la convention du 10 mars 1897, convention approuvée par la loi du 28 février 1898. Ce paragraphe est ainsi conçu :

« ART. 5. — La Compagnie cède à l'Etat les immeubles suivants, dont elle conserve la jouissance jusqu'à la fin du nouveau bail :

. . . .

« 4° Un terrain dit « Maussant et Rémy », renfermant une source située rue Alquié, à Vichy, d'une contenance d'environ 612 mètres carrés. »

. . . .

⁎
⁎ ⁎

23° L'ILE DU TOUR (OU DE TOUR) ET LES ANCIENNES BOIRES DES BOURRINS TRANSFORMÉES EN UN PARC MAGNIFIQUE. — Le 5 juillet 1813, Jean-Baptiste-Joseph Bulot, propriétaire et juge de paix, demeurant à Cusset, achetait, aux enchères publiques, par devant le préfet de l'Allier :

1° « Un terrain en pacage appelé *l'Isle de Flandre*, contenant un hectare et cinq ares ou quinze quartonnées, désigné sur le plan géométrique qui sera joint à la minute du présent procès-verbal, joignant d'Orient et Bize la rivière d'Allier, de Midi le pacage de M. Dorier et d'Occident le chemin de Vichy à Hauterive.

« Font partie du présent lot les graviers ou lais de rivière qui entourent les dites quarante trois quartonnées qui joignent au Nord la longe du pacage *Du Tour*, au dessous des terres de la dame veuve Desbrets, en remontant d'Orient le chemin tendant de Vichy à Abrest et de Midi et Nuit la rivière d'Allier. »

. . . .

2° « Un terrain en pacage appelé *Dutour*, contenant quatre hectares

(1) Pour plus de détails sur l'origine de propriété de ces deux parcelles de terre, voir l'acte de Mᵉ Claudius Huguet, notaire à Cusset, du 5 décembre 1908, intitulé : *Etablissement de la propriété des immeubles cédés par la Compagnie fermière à l'Etat.*

vingt-cinq ares ou quarante-trois quartonnées ancienne mesure, joignant d'Orient partie du lit de la rivière d'Allier, une motte ferme entre deux, encore d'Orient, les lais d'Allier, d'Orient déclinant au Midi et de Midi, des graviers et sables, d'Occident et Bize des lais de la rivière, motte ferme entre deux. »

. . . .

3° « Deux petites longes de terre ensemencées en chanvre, séparées par le chemin de la locaterie des Bourrins, joignant d'Orient le jardin et terre de la locaterie des Bourrins, de Midi par un angle aigu une terre du domaine des Garets, d'Occident le chemin d'Abrest à Vichy et de Bize la fontaine des Bourrins, une petite place ou aisance au devant d'icelle.

« Et finalement une terre en pacage d'environ dix ares ou une quartonnée, joignant d'Orient et Bize la terre de la locaterie de Mme veuve Desbrest, de Midi et Occident un bras de la rivière d'Allier passant près le rocher des Célestins et de Bize le jardin du sieur Bonnefond aîné (1). »

. . . .

Tous ces terrains qui, après trois adjudications partielles, furent mis en vente en un seul lot et achetés par Jean-Baptiste-Joseph Bulot, pour la somme de 2.290 fr. 20 payés comptant, provenaient des biens communaux cédés à la caisse d'amortissement par la loi du 20 mars 1813 (2).

Le pacage *Dutour*, qui, en 1812, fut cadastré au nom de la commune de Vichy, dans le lieu dit *île de Tour, section C, numéros du plan 1 et 2*, avait une étendue totale d'environ onze hectares trente-quatre ares soixante centiares.

La partie de ce pacage qui fut achetée par Jean-Baptiste-Joseph Bulot était celle qui fut longtemps connue sous les noms de *Pré Catelan* ou d'*île Bulot* et qui constitue, aujourd'hui, ce beau quartier de France qui s'étend, au Sud des Célestins, entre l'avenue des Célestins (route Thermale n° 3), le boulevard de la Salle (chemin vicinal ordinaire n° 1 et n° 1 *bis*) et le boulevard de France (chemin vicinal ordinaire n° 35).

En 1813, lors de la vente de ce terrain *Dutour*, un bras de la rivière d'Allier longeait ce qui est, maintenant, le boulevard de

(1) Archives départementales de l'Allier, série Q, travée 66, case 7.

(2) *Bulletin des Lois de l'Empire français*, 4° série, t. xviii. Année 1813, n° 489, p. 493 et suivantes.

la Salle et l'avenue des Célestins, passait par le *périment*, qui dépendait de ce bras de rivière, et s'incurvait, enfin, pour aller presque
toucher le roc d'aragonite, là où jaillissait, bien pauvrement alors, la
vieille source des Célestins.

Avec le temps, ce bras du fleuve se dessécha assez rapidement par
parties successives. De lui, il ne resta plus, enfin, que le *périment*
qui, pendant de longues années, vécut, si l'on peut dire ainsi, complètement séparé du lit de sa rivière.

Le lit de cette rivière était, avant 1843, limité, en amont des Célestins, par ce qui est, à cette heure, le boulevard de France, depuis
l'avenue des Célestins jusqu'aux environs de la prise d'eau des
Bourrins.

En 1843, on commença à construire la digue submersible, qui
servit depuis et qui sert toujours de chemin de halage sur la rive droite
de l'Allier, depuis les Célestins jusqu'en amont du domaine des Bourrins. En même temps que cette digue longitudinale, on en construisait
trois autres qui lui étaient perpendiculaires et qui s'avançaient du côté
de l'*île de Tour*, divisant, ainsi, les boires de cette *île de Tour* en trois
étangs très herbacés et très marécageux, pendant les basses eaux surtout.

Ces boires, qui, comme la rivière elle-même, faisaient partie du
domaine public de l'Etat, furent affectées pendant le dernier quart du
xixe siècle à la décharge publique, et cela sans autorisation préfectorale, par conséquent par tacite consentement du service de la navigation. On en remblaya, ainsi, la plus grande partie, toute celle qui
était la plus rapprochée de la digue insubmersible, toute celle qui
s'étendait entre cette digue insubmersible et le *Trou des Noyés*.

Dès après la seconde prolongation de son bail, c'est-à-dire dès après
1898, la Compagnie fermière de l'Etablissement thermal de Vichy, qui
voulait embellir le quartier des Célestins, projeta de modifier tout
ce remblai de l'*île de Tour*, toutes ces anciennes boires des Bourrins,
toute cette grande partie du domaine de l'Etat qui déparait quelque
peu le sud de Vichy et pouvait devenir, en temps de canicule, un
dangereux foyer d'infection pour la station thermale. Elle fit part
de son projet au gouvernement et obtint, assez facilement, par
arrêté préfectoral du 7 avril 1903, renouvelé, une première fois, le
19 février 1908, et, une seconde fois, le 11 septembre 1912, la
location de ce remblai et de ces boires « pour y installer certains jeux
sportifs », remblai et boires qu'elle commença à transformer en

ce parc magnifique qui s'étend maintenant entre le boulevard de France (chemin vicinal ordinaire n° 35), le chemin d'Abrest (chemin vicinal ordinaire n° 1) et l'Allier, parc qui est, à juste titre, admiré par tout le monde, par ceux, surtout, qui ont vu ce qu'il y avait, là, avant les travaux entrepris par les fermiers de l'Etat et à leurs seuls frais, et qui connaissent les efforts qu'il a fallu faire pour en arriver à ce qui existe à cette heure.

Le domaine privé de l'Etat à Vichy.

C'est ainsi que les 74.816 mètres carrés de l'*île du Tour* ou *de Tour* ont été gagnés, au profit de l'hygiène publique et de l'embellissement de Vichy, par le *domaine privé* de l'Etat sur son *domaine public*.

*
* *

24° LE REMBLAI DE L'ANCIEN PÉRIMENT. — Je viens d'indiquer, dans l'origine de propriété du parc de l'*île de Tour* ou *des Bourrins,* que le *périment* était, avant son remblaiement, le dernier reste du bras de la rivière d'Allier, qui, pendant les premiers lustres du XIXe siècle, coulait encore le long de ce qui est aujourd'hui le boulevard de la Salle et l'avenue des Célestins. L'extrémité Sud du rocher des Célestins basculé se terminait dans ce *périment*, dans ce trou très profond, aux contours irréguliers et sur lequel, chez les vieux Vichyssois, abondaient les légendes les plus extraordinaires.

Un arrêté préfectoral, du 14 avril 1866, avait autorisé la ville de Vichy à occuper, temporairement, ce *périment* pour y installer sa décharge publique. L'arrêté stipulait que le remblai ne devrait pas excéder la hauteur de la digue submersible ; on ne tint aucun compte de cette prescription et, bientôt, ce remblai atteignit la hauteur de la digue insubmersible et se continua le long de cette digue insubmersible, jusqu'à la digue submersible. C'est ainsi que commença, par approche et avec la seule tolérance des agents de la navigation, la décharge publique dans les boires de cette *île de Tour,* boires beaucoup plus étendues que le *périment* lui-même.

Par décision ministérielle du 7 juin 1884, une surface de 604^{m2}69, représentant le talus amont de la digue de défense de Vichy et la risberme située au pied de ce talus, — talus et risberme longeant le *périment* remblayé jusqu'à hauteur de l'avenue des Célestins, — fut détachée du *domaine public* pour être rattachée au *domaine privé* de l'Etat au titre des embellissements de Vichy. Le hangar du service des

Ponts et Chaussées occupa, longtemps, une partie de cette surface. Il ne disparut de là qu'en 1908. Cette année-là, le 9 avril, intervenait un arrêté préfectoral d'alignement, préalablement approuvé, le 6 avril, par M. le ministre de l'Intérieur. La ligne irrégulièrement courbe qui séparait la propriété de l'Etat de celle des héritiers Bulot était remplacée par une ligne droite laissant une superficie de 289^{m2}78 de terrain à céder par l'Etat aux héritiers Bulot, contre une superficie de terrain d'égale étendue, en deux parcelles, l'une de 202^{m2}73 et l'autre de 87^{m2}05, à céder à l'Etat par les héritiers Bulot.

Le 14 décembre 1911, un acte administratif sous signatures privées, signé, d'une part, par M. le préfet de l'Allier, agissant au nom de l'Etat et, d'autre part, par M. Antoine Villeneuve, expert, demeurant à Cusset, mandataire des héritiers Bulot (1), réalisa, enfin, sans soulte ni retour de part et d'autre, l'échange de la parcelle de l'Etat contre les deux parcelles appartenant aux héritiers Bulot, et cette affaire, en cours depuis 1899, fut ainsi terminée à la satisfaction de tous.

Et, cependant, il faillit bien y avoir encore un à-coup, qui aurait pu retarder les signatures à échanger. Les héritiers Bulot voulaient qu'on introduisît dans l'acte d'échange un article par lequel l'Etat s'engagerait à ne jamais construire, ni laisser construire sur « la parcelle domaniale dite du *périment* ». A cette prétention des héritiers Bulot, le Directeur de l'Enregistrement, des Domaines et du Timbre du département de l'Allier répondit, le 19 décembre 1910, par la *Note* suivante qui, heureusement, leur donna toute satisfaction :

« Les appréhensions exprimées par M. Villeneuve ne paraissent pas justifiées.

« C'est, en effet, à cause de sa nature de dépendances de la voie publique (route thermale n° 3), ce que le projet d'acte exprime formellement, que la parcelle de 289^{m2}73 peut être cédée aux riverains de

---

(1) Cet acte a été déposé aux minutes de Me Abel Cassard, notaire à Cusset, le 26 décembre 1912, par M. Antoine Villeneuve, « agent général d'assurances, demeurant à Cusset, cours Lafayette ». Ces héritiers Bulot, au nom de qui M. Villeneuve a agi dans le réglement de cette affaire avec l'Etat, sont : 1° M. Jean-Louis-Nicolas-Théodore Michel, avocat, demeurant à Isserpent ; 2° M. Jean-Gaston Michel, demeurant à Isserpent ; 3° M. Emerand-Marie de Froment, demeurant à la Bernerie-en-Retz (Loire-Inférieure) ; 4° Mlle Marie-Louise-Isabelle Pouillien, demeurant à Cusset ; 5° Mlle Marie-Gabrielle, dite Marielle Maugue, demeurant à Vichy, et 6° Mme Marie-Antoinette-Reine-Henriette, dite Marguerite Maugue, épouse de M. Louis-Michel-Marie-Denis Guillemin, docteur en médecine, à Clermont-Ferrand.

cette voie publique, en vertu des articles 53 et 54 de la loi du 16 septembre 1807 (1). Les plans joints au dossier établissent, d'autre part, que la propriété des cessionnaires, qui sera constituée par les nouveaux alignements, après que cet excédent de 289^{m2}73 y aura été réuni, sera en bordure de la route thermale.

« Tant que cette route conservera sa destination actuelle de voie publique, qui est de servir à la circulation avec droit de vue et d'accès pour les riverains, il est bien évident que l'Etat ne pourra y élever de constructions qui en modifieraient l'affectation.

« Pour que dans l'avenir l'éventualité que M. Villeneuve redoute vienne à se produire, c'est-à-dire que la voie publique soit déclassée au droit de la propriété des consorts Bulot, les intérêts de ceux-ci n'en seraient pas compromis pour autant (2). Ce serait alors, en effet, le cas de faire application des dispositions de la loi du 24 mai 1842 (IV. n° 2.168, p. 58 et suivantes), lesquelles portent que les sections de routes royales (les routes thermales sont assimilées aux routes

(1) Ces articles sont ainsi conçus :

« 53. Au cas où par les alignements arrêtés, un propriétaire pourrait recevoir la faculté de s'avancer sur la voie publique, il sera tenu de payer la valeur du terrain qui lui sera cédé. Dans la fixation de cette valeur, les experts auront égard à ce que le plus ou le moins de profondeur du terrain cédé, la nature de la propriété, le reculement du reste du terrain bâti ou non bâti loin de la nouvelle voie, peuvent ajouter ou diminuer de valeur relative pour le propriétaire.— Au cas où le propriétaire ne voudrait point acquérir, l'administration publique est autorisée à le déposséder de l'ensemble de sa propriété, en lui payant la valeur telle qu'elle était avant l'entreprise des travaux. La cession et la revente seront faites comme il a été dit en l'article 51 ci-dessus.

« 54. Lorsqu'il y aura lieu en même temps à payer une indemnité à un propriétaire pour terrains occupés, et à recevoir de lui une plus value pour des avantages acquis à ces propriétés restantes, il y aura compensation jusqu'à concurrence ; et le surplus seulement, selon les résultats, sera payé au propriétaire ou acquitté par lui.»

(2) Cette phrase, que j'ai copiée textuellement sur les documents déposés par M. A. Villeneuve aux minutes de M° Abel Cassard, notaire à Cusset, m'a parue si bizarrement construite, si profondément vicieuse, qu'avant de la reproduire j'ai tenu à la soumettre à un fonctionnaire de l'Enregistrement, des Domaines et du Timbre, qui, pour son service, avait eu en mains l'original de la *note* de Monsieur son Directeur. Cet excellent receveur m'a affirmé que ce Directeur ne pouvait se tromper, que le texte ci-dessus était bien celui qu'il avait reçu de Moulins et que, du reste, il était rédigé en un style impeccable, en un français irréprochable. J'avoue que mon effarement fut grand en entendant cette appréciation magistrale, et que je sortis convaincu que la langue de ces messieurs de l'Enregistrement, des Domaines et du Timbre était toute autre que celle que l'on parle généralement à l'Académie. Et, à part moi, j'ai pensé, alors, que, pour les lettres françaises, il est, tout de même, heureux qu'André Theuriet n'ait jamais écrit ainsi.

nationales), déclassées par suite de changement de tracé ou d'ouverture d'une nouvelle route sont, ou classées dans la voirie départementale, vicinale ou urbaine, en sorte que les riverains continuent à jouir de leurs droits de vue et d'accès sur ces voies publiques, ou cédées par privilège aux riverains chacun en droit ici, avec ou sans réserve de chemin d'exploitation en bordure de leurs héritages, ce qui sauvegarde également tous leurs droits.

« Dans ces conditions, je ne me considère pas comme autorisé à ajouter au projet d'acte la clause demandée sans provoquer, au préalable, à ce sujet, une nouvelle décision des ministres intéressés — Intérieur et Finances. Or, il y a tout lieu de craindre qu'étant donné que les intérêts des riverains sont certainement garantis par les explications qui précèdent, la modification proposée ne serait pas autorisée. En sorte que, si le dossier est renvoyé au ministère, ce renvoi n'aboutira vraisemblablement qu'à un nouvel atermoiement sans résultat utile. »

Malgré l'arrêté préfectoral du 9 avril 1908 qui considère, après approbation ministérielle, la parcelle du *périment* comme une dépendance de la route thermale n° 3 (avenue des Célestins), je me refuse à classer celle-ci dans le *domaine public* de l'Etat et je maintiens ses 1.645^{m2}66 de terrain dans son *domaine privé*. Cette dépendance de la route thermale n° 3 n'a pas été, en effet, transformée en une place publique où tout le monde peut, librement, circuler comme sur une route, et dont l'entretien est confié, comme celui de la route thermale n° 3, par exemple, au service des ponts et chaussées de Vichy. Cette parcelle du *périment* vient d'être, au contraire, très agréablement et très heureusement transformée en parterres et en gazons garantis contre tout usage, contre tout passage, par une barrière en fer qui en interdit, d'une façon absolue, l'accès au public. De plus, elle est, comme le parc des Célestins, comme les nouveaux parcs de l'île de Tour et des Bourrins, comme le jardin anglais qui se trouve entre le boulevard National, l'avenue des Célestins et la rue Lardy, entretenue par la Compagnie fermière de l'Etablissement thermal de Vichy ; par conséquent, comme ces parcs, comme ce jardin anglais, elle doit être rangée, en fait, sinon en droit, dans la *propriété privée* de l'Etat. Car, si ce n'est l'arrêté préfectoral du 9 avril 1908, elle n'a aucun des caractères essentiels nécessaires pour qu'elle puisse appartenir à son domaine public. Elle fait partie, en effet, dit l'origine de propriété insérée dans l'acte sous signatures privées du 14 décembre 1911, « des immeubles concédés par l'Etat à la Compagnie fermière de l'Etablissement thermal de Vichy, en vertu de la convention du 10 mars 1897, approuvée par la loi du 28 février 1898, et la Compagnie a, par lettre du 26 avril 1906, déclaré ne pas faire d'objection à la cession réciproque de terrains à intervenir avec les héritiers Bulot ». Or, tous les immeubles concédés par l'Etat à la Compagnie fermière de l'Etablissement thermal de Vichy font, *ipso facto*, et, indiscutablement, partie du *domaine privé* de l'Etat, son *domaine public,* de par sa définition même, ne pouvant, en aucun cas, faire l'objet d'un bail de location quelconque ; donc, si on en croit l'acte du 14 décembre 1911, la parcelle du *périment* est bien une parcelle *domaniale* appartenant à la *propriété privée* de l'Etat à Vichy.

* * *

25° L'Ilot du Barrage avec le Hangar des Ponts et Chaussées. — Cet îlot du barrage, limité par la rivière d'Allier, le bief du Sichon et le quai de l'Allier (route thermale n° 7 *bis*), fut remblayé, d'abord et peu à peu, par colmatage, puis, assez rapidement, par la décharge publique.

Un décret du 20 octobre 1909 désaffectait du domaine public de l'Etat les terrains de l'îlot du Barrage (1) et les affectait au département de l'Intérieur pour être remis au service des embellissements de Vichy, c'est-à-dire au domaine privé de l'Etat.

C'est sur le terrain de cet îlot du Barrage qu'en 1908 on a réédifié le hangar du service des Ponts et Chaussées, hangar qu'on venait de faire disparaître du terrain de l'ancien *périment*.

* * *

L'Etat possède aussi à Vichy tout un réseau de passages et d'aqueducs souterrains permettant d'aller : 1° de l'Etablissement thermal de

(1) Le décret du 20 octobre 1909 porte comme surface du terrain de l'îlot du Barrage désaffecté : 3.339^{m2}42. En réalité, la surface totale de l'îlot du Barrage est de 5.328^{m2}62. La différence entre ces deux chiffres, soit 1.989^{m2}20, a été réservée par l'Etat pour être affectée, le moment venu, au sol du chemin vicinal ordinaire n° 39 qui continuera le quai de l'Allier jusqu'à l'embouchure du Sichon et, de là, ira rejoindre l'allée de 40 mètres de largeur de Vichy au pont Boutiron (chemin vicinal ordinaire n° 39).

1re classe aux griffons des sources de la Grande-Grille et Lucas, puis, de là, à la gare d'emballage et d'expédition des bouteilles d'eaux minérales ; 2° de l'Etablissement de 1ro classe aux griffons des sources du Puits-Carré (Source Chomel) et de l'Hôpital, ainsi qu'à l'Etablissement thermal de seconde et troisième classès et à l'Etablissement des bains de l'hôpital ; 3° du griffon de la source de l'Hôpital aux Célestins ; 4° enfin, de l'Etablissement thermal de 1re classe à la Pastillerie.

Ces passages et ces aqueducs souterrains s'étendent sous les rues de l'Etablissement Thermal, Lucas, la place des Quatre-Chemins, la rue de Paris, la route de Cusset, l'ancien parc, les rues du Parc, de Banville, la place Rosalie, la rue du Pont, la rue Sévigné et le boulevard National.

CHAPITRE II

LE DOMAINE PUBLIC DE L'ÉTAT A VICHY

Le *Domaine public* de l'Etat français se compose, d'une façon générale :

1° De son domaine public terrestre ;

2° De son domaine public fluvial ;

3° De son domaine public maritime ;

4° De certains édifices placés dans le domaine public par des lois particulières (1).

Le domaine public *terrestre* de l'Etat comprend : 1° les routes nationales et les rues des villes, des bourgs et des villages qui leur font suite ; 2° les chemins de fer d'intérêt général et leurs accessoires immobiliers ; 3° les ponts sur les fleuves, les canaux ou les rivières navigables et flottables.

Le domaine public *fluvial* de l'Etat comprend : 1° les lits des cours d'eaux (fleuves et rivières) navigables et flottables (2) ; 2° les canaux de navigation.

(1) Tels sont les portes, murs, fossés, remparts des places de guerre et des forteresses (article 540 du code civil) et aussi les églises cathédrales métropolitaines.

(2) Le lit des cours d'eau comprend les rives jusqu'au point où arrivent les plus grandes eaux dans leur état normal et sans débordement. D'après l'article 36 de la loi du 8 avril 1898, la *limite des rivages* doit se régler sur « la hauteur des eaux coulant à pleins bords avant de déborder ».

« Quand un cours d'eau fait partie du domaine public, toutes ses dépendances y sont également comprises, savoir : 1° les *bras* même non navigables et non flottables, lorsqu'ils prennent naissance au-dessous du point où le fleuve ou rivière commence à devenir navigable ou flottable ; 2° les *noues* et *boires* qui tirent leurs eaux du fleuve ou de la rivière. » (Marcel Planiol, *Traité élémentaire de droit civil*, t. 1er, p. 999.)

Lorsque le lit d'un fleuve ou d'une rivière est délaissé, il passe dans le domaine privé de l'Etat.

Les îles et îlots qui se forment dans le lit d'un fleuve ou d'une rivière appartiennent à l'Etat et font partie de son domaine privé.

Le *domaine public* de l'Etat à Vichy se compose actuellement :

1° De Routes nationales, dont les superficies totales sont de.............................. 61.734^{m2} »

2° D'un Pont sur l'Allier, dont la superficie des voies utilisables sur le territoire communal de Vichy est de....................................... 1.040 »

3° De Routes thermales, dont les superficies totales sont de.............................. 94 943 »

4° De la Rue de Banville (ancien passage du Parc), dont la superficie est de................. 643 75

5° De différentes Lignes de Chemin de fer et de leurs accessoires immobiliers, dont les superficies totales sont de .... 120.407 »

6° Du lit de la rivière d'Allier, dont la superficie totale est de .... 450.000 »

Soit, pour tout le domaine public de l'Etat à Vichy, une superficie de 728.767^{m2}75 (1).

Comme je l'ai fait pour son domaine privé, je vais m'essayer, dans ce chapitre, à établir, aussi complètement que je le pourrai, l'origine de propriété du *domaine public* de l'Etat à Vichy. Pour cela, j'étudierai successivement, et au seul point de vue historique, chacune des six divisions ci-dessus dont l'ensemble constitue le domaine public terrestre et le domaine public fluvial de cet Etat à Vichy.

*
* *

1° Les Routes nationales. — *Route nationale n° 106.* Cette route nationale de Nîmes à Moulins qui, dans sa traversée de la commune de Vichy, a une longueur de 3 kilomètres 700 et une superficie de 55.000 mètres carrés, fut comprise, sous le n° 126, au nombre des

_____

(1) Le *domaine privé* de l'Etat à Vichy a une superficie totale de. 325.019^{m2}53
Son *domaine public* a une superficie totale de................... 728.767 75

Le domaine de l'Etat à Vichy a donc une superficie totale de... 1.053.787 28

Soit, en négligeant les centimètres carrés : *cent cinq hectares trente-sept ares quatre-vingt-sept centiares.*

Or, comme la surface totale de la commune de Vichy est, d'après la matrice cadastrale, de 505 hectares 76 ares 12 centiares, il en résulte que l'Etat possède immobilièrement, à Vichy, plus du cinquième de la totalité superficielle du territoire communal.

routes impériales de 3° classe, par le décret du 16 décembre 1811 (1).

Mais ce ne fut seulement que le 9 juin 1828 que le Directeur général des routes et de la navigation au ministère de l'Intérieur (2) décida que le tracé de la partie de cette route royale comprise entre Cusset et « la limite vers le Puy-de-Dôme » serait dirigée, non pas par Puy-Besseau, comme le proposait un des deux projets présentés, mais par Vichy, Abrest, Saint-Yorre et la Maison-Blanche (3).

Ce tracé, qui, à partir de Cusset, abandonnait le chemin de Vichy par le pont de la Mère (4), le mont Betton (5) et les Baraques (6), dirigeait la route de Cusset à Vichy par Presle (7) et la Ville-aux-Juifs (8) et venait rejoindre, à Vichy, ce chemin de Cusset, au carrefour actuel de la rue de Paris, de la rue du Gros-Chêne et de la rue Dacher.

De là, jusqu'à la Croix de la Mission (9), la nouvelle route empruntait entièrement le chemin de Vichy à Cusset (rue de Paris et rue de Nîmes). A partir de cette Croix de la Mission, elle suivait la partie du chemin qui conduisait des Bains à la Chaume (rue de Nîmes). Là, elle traversait la place communale de la Chaume pour prendre, quelques mètres plus loin, le chemin de Vichy à Abrest (rue de Nîmes), qu'elle suivait jusqu'à la limite de ces deux communes en passant par les fours à chaux de la Salle (10), entre les Bourrins (11) et les Garets (12) et par les Longues-Vignes (13).

(1) *Bulletin des Lois de l'Empire français*, 4ᵉ série, t. XVI, n° 418, année 1812, p. 66 et suivantes.

(2) Avant 1830, les Travaux publics dépendaient du ministère de l'Intérieur. Le ministère des Travaux publics fut créé par ordonnance royale du 19 mai 1830.

(3) Petit hameau situé sur la route n° 106, à quatorze kilomètres de Vichy, et dont quelques maisons font partie de la commune de Mariol, département de l'Allier, tandis que d'autres maisons appartiennent à la commune de Ris, département du Puy-de-Dôme.

(4) Nom d'un quartier et d'un pont sur le Sichon, à Cusset.

(5) Lieu dit de la commune de Cusset.

(6) Lieu dit des communes de Vichy et de Cusset.

(7) Lieu dit de la commune de Cusset.

(8) Nom d'un quartier de Vichy.

(9) Aujourd'hui place Victor-Hugo. Cette Croix de la Mission, en fer forgé, se trouvait à l'angle, très aigu, formé par la rencontre de la rue de Nîmes et de la rue Cunin-Gridaine. Elle s'élève, maintenant, sur son même socle en pierres de taille, dans l'entourage et au chevet de l'église Saint-Louis de Vichy.

(10) Nom d'un quartier de Vichy.

(11) Lieu dit de la commune de Vichy.

(12) *Ibid.*

(13) Lieu dit des communes de Vichy et d'Abrest.

82

La construction et la mise en état de viabilité parfaite de toutes ces routes nationales, classées par décret de Napoléon Iᵉʳ, se firent très longtemps attendre. L'entreprise, pour la France entière, était si vaste, si grandiose, si considérable, qu'il n'était pas possible de procéder autrement qu'on ne le fit alors. Il fallut, pour aboutir sur certains points, ajourner les travaux sur d'autres points, de façon à sérier par parties successives l'exécution du projet d'ensemble.

C'est ainsi que le plan parcellaire des terrains à acquérir, à Vichy, pour la construction, dans sa partie neuve, de la route royale n° 106, ne fut présenté que le 22 septembre 1842 et que l'expropriation des 98 ares 02 centiares de ces terrains nécessaires dans la commune de Vichy pour atteindre, du point où la route nouvelle abandonnait le chemin de Cusset (1), à la jonction de cette route, vers la Ville-aux-Juifs, avec la commune de Cusset, ne fut décidée que par arrêté préfectoral du 21 mai 1843. De telle sorte que la construction de cette route, sur une longueur de 2.475ᵐ²90, entre Cusset et Vichy, ne put être ordonnée que le 31 octobre 1843. On se rappelle, du reste, que par délibération du 13 juillet 1837 (2), le Conseil municipal de Vichy acceptait une indemnité de l'Etat pour la destruction d'un château d'eau et l'occupation du terrain de *la Chaume* « qui *doit* servir d'assiette à la route n° 106, de Paris *(sic)* à Nîmes ».

Enfin, le 25 mai 1853, un décret impérial fixa, conformément aux lignes rouges d'un plan qui lui était annexé, les alignements de la route impériale n° 106 de Nîmes à Moulins dans la traverse de Vichy. Le Conseil municipal de Vichy, appelé à se prononcer sur ce plan d'alignement, avait délibéré, le 18 avril 1852, « qu'il est d'avis unanime que la largeur fixée à quatorze mètres par l'administration des Ponts et Chaussées, dans les traverses des routes nationales n°ˢ 9 et 106, est suffisante pour la circulation ; que l'inconvénient résultant du placement du château d'eau à l'embouchement *(sic)* des deux routes précitées (3)

(1) Ce point se trouve au carrefour de la rue de Paris avec la route de Cusset, la rue du Gros-Chêne et la rue Dacher. Avant la construction de la route n° 106, le chemin de Vichy à Cusset se continuait, de là, en ligne droite par la rue de Paris, traversait l'emplacement de la gare et suivait, de l'autre côté de la ligne du chemin de fer, ce qu'on appelle encore, vulgairement, « la vieille route de Cusset », c'est-à-dire l'avenue de la République.

(2) Voir la note page 606 ci-dessus.

(3) Ce château d'eau s'élevait, en empiétant sur le sol du chemin, vis-à-vis de la Croix de la Mission, à l'angle de la rue de Nîmes et de la rue de la Source de l'Hôpital.

rend sa destruction nécessaire, même urgente, sauf que les administrations qui en profitent soient tenues aux frais de raccordement des tuyaux qui servent à la division des eaux pour leur service respectif (1) ».

C'est toujours ce plan d'alignement, approuvé en 1853, que le service des Ponts et Chaussées applique, chaque fois qu'il y a lieu, pour la partie de la route nationale n° 106 qui traverse Vichy.

Route nationale n° 9. C'est le même décret impérial du 16 décembre 1811, « contenant règlement sur la construction, la réparation et l'entretien des routes », qui a placé, dans la première classe et sous le n° 10, « la route de Paris à Perpignan et en Espagne ».

Dès les premières études du tracé de cette route, il fut décidé qu'elle comprendrait, dans le département de l'Allier, un embranchement de Gannat à Vichy par Cognat-Lyonne et le bois de Pouzatet (2). C'est la partie de cet embranchement pénétrant dans Vichy par le pont sur l'Allier qui, seule, m'intéresse ici. Elle est actuellement longue de 481 mètres et sa surface est de 6.734 mètres carrés.

Cette partie de l'embranchement de Gannat à Vichy de la route nationale n° 9 (3) a d'abord emprunté, pour se créer sans grand frais, dans sa traverse de Vichy, depuis la Croix de la Mission, lieu de son abouchement avec la route nationale n° 106, jusqu'à la place Rosalie, l'ancien chemin de Vichy à Cusset (rue de la Source de l'Hôpital). Puis elle a traversé cette place Rosalie en occupant, pour cela, en face des bains de l'Hôpital, et en dehors de la barrière circulaire en pierres qui, là, limitait, depuis 1821-1822, la propriété privée de l'Etat (4), ce qui restait du jardin vendu, le 5 août 1816, au profit de l'Etablissement thermal, par Mme Anne Guillomet, veuve de Pierre-Gilbert Grangier, et en longeant, ensuite, tangentiellement, le bassin rond de la source de l'Hôpital. Enfin, elle s'est continuée, avant la construction du pont sur l'Allier, par « l'avenue de la fontaine de

(1) Ce château d'eau servait à prélever, sur la conduite qui allait à l'Etablissement thermal, l'eau nécessaire pour le lavoir de l'Hôpital civil et pour la fontaine d'eau de la Fontfiolant, créée, sur la place Rosalie, en 1823, grâce au baron Lucas.
(2) Le bois de Pouzatet est la partie des bois de Beauregard qui longe la route de Vichy à Gannat immédiatement après le village du Champroubeau. Ce bois de Pouzatet est situé sur les communes de Bellerive-sur-Allier et d'Espinasse-Vozelle.
(3) Cet embranchement de Vichy à Gannat de la route n° 9 est, dans la pratique, classé, depuis longtemps déjà, sous le n° 9 *bis*, afin de le bien distinguer de la route principale, qui, elle, a conservé le n° 9.
(4) Voir ci-dessus pages 571 et 572.

l'Hôpital à la rivière » (rue du Pont), avenue ouverte et plantée, en 1819, par l'architecte Roze Beauvais.

Ce n'est qu'après la construction du pont sur l'Allier, qu'après 1832, par conséquent, que l'on commença à élargir et à réparer, dans Vichy même, ce qui devenait, *ipso facto*, la partie urbaine de l'embranchement de Gannat à Vichy, de la route royale de 1re classe, no 9.

Cependant il ne semble pas que, jusqu'en 1842, on ait fait autre chose, sur cette route no 9, dans sa pénétration à travers Vichy, que d'assurer sa viabilité. Le 30 septembre 1842, le ministre des Travaux publics approuvait le plan d'abouchement de la route royale de 3e classe no 106, de Nîmes à Moulins, avec la route royale de 1re classe no 9, embranchement de Gannat sur Vichy, au carrefour de la Croix de la Mission. Puis, successivement, de 1846 à 1853, l'Etat achetait ou recevait de Gaspard Gauthier, de Pierre Pacaud et Barge, de la veuve Planche, de Jacques Grangier et de Charles Coné, des terrains et d'autres immeubles pour élargissement ou alignement de cette route no 9, dans sa traverse de Vichy.

Enfin le décret du 25 mai 1853 fixait, comme je l'ai déjà dit plus haut, suivant les lignes rouges du plan qui y était joint, les alignements, dans cette traverse de Vichy, de la route impériale no 9, embranchement de Gannat sur Vichy.

Cet alignement fut modifié en partie, pour cette route nationale no 9, par le décret suivant du 21 mars 1873 :

« LE PRÉSIDENT DE LA RÉPUBLIQUE FRANÇAISE,

« Sur le rapport du Ministre des Travaux publics ;

« Vu le décret, en date du 25 mai 1853, qui a fixé les alignements de la route Nationale no 9 (embranchement sur la place Rosalie à Vichy) ;

« Vu les nouvelles dispositions proposées pour la modification des alignements de la dite route, sur la place Rosalie à Vichy et notamment le plan visé par l'ingénieur en chef, le 30 août 1870 ;

« Vu le certificat du maire, en date du 20 décembre 1871, constatant que le plan a été soumis aux formalités de dépôt et de publication prescrites par les articles 5 et 6 de la loi du 3 mai 1841 ;

« Vu le no 47 du journal *Vichy-Journal*, en date du 26 novembre 1871, lequel renferme l'avis du dépôt du plan à la Mairie ;

« Vu le procès-verbal d'enquête arrêté le 3 décembre 1871 ;

« Vu l'avis du Conseil municipal de la commune, en date du 10 décembre 1871 ; *Le domaine public de l'Etat à Vichy.*

« Vu la délibération de la Commission d'enquête, en date du 11 janvier 1872 ;

« Vu la lettre du Préfet du 19 janvier 1872 ;

« Vu les avis du Conseil des Ponts et Chaussées (1re section) des 11 octobre 1871 et 10 février 1872 ;

« La section des Travaux publics, Agriculture, Commerce, Guerre, Marine et Colonies, Algérie et Finances entendue,

« DÉCRÈTE :

« ARTICLE PREMIER. — Les alignements de la route Nationale n° 9, embranchement sur la place Rosalie à Vichy, département de l'Allier, sont modifiés conformément au tracé rouge du plan ci-dessus visé, lequel restera annexé au présent décret. Les dispositions contraires du décret du 25 mai 1853 sont rapportées.

« ART. 2. — L'Administration est autorisée à faire l'acquisition des terrains et bâtiments nécessaires pour l'exécution de ce projet d'alignements, en se conformant aux dispositions des titres III et suivants de la loi du 3 mai 1841 sur l'expropriation pour cause d'utilité publique.

« ART. 3. — Le Ministre des Travaux publics est chargé de l'exécution du présent décret.

« Fait à Versailles, le 21 mars 1873.

« Signé : A. THIERS (1).»

Le Conseil municipal de Vichy qui, avant la signature de ce décret, avait été appelé à donner son avis sur l'avant-projet de règlement de ces alignements de la route Nationale n° 9, avait pris, à l'unanimité, le 10 décembre 1871, la délibération suivante que je cite textuellement :

« M. le président dépose sur le bureau un avant-projet concernant le règlement des alignements de la route Nationale n° 9, embranchement dans la traverse de Vichy sur la place Rosalie, et invite le Conseil à donner son avis sur ce projet qui, déjà, a été soumis à une enquête.

« LE CONSEIL,

« Vu les pièces composant l'enquête ;

« Considérant que le changement à apporter à la route n° 9, sur

(1) Archives du service des Ponts et Chaussées du département de l'Allier.

la place Rosalie, a pour but de transformer cette place en square et
de procurer, par ce fait, une nouvelle promenade aux buveurs d'eaux ;

« Est d'avis d'approuver le projet dont il s'agit, à la condition de
porter les trottoirs à une largeur de 4 mètres au minimum au lieu de
3 mètres, du moins du côté des maisons. »

Ce nouveau tracé de la route Nationale n° 9, à travers la place
Rosalie, empruntait presque entièrement les terrains acquis, en 1816,
par le baron Lucas des sœurs Cornil et de Anne Guillomet, veuve
Grangier, terrains qui, on se le rappelle, avaient été entourés, dès
1821, par des barrières en pierres. L'axe de la route devenait, là,
presque parallèle à la façade des immeubles construits en hémicycle,
après autorisation de l'Etat, autour de cette place Rosalie, alors
que l'axe du tracé primitif, qui avait motivé, dans cette partie, les
alignements fixés par le décret du 25 mai 1853, était dirigé en sens
contraire, c'est-à-dire qu'il avait une forme convexe par rapport au
bassin rond de la Source de l'Hôpital, au lieu de la forme concave du
nouveau tracé.

Les alignements de ce nouveau tracé n'étaient pas délimités, sur le
côté gauche de la route en se dirigeant vers le pont, par les façades
des maisons construites, là, de 1839 à 1845. Une bande de terrain,
variant de 4 mètres à 2 mètres de large, tout le long de ces maisons
soumises à la servitude que l'on sait, restait, toujours, dans le domaine
privé de l'Etat, qui, devant ces maisons, conservait, ainsi, une superficie de terrain de 150m² 62. Et, alors, la question se posa, lorsque l'un
des propriétaires de ces immeubles voulut démolir complètement le
sien pour le reconstruire sur des plans approuvés par le gouvernement,
de savoir si l'on ne devait pas lui donner l'alignement d'après les
lignes rouges fixées par le décret du 21 mars 1873, c'est-à-dire lui
permettre d'avancer sa construction du côté de la route, là de 4 mètres
environ, là de 2m 50, là de 2 mètres seulement, et de détruire ainsi,
pour un long temps peut-être, la belle harmonie de la courbe gracieuse
formée par l'hémicycle de la place Rosalie.

Il est bien certain que, si une telle solution avait été proposée à la
Direction de l'Enregistrement, des Domaines et du Timbre, celle-ci
n'aurait certes pas manqué de faire justement remarquer que les propriétaires riverains de la place Rosalie, liés vis-à-vis de l'Etat par des
engagements formels librement contractés par leurs ascendants, pour
pouvoir construire et prendre des jours et des sorties sur une propriété

privée de l'Etat, ne pouvaient se prévaloir d'aucun nouvel alignement de grande voirie sur cette place, pour modifier celui qu'on avait imposé de 1839 à 1845, et qu'il n'y avait, par conséquent, pas lieu de tenir compte, pour les nouveaux alignements à donner là, de ceux fixés par le décret du 21 mars 1873, alignements qui, sur la place Rosalie, n'avaient eu pour résultat que de délimiter, par une nouvelle ligne courbe presque parallèle à la courbe formée par les façades des maisons, la propriété privée de l'Etat et sa propriété publique. Bref, ce qu'il faut retenir de cela, c'est que, d'un côté comme de l'autre de cette place Rosalie, les huit immeubles construits avec l'autorisation de l'Etat sur cette place n'ont, maintenant comme avant, aucune sortie, aucun jour, sur la propriété publique de l'Etat ; ils sont toujours, comme à l'époque de l'établissement de la servitude, séparés de la propriété publique de l'Etat, en l'espèce de la route Nationale n° 9, par une propriété privée domaniale ; par conséquent ce décret du 21 mars 1873 ne leur est donc en rien ni pour rien applicable.

*
* *

2° LE PONT SUR L'ALLIER. — Depuis plus de cent cinquante ans, Vichy n'avait plus de pont. On y passait l'Allier, avant 1833, grâce à un bac fort primitif qui, souvent, pendant les grandes eaux, était longtemps immobilisé par les crues de la rivière. Alors, toute communication était interrompue entre les deux rives, entre les deux tronçons de l'embranchement de Gannat sur Vichy de la route Nationale de 1re classe n° 9.

Le 15 mars 1832, le Préfet de l'Allier adjugeait, sur un cahier des charges approuvé depuis le 20 octobre 1830, et d'après les formes voulues par la loi, moyennant la perception, pendant quatre-vingt-dix ans, d'un droit de péage tarifé, la construction, à Vichy, d'un pont suspendu sur l'Allier.

Deux mois plus tard, intervenait l'ordonnance royale qui suit :

« Au palais des Tuileries, le 14 mai 1832.

« LOUIS-PHILIPPE, ROI DES FRANÇAIS, à tous présents et à venir, SALUT.

« Sur le rapport de notre Ministre secrétaire d'Etat du Commerce et des Travaux publics ;

« Vu le cahier des charges de la construction d'un pont suspendu sur l'Allier à Vichy, moyennant la concession d'un péage pendant quatre-vingt-dix ans, et une subvention de trente mille francs allouée sur le crédit de cinq cent mille francs, ouvert par la loi du 6 novembre 1831, pour concourir aux entreprises d'intérêt public à exécuter par voie de concession de péages ; le dit cahier des charges portant en outre que le bac de Charmeil sera supprimé le jour où le pont de Vichy sera livré au public ;

« Vu le tarif des droits de passage à percevoir sur le pont après son achèvement (1) ;

(1) Il est intéressant de connaître le tarif des droits de péage qui était appliqué sur le pont de Vichy. Je copie textuellement ce tarif dans le *Bulletin des Lois*, qui contient l'ordonnance du 14 mai 1832 :

TARIF DES DROITS DE PÉAGE A PERCEVOIR SUR LE PONT SUSPENDU DE VICHY

Personnes, et Animaux de trait ou autres

1. Personne à pied, de cinq ans et au-dessus, non chargée ou chargée..	o f. 05
2. Chevaux ou mulets montés, avec le cavalier.........................	o 15
3. — — en lesse, chargés ou non........................	o 10
4. Anes chargés ou non..	o 05
5. Bœufs, vaches et porcs gras..	o 75
6. Veaux de moins d'un an, moutons, brebis, chèvres, truies et cochons nourrains..	o 25

NOTA. — Les bestiaux allant au pacage ne paieront que moitié du droit.

Voitures particulières suspendues

7. Cabriolet à un cheval...	o 70
8. — à deux chevaux..	1 »
9. — à trois chevaux.......................................	1 35
10. Voitures à quatre roues, à un cheval..............................	1 »
11. — — à deux chevaux.............................	1 35
12. — — à trois chevaux............................	1 65
13. — — à quatre chevaux...........................	2 »

NOTA. — Pour chaque cheval, en sus................................. | o 30

Voitures particulières non suspendues

14. Voitures à deux roues, à un cheval................................	o 50
15. — — à deux chevaux.............................	o 65
16. — — à trois chevaux............................	o 85
17. Voitures à quatre roues, à un cheval..............................	o 70
18. — — à deux chevaux.............................	o 85
19. — — à trois chevaux............................	1 »
20. — — à quatre chevaux...........................	1 35

Voitures de poste

21. Voitures à deux roues, à deux chevaux.............................	1 35
22. — — à trois chevaux............................	2 »

« Vu les délibérations des Conseils municipaux de Vichy et de Charmeil ;

« Vu le procès-verbal des opérations faites le 15 mars à la Préfecture de l'Allier, pour parvenir avec publicité et concurrence à l'adjudication de cette entreprise ;

« Notre Conseil d'Etat entendu,

« Nous avons ordonné et ordonnons ce qui suit :

« Article premier. — L'adjudication de la construction d'un pont suspendu sur l'Allier à Vichy, département de l'Allier, au sieur Aubi-

23. Voitures à quatre roues, à deux chevaux...			2	»
24. — — à trois chevaux			2	65
25. — — à quatre chevaux			3	35
Nota. — Pour chaque cheval, en sus			0	65

Voitures publiques suspendues

26. Voitures à deux roues, à un cheval			0	35
27. — — à deux chevaux			0	50
28. — — à trois chevaux			0	65
29. — — à quatre chevaux			0	85
30. Voitures à quatre roues, à un cheval			0	65
31. — — à deux chevaux			1	»
32. — — à trois chevaux			1	35
33. — — à quatre chevaux			1	65
Nota. — Pour chaque cheval, en sus			0	35

Voitures publiques non suspendues

34. Voitures à deux roues, à un cheval			0	20
35. — — à deux chevaux			0	30
36. — — à trois chevaux			0	40
37. — — à quatre chevaux			0	50
38. Voitures à quatre roues, à un cheval			0	35
39. — — à deux chevaux			0	50
40. — — à trois chevaux			0	65
41. — — à quatre chevaux			0	85
Nota. — Pour chaque cheval, en sus			0	15

Voitures et chariots de roulage et de marchand, chargés ou non

42. Voitures à deux roues, à un cheval ou deux bœufs			0	50
43. — — à deux chevaux			0	65
44. — — à trois chevaux			1	»
45. — — à quatre chevaux			1	50
Nota. — Pour chaque cheval, en sus			0	15
46. Voitures à quatre roues, à un cheval			0	75
47. — — à deux chevaux			1	»
48. — — à trois chevaux			1	25
49. — — à quatre chevaux			1	50

neau-Caron, moyennant : 1º la concession d'un péage pendant quatre-vingt-dix ans ; 2º une subvention de trente mille francs à prélever sur le crédit de cinq cent mille francs accordé par la loi du 6 novembre 1831 pour concourir aux entreprises de travaux publics à exécuter par voie de concession de péages, est et demeure approuvée.

« En conséquence, les clauses et conditions de cette adjudication recevront leur pleine et entière exécution.

« Art. 2. — L'administration est autorisée à acquérir, en se conformant au mode prescrit par la loi du 8 mars 1810, les terrains nécessaires pour établir les abords du pont et les raccorder avec les communications existantes sur les deux rives.

« Art. 3. — Le cahier des charges, le tarif du péage et le procès-verbal d'adjudication, resteront annexés à la présente ordonnance.

« Art. 4. — Notre Ministre secrétaire d'Etat du Commerce et des Travaux publics est chargé de l'exécution de la présente ordonnance.

« Signé : Louis-Philippe.

« Par le Roi :

« Pour le Ministre secrétaire d'Etat au département du Commerce et des Travaux publics,

« *Le Pair de France, Ministre secrétaire d'Etat de l'intérieur,*

« Signé : Montalivet (1). »

50. Voitures à quatre roues, à cinq chevaux................................	2	»
51. — — à six chevaux................................	2	25
Nota. — Pour chaque cheval, en sus, ou deux bœufs...............	0	25

Dispositions générales

Les conducteurs, postillons, courriers, routiers et charretiers, ne paieront pas la taxe portée à l'article 1er.

Les voyageurs et domestiques n'y seront assujettis qu'autant qu'ils passeront à pied.

Exemptions

Sont exempts de payer la taxe : le préfet et le sous-préfet, dans leurs tournées ; les ingénieurs et les conducteurs des ponts et chaussées, traversant le pont pour leur service ; la gendarmerie royale ; les militaires voyageant à pied ou à cheval, en corps ou séparément, à charge, dans ce dernier cas, de représenter une feuille de route ou un ordre de service ; les malles et les facteurs ruraux faisant le service des postes de l'Etat, et les courriers du gouvernement.

(1) *Bulletin des Lois du royaume de France*, année 1832, IXᵉ série, tome IV, nº 161, page 665.

Ce pont, dont M. Aubineau-Caron, « négociant à Paris », avait été déclaré concessionnaire, se composait de trois travées suspendues à des chaînes de fer, dont les extrémités s'appuyaient sur deux culées et deux piles fondées sur béton, maintenu par des pieux jointifs. L'ouverture, entre chaque culée et une pile, était de $5\,1^m10$; celle entre les deux piles, de 49^m40. L'axe du pont se trouvait dans le prolongement des axes du bassin de la source de l'Hôpital et de « l'avenue de la Fontaine de l'Hôpital à la rivière ». La longueur de son plancher, y compris l'épaisseur des deux piles, était de 160 mètres. La hauteur du point milieu du plancher était de 7^m50 au-dessus de l'étiage (1) ; à partir de ce point, elle allait en diminuant jusqu'aux culées où elle se réduisait à 6^m50.

Le domaine public de l'Etat à Vichy.

Chaque culée et chaque pile était surmontée de deux piliers droits de 6^m43 de hauteur dont le sommet était circulaire. C'est là que s'appuyaient les chaînes de suspension, dont les points de retenue se trouvaient sur les deux culées. Il y avait, en outre, des chaînes de retenue descendant verticalement du sommet des piliers des piles, qui servaient à la fois de point d'appui et de retenue. Chaque extrémité inférieure de ces chaînes passait au travers de trois pierres forées et d'une plaque de fonte engagées horizontalement dans les côtés de chaque pile ; elles y étaient fixées chacune par deux écrous.

Des chaînes de suspension étaient retenues sur le derrière de chaque culée par quatre pierres de forte dimension, accouplées et percées d'un créneau qui donnait passage aux chaînes ; celles-ci étaient terminées par un œil oblong, dans lequel s'engageait une ancre de fer forgé. Afin de pouvoir poser les chaînes et les visiter en cas de besoin de réparation, on avait pratiqué sur la partie postérieure de chaque culée des escaliers par lesquels les chaînes descendaient ; il y avait, en outre, deux puits qui servaient à descendre les ancres et à les poser.

De chaque côté de la culée, rive droite, on avait construit une maison. Celles-ci servaient de bureau et de logement au receveur.

Pour que la communication entre les deux rives de l'Allier ne soit jamais interrompue par les hautes eaux, on avait établi dans le prolon-

---

(1) On nomme *étiage* d'un lieu la plus basse marque des eaux de la rivière en ce lieu. Cet étiage est variable pour le même lieu. C'est ainsi que le zéro de l'échelle du pont de Vichy, qui est à l'altitude de 253^m40 et qui indiquait la marque des plus basses eaux, en 1870, devrait être abaissé, maintenant, de 0^m14 et se trouver, ainsi, à l'altitude de 253^m26, qui est celle des plus basses eaux constatées jusqu'à ce jour.

gement du pont, sur chaque rive, une levée. Celle de la rive droite avait 270 mètres de long sur 10 mètres de large ; la base du talus avait un quart de plus que la hauteur. Le point le plus élevé se trouvait sur le derrière de la culée, à 6^{m}28 au-dessus de l'étiage ; le point le plus déprimé se trouvait au-dessus de la crue de 1790, qui fut si forte « qu'on se promenait en petit batelet dans les rues basses de la ville » (1). Le talus de cette levée était revêtu, en amont, d'un perré sur toute sa longueur, et en aval, sur vingt-six mètres seulement. Ces deux perrés, qui ceignaient les deux maisons du receveur, venaient se terminer sur les retours de la culée. Un très fort enrochement et des pieux espacés d'un mètre protégeaient, autant que faire se pouvait, cette culée et cette levée.

La pose de la première pierre de ce pont, qui allait être construit par M. Bogros, entrepreneur, sur les plans de MM. de Vergès et Bayard de la Vingtrie, ingénieurs, eut lieu, en présence de la municipalité de Vichy, le 10 juillet 1832. Un arrêté préfectoral du 6 mars 1833 disait qu'il serait livré à la circulation à partir du 11 mars suivant.

Malgré toutes les précautions prises pour assurer la solidité de cet ouvrage d'art, ce premier pont ne résista pas longtemps à la fureur du flot.

La grande crue du 31 mars 1835 entraîna la levée et la chaussée de la rive droite, une partie du pont lui-même, la maison du péage, la demeure du receveur et faillit coûter la vie à ce receveur, ancien soldat de l'Empire qui, esclave de sa consigne, refusait d'abandonner son poste malgré le danger imminent qui le menaçait. Il fallut que le maire de Vichy ordonnât qu'on lui fît violence pour qu'il ne pérît pas bravement sous les décombres de son toit.

Dès 1836, on répara le mal considérable occasionné par les eaux. Mais, alors, pour éviter une seconde fois de donner au flot barré par cette levée et cette chaussée de la rive droite, une puissance d'entraî-

---

(1) C'est le docteur Victor Noyer qui, dans ses *Lettres topographiques et médicales sur Vichy (1833)*, rapporte ce fait. La crue du 12 novembre 1790 fut, en effet, pour cette rivière, une des plus fortes dont on ait gardé le souvenir. Cependant, en 1846 et en 1856, on se promena, aussi, en bateau, dans le bas du vieux Vichy. Ces deux années-là, l'eau pénétrait dans la maison Laprugne-Bourasset, à la « porte de Ville », par les croisées du rez-de-chaussée et s'élevait à plus d'un mètre du sol. Elle atteignait, du reste, dans la rue d'Allier, jusqu'à la maison de ma mère (n° 26 actuel), et, dans la rue du Pont, presque jusqu'à la place Rosalie.

nement à laquelle rien n'aurait pu résister, on décida d'en supprimer une grande partie et de la remplacer, afin d'augmenter le débouché linéaire de l'ancien pont, par un nouveau pont de 64 mètres de longueur, construit sur pilotis, et reliant la rive droite du nouveau « bras » que l'Allier s'était ouvert du côté de Vichy à l'ancien terre-plein contre lequel s'appuyait la culée du pont suspendu, terre-plein sur lequel on reconstruisit la maison du péage et la demeure du receveur.

Lors de la grande crue de 1846, le dimanche 18 octobre à trois heures du soir, un bateau de charbon, entraîné par l'eau en furie, vint buter contre ce pont de pilotis et en brisa complètement la bonne moitié, toute la partie, rive droite, qui aboutissait à Vichy. Cette avarie fut, de nouveau, assez rapidement réparée.

La crue du 31 mai 1856, qui entraîna cinq arches du viaduc de Saint-Germain-des-Fossés et le pont Boutiron, ne fit aucun mal au pont de Vichy. Aussi bien le pont de bois sur pilotis que les trois travées du pont suspendu résistèrent, alors, à la violence de la rivière. Le chroniqueur de la *Semaine de Cusset et de Vichy* écrivait, à ce propos, le 7 juin 1856, après avoir raconté, dans un numéro précédent, l'émouvant sauvetage par leur père, — aidé de Perrin dit Poussière, de Dubois Harold et d'un ouvrier plâtrier nommé Georges Charles, — des deux frères Jules et Jean Marion, surpris par les eaux dans l'île de Mme la comtesse d'Evry à Charmeil : « Vichy a heureusement conservé son pont. »

Néanmoins le pont de bois sur pilotis disparut en 1861 pour faire place à un second pont suspendu comprenant une seule travée de 70 mètres d'ouverture que l'on fut obligé de construire en même temps que l'on élevait la digue insubmersible de défense de Vichy.

Donc, lorsque l'Etat va racheter le pont de Vichy, les communications entre les deux rives de l'Allier, entre les deux tronçons de la route impériale n° 9, entre Vichy et Vesse (aujourd'hui Bellerive-sur-Allier), étaient établies au moyen de deux ponts suspendus, l'un de 160 mètres, l'autre de 70 mètres de longueur, séparés, tous les deux, par un terre-plein long de 30 mètres.

C'est ce pont à péage que l'Etat acheta, en 1862. On se rappelle que l'article 4 du décret impérial du 27 juillet 1861 (1) disait : « Il sera procédé au rachat du pont à péage établi sur l'Allier et faisant

(1) Voir ci-dessus, p. 622 et 623.

partie de la route impériale nº 9 *bis.* » Le 6 juillet 1862, la loi suivante était promulguée :

« Article unique. — Une somme de huit cent cinquante-trois mille six cent soixante francs trente-trois (853.660 fr. 33), valeur au 31 juillet 1862, est affectée au rachat du péage du pont suspendu de Vichy sur l'Allier, route impériale nº 9, dont le prix a été fixé, le 13 avril de la dite année, par la commission arbitrale instituée en vertu d'une convention passée le 29 janvier 1862, entre le sieur *Aubineau-Caron*, concessionnaire du pont, et le ministre de l'Agriculture, du Commerce et des Travaux publics.

« Le prix du rachat sera payé en dix annuités égales, lesquelles comprenant à la fois l'intérêt et l'amortissement, sont fixées chacune à cent dix mille cinq cent cinquante-deux francs vingt-deux (110.552 fr. 22). Ces annuités seront payables le 31 juillet de chaque année à partir de 1862.

« L'Etat se réserve, d'ailleurs, la faculté d'anticiper les payements, sous déduction de l'intérêt à 5 % (1). »

La crue du mois de septembre 1866 fut particulièrement violente. Dans la nuit du mercredi au jeudi 27 septembre, à trois heures du matin, alors que cette crue atteignait son maximum, la dernière arche du pont, qui avait comme points de suspension une pile et la culée rive gauche, du côté de Vesse, fut emportée par les eaux et le passage, interrompu.

Des mariniers, les frères Marion, dès que la baisse des eaux se fut produite, installèrent un passage en bateau ; puis, en attendant la construction d'un pont en charpente, en amont du pont suspendu, à hauteur de la rampe des Célestins, en face de l'allée du nouveau parc faisant suite à la rue de la Laure, le service de la navigation établit un bac provisoire dont l'exploitation fut confiée à Thiollier d'Abrest, dit *« Flâne à mort »*.

Mais il fallut, quand même, songer, sans tarder, à réparer le mal causé au pont suspendu par la crue de 1866 ou bien à construire un nouveau pont à la place de celui qui demandait un entretien annuel des plus dispendieux et qui, aussi, presque tous les dix ans, exigeait une réfection complète d'une de ses parties entraînées par les eaux.

Les ingénieurs se mirent à l'œuvre et M. Radoult de La Fosse

(1) *Bulletin des Lois de l'Empire français*, 11ᵉ série, tome xx, année 1863, nº 1.039, p. 176.

produisit, sous la direction de son chef, M. Ravier, un projet qui fut *Le domaine public de*
approuvé par le ministre de l'Agriculture, du Commerce et des Tra- *l'Etat à Vichy.*
vaux publics et dont l'entreprise, qui s'élevait à 748.953 fr. 51, avec
une somme à valoir d'environ 75.000 francs, fut confiée, par décision
du 25 mars 1868, à M. Georges Martin, ingénieur-constructeur
demeurant, 10, rue Chaptal, à Paris. Celui-ci sous-traita immédiatement, par un marché particulier, toutes les fondations à la Maison
Cail et Cᵢᵒ, de Paris.

Je ne saurais mieux dire ce que devait être ce nouveau pont qu'en
en empruntant la description et quelques renseignements sur sa
construction à un *Mémoire* publié, par M. Radoult de La Fosse lui-
même, dans le tome VI, année 1873, des *Annales des Ponts et
Chaussées.*

« Le pont de Vichy, y lit-on, est destiné à livrer passage, sur la
rivière d'Allier, à l'embranchement de la route Nationale n° 9, qui
réunit les villes de Vichy et de Gannat.

« Les communications étaient autrefois établies au moyen de
deux ponts suspendus, séparés par un terre-plein de trente mètres de
longueur. L'un des ponts, construit en 1833, se composait de trois travées ayant un débouché linéaire total de 150 mètres. Le deuxième,
construit en 1861, en même temps que la digue de défense de Vichy,
comprenait une seule travée de 70 mètres d'ouverture et avait remplacé
un pont en charpente, anciennement établi sur un bras secondaire de
l'Allier.

« Le nouveau pont occupe l'emplacement des deux ponts suspendus (1). Son débouché linéaire s'élève à 232 mètres et se trouve,
par conséquent, supérieur de 12 mètres à celui des anciens ouvrages.

« La nécessité de diminuer autant que possible les supports inter-
médiaires, par suite de la nature éminemment mobile du lit de
l'Allier, nous a conduit à proposer l'adoption d'un pont à superstructure métallique. Mais, tout en réservant la question des fondations
qui devrait être l'objet d'une étude spéciale, il y avait lieu d'hésiter
a priori entre un pont à poutres droites et un pont en arcs de fer ou
de fonte.

« Les données principales étaient les suivantes :

« Largeur totale de la voie, trottoirs compris : 6ᵐ60 ; hauteur de

_____

(1) En y comprenant également le terre-plein de trente mètres de longueur qui
a complètement disparu.

la voie au-dessus de l'étiage : 8 mètres ; nombre de supports inter-médiaires : de 4 à 6.

« Dans ces conditions, l'étude a démontré que le type de pont à deux arcs de fonte, introduit depuis quelques années par M. Georges Martin, était le plus satisfaisant sous le rapport de l'économie. Comme, d'ailleurs, ce type présente un grand nombre d'autres avantages sur lesquels nous aurons l'occasion d'insister dans ce mémoire, il a été naturellement adopté.

« Le pont est formé de six travées de trente-sept mètres d'ouverture.

« Les piles et les culées sont en maçonnerie. Elles présentent, au niveau de la retombée des arcs, les dimensions suivantes : 2^{m}70 sur 6^{m}30 pour les piles, 6^{m}75 sur 6^{m}20 pour les culées.

« La partie supérieure du socle est arasée au niveau de l'étiage.

« La hauteur de la partie inférieure de la retombée des arcs au-dessus du socle est égale à 3^{m}21 ; celle de l'intrados des arcs à la clef au-dessus du même repère est égale à 6^{m}91, et celle du niveau supérieur de la chaussée à 8^{m}05. La flèche des arcs est, en consé-quence, égale à 3^{m}70, et leurs parements extérieurs sont distants de 5^{m}14.

« Les piles sont fondées sur des caissons en tôle, rectangulaires, à angles arrondis, ayant 10^{m}10 de longueur et 3^{m}90 de largeur. Les culées sont fondées sur des caissons analogues, ayant 7^{m}30 de lon-gueur et 7^{m}60 de largeur.

« La culée droite du pont est placée à dix mètres de distance du pied de la digue insubmersible qui sert de défense à la ville de Vichy contre les crues de l'Allier, et elle est réunie à la culée de l'ancienne travée suspendue par une arche maçonnée en plein cintre de cinq mètres de rayon.

« Le niveau de la chaussée, au-dessus de l'arche en maçonnerie, n'est pas horizontal. Cette chaussée présente une déclivité de 0^{m}022 par mètre, qui fait suite à celle de la route impériale *(sic)* sur la rive droite.

« Les terrains de la rive gauche, au droit du pont, sont en partie submersibles par les grandes crues sur une largeur de 500 mètres. Dans toute l'étendue de ce val, la route impériale *(sic)* est élevée en moyenne à 3^{m}80 au-dessus de l'étiage. Son niveau est raccordé avec celui de la chaussée du pont par une rampe d'accès ayant 233^{m}45 de longueur, 8^{m}40 de largeur, en couronne, et une inclinaison de 0^{m}015 par mètre. Cette rampe d'accès est bordée par des banquettes maçonnées de 0^m40 de hauteur, et ses talus inclinés à 45° sont entièrement revêtus de perrés maçonnés. »

Et comme, dans le public, on s'étonnait, au lendemain de la construction du pont de Vichy, comme on s'en étonne encore du reste, de l'existence de cette arche en maçonnerie sur la rive droite, existence qui, pour les profanes, ne se comprend pas, M. Radoult de La Fosse l'explique ainsi :

« Il était impossible, sans se lancer dans des dépenses hors de proportion avec l'utilité de l'entreprise, d'enlever ou de modifier les fondations de la culée droite de la travée suspendue, profondément engagées dans la digue de défense jusqu'à l'aplomb des pavillons de garde du nouveau Parc. L'administration, par excès de prudence, n'a pas voulu faire édifier, sur les fondations dont il s'agit, la culée droite du nouveau pont. Cette culée a dû, en conséquence, être reportée en rivière, au-delà des massifs d'enrochements qui défendaient les anciennes fondations, et l'intervalle entre les deux culées a été rempli par une voûte en maçonnerie.

« L'éloignement de la culée nouvelle a, d'ailleurs, présenté un autre avantage, car il a permis de prolonger la déclivité des abords de la rive droite sur une distance de quinze mètres en rivière et d'obtenir, ainsi, une plus grande hauteur au-dessus de l'étiage pour la superstructure du pont métallique. »

Ce pont, dont la longueur totale est de 280^m20 (1) et dont la largeur de 6^m60 est réduite, comme voie utilisable, à 6^m50 seulement, par suite de l'emprise de 0^m05 de chaque côté par les garde-corps, a coûté, exactement, 799.970 francs, soit en chiffres ronds, 800.000 francs. Il fut livré à la circulation publique le 2 octobre 1870 ; sa réception définitive eut lieu le 10 octobre 1871.

La ligne séparative des arrondissements de Gannat et de Lapalisse, par conséquent la ligne séparative des communes de Vichy et de Bellerive-sur-Allier est, sur ce pont, à 160 mètres exactement de la digue insubmersible de la rive droite. La surface de la voie

(1) Ces 280^m20 se décomposent ainsi : pont métallique et largeur des piles, c'est-à-dire longueur du pont, de la culée rive droite à la culée rive gauche, 235^m85 ; longueur de la culée rive gauche, 10^m50 ; longueur de la culée et de l'arche en maçonnerie, rive droite, 23^m85, soit au total 280^m20.

utilisable de ce pont sur la commune de Vichy est donc de $160 \times 6.50 = 1.040$ mètres carrés (1).

* *

3° LES ROUTES THERMALES. — Les décrets des 27 juillet et 25 décembre 1861 (2) créaient, à Vichy, un important réseau de huit routes thermales qui, dans l'esprit de Napoléon III, devait former l'ossature de la grande station dont il entrevoyait le développement rapide tout le long et tout autour de ces nouvelles et belles voies de communication urbaine.

Les terrains nécessaires à l'établissement de ces huit routes thermales, — à l'exception de ceux qui appartenaient déjà à la grande et à la petite voirie et des *communaux* que le Conseil municipal de Vichy, par délibération du 18 juillet 1862, approuvée le 25 août de la même année, abandonnait gratuitement et « mettait à la disposition de l'administration supérieure, soit pour être incorporés à ces routes thermales ou au nouveau parc, soit pour être donnés en échange contre des parcelles dont l'incorporation serait décrétée », — furent acquis par l'Etat, et par expropriation pour cause d'utilité publique. J'ai publié dans le chapitre précédent, à la suite du jugement du 5 juin 1862, l'état parcellaire des propriétés expropriées pour servir aux embellissements de Vichy ; je n'y reviendrai donc pas, ici, et me contenterai, seulement, de renvoyer mon lecteur, s'il est quelque peu curieux et chercheur, à ces tableaux très complets (3) dans lesquels il trouvera facilement, pour peu qu'il veuille s'en donner la peine, les noms des propriétaires qui ont été obligés, dans l'intérêt de tous, de céder leur sol contre paiement comptant de la valeur de ce sol (4).

(1) Pour tous autres renseignements techniques voir : *Mémoire sur le pont construit à Vichy, en 1868-70*, par M. Radoult de Lafosse, ingénieur des Ponts et Chaussées (extrait des *Annales des Ponts et Chaussées*, tome VI, 1873, Paris, Dunod, éditeur, quai des Augustins, 49).

(2) Voir plus haut, p. 622, 623, 624 et 625.

(3) Voir plus haut, p. 628, 629, 630, 631, 632, 633, 634, 635.

(4) Ces routes thermales coûtèrent 710.100 francs, dont 505.600 francs pour les indemnités de terrain et 204.500 francs pour les travaux proprement dits.

Il me semble intéressant d'indiquer, ici, puisque j'en ai l'occasion, le détail d'abord et le montant total ensuite des dépenses faites, à Vichy, par l'Etat, de 1860 à 1870, grâce à l'heureuse initiative de Napoléon III.

1° La digue de défense et l'arche suspendue du pont (côté rive droite) qui remplaça, en 1861, le pont en bois sur pilotis, ont coûté.................. 506.000 fr.

Ces huit routes thermales ont été classées, par le décret impérial du 25 décembre 1861, sous les numéros suivants :

1° *Route n° 1.* — *Boulevard Napoléon : de la rue de l'Etablissement thermal à la digue de défense près de la source des Célestins.*

C'est le *boulevard National* actuel, long de 1.562 mètres. Lors de sa construction, cette route Thermale n° 1 avait son origine « à l'extrémité de la rue neuve de l'Etablissement thermal » (1) ; elle longeait le nouveau Parc sur toute son étendue et se terminait « à la prise d'eau des Célestins » (2). La largeur du boulevard National qui, primitivement, varia de 12 à 15 mètres entre la rue de l'Etablissement thermal et le nouveau Parc, est, depuis, restée fixée à 16 mètres sur tout son parcours, dont 8 mètres pour la voie charretière et 4 mètres pour chacun des trottoirs latéraux. Sa superficie totale est donc de 24.992 mètres carrés.

Une servitude de *non œdificandi* à moins de six mètres de l'arête extérieure de la route Thermale n° 1 frappe « une zone de 35 mètres de largeur et de 370 mètres de longueur, joignant la route Ther-

2° Le rachat du pont suspendu a coûté..........................	853.660 fr.
3° La construction du pont de service en bois, à hauteur de la rampe des Célestins, après la crue du 25 septembre 1866, a coûté....	80.000
4° La construction du pont actuel à deux arcs en fonte par arche (1868-1870) a coûté..	799.970
5° Les routes thermales ont coûté............................	710.000
6° Les nouveaux parcs et la prise d'eau des Célestins ont coûté.....	467.000
7° La prise d'eau des Bourrins et le réservoir des Garets ont coûté.	215.000
8° Le barrage mobile sur l'Allier et les travaux de défense de la berge gauche ont coûté...................................	300.000
9° La mairie du Fatitot a coûté................................	111.816
10° Les emplacements de l'église et du presbytère Saint-Louis avec leurs abords (31 ares 67) ont coûté...........................	151.005
11° L'église Saint-Louis a coûté..............................	369.200
12° Le presbytère de l'église Saint-Louis a coûté	41.360
13° Le bâtiment de l'ancienne poste et du télégraphe a coûté.......	30.000
TOTAL...	4.635.011 fr.

Il importe de remarquer que dans ces dépenses n'entrent pas celles qui ont été supportées par la Compagnie fermière de l'Etablissement thermal de Vichy, en vertu de la convention annexée à la loi du 7 mai 1864. Je rappelle, pour mémoire, que la construction du Casino et la reconstruction des Bains de l'Hôpital faisaient partie des charges qu'avait accepté, alors, cette Compagnie fermière.

(1) Rapport du 17 juin 1864 de M. Radoult de Lafosse, ingénieur des Ponts et Chaussées, chargé de la direction du service des embellissements de Vichy. (Archives départementales de l'Allier, série X, n° 723.)

(2) Même rapport que ci-dessus. Voir aussi ci-dessus, p. 636.

male n° 1 » (1), depuis le carrefour formé par la rue Strauss, le boulevard de Russie (route Thermale n° 6) et le boulevard National (route Thermale n° 1) jusqu'à l'avenue des Cygnes. Cette servitude résulte pour les terrains que possédaient, là, lors de la création des routes thermales, Isaac Strauss et son beau-frère, Salomon Schriber, — terrains compris entre la rue Strauss et la rue Prunelle, et vendus, par Salomon Schriber, le 18 juillet 1863, suivant acte de M⁰ Cassard, notaire à Vichy, pour une surface de 1.885^{m2}85, à Son Excellence Achille Fould, sénateur, ministre des Finances, et, par Issac Strauss et Salomon Schriber, le 22 juillet 1863, suivant acte de M⁰ Cassard, notaire à Vichy, pour une surface de 2.016^{m2}12, à l'Empereur Napoléon III, — de conventions arrêtées, le 22 juillet 1861, entre cet Isaac Strauss et ce Salomon Schriber d'une part, et le Préfet de l'Allier d'autre part.

Pour les terrains compris entre la rue Prunelle et la rue Petit, sur lesquels s'élèvent les chalets Marie-Louise et Clermont-Tonnerre, — terrains de 1.680^{m2}05 de superficie, vendus à M. le comte de Clermont-Tonnerre, le 17 septembre 1862, devant M⁰ Saulnier, notaire à Moulins, par Salomon Schriber et la Société civile Crèvecœur-Laurent, et le 26 juillet 1864, devant M⁰ Cassard, notaire à Vichy, par Mᵐᵉ Antoinette Pannetier, épouse Ducros, veuve en premières noces de Jacques Burnol, le jeune, — la servitude résulte d'une obligation de l'acquéreur vis-à-vis de ses vendeurs à se soumettre à tous les alignements qui sont ou seront donnés, soit par l'administration municipale (2), soit par l'administration supérieure, et à se conformer au mode de construction qui sera adopté.

Enfin, pour tous les terrains compris entre la rue Petit et l'avenue des Cygnes, c'est-à-dire pour le sol de la villa Therapia, de l'Hôtel de la Grande-Bretagne, de l'ancien chalet Saint-Paul, des villas Majestic, Vélasquez, de Flore, Portena, de l'hôtel du Portugal, de la maison du Dʳ Guinard et de la villa des Cygnes, la servitude résulte de la décision, du 26 novembre 1862, du jury d'expropriation, concernant

(1) *Travaux d'embellissement de Vichy. Mémoire par M. Radoult de Lafosse, ingénieur des Ponts et Chaussées,* dans les *Annales des Ponts et Chaussées,* t. vii, 1874, 1ᵉʳ semestre, p. 623.

(2) L'administration municipale est mise, là, en première ligne parce que, d'après le décret du 27 juillet 1861, les routes thermales devaient, une fois terminées, être remises en toute propriété à la ville de Vichy qui, alors, aurait eu l'obligation d'en assurer l'entretien.

les propriétés de Mme veuve Burnol, de la Société civile Crèvecœur-
Laurent, de Mme veuve Feignoux et de M. Velay Georges Carrin.
Cette décision, acceptée par les expropriés, porte que les propriétaires
ne pourront construire, dans les terrains non expropriés en bordure
sur le boulevard Napoléon, qu'en laissant une distance de six mètres
entre ce boulevard et leur construction.

2° *Route n° 2. — Rue Victoria: de la gare du chemin de fer à*
l'origine de la route n° 1.

On changea, dès son ouverture, le nom de cette rue Victoria,
ainsi appelée en l'honneur de la reine d'Angleterre, en celui de *avenue*
Victoria qu'elle a toujours conservé depuis. Cette avenue Victoria qui,
en 1862, partait du rond-point de la gare, empruntait, vers le milieu
de sa longueur, une partie de l'ancien chemin du Roi, et se terminait
à l'origine de la route Thermale n° 1, est longue de 847 mètres. Sa
largeur est égale à 12 mètres, dont 7 mètres pour la voie charretière
et 2^m50 pour chacun des trottoirs latéraux. Sa superficie totale est
donc de 10.164 mètres carrés.

L'avenue Victoria est la seule route thermale, avec la route n° 3,
qui ait un plan d'alignement approuvé. Cette approbation préfectorale,
pour la route n° 2, est du 15 avril 1898.

3° *Route n° 3. — Avenue des Célestins: de la gare du chemin de*
fer à l'intersection de la route n° 1 avec la digue insubmersible.

Cette *avenue des Célestins* est longue de 975 mètres, sa largeur
est de 14 mètres et sa superficie de 13.650 mètres carrés.

Avant son intersection avec le boulevard National (route Thermale n° 1), elle traverse la route Nationale n° 106, puis elle longe,
sur son côté Sud, la parcelle domaniale du *Périment.*

J'ai, dans le chapitre précédent de ce livre, écrit l'histoire très
complète de ce terrain du *Périment;* je n'y reviendrai donc pas ici.
Cependant il me semble que je serais incomplet, si je ne disais pas
comment il est devenu, en *droit* sinon en *fait*, une dépendance de la
route Thermale n° 3, une dépendance de la voie publique.

Le 7 novembre 1903, M. le directeur de l'Enregistrement, des
Domaines et du Timbre écrivait ce qui suit à M. le préfet de l'Allier:

« Vous m'avez invité à vous adresser mes propositions au sujet
des mesures à prendre pour désaffecter la parcelle dite du *Périment*
et la rattacher à la route Thermale n° 3.

« La dépêche ministérielle du 2 juin 1899 porte que c'est en vertu d'une décision du ministre de l'Intérieur que pourra être effectuée la réunion à l'avenue des Célestins (route Thermale n° 3) de la parcelle domaniale dite du *Périment ;* que l'alignement de la route Thermale sera, comme pour une route nationale, rectifié par un arrêté préfectoral et que les excédents ou les emprises résultant de l'application du nouvel alignement feront l'objet de cessions réciproques entre l'Etat et les riverains.

« En vous notifiant cette décision, M. le président du Conseil vous a demandé de lui adresser une copie du projet d'arrêté préparé pour régler ce nouvel alignement.

« D'après le plan d'ensemble dressé, par MM. les ingénieurs des Ponts et Chaussées, les 7 décembre 1899 et 23 janvier 1900, le terrain domanial du *Périment* est à réunir, pour une part non encore déterminée, à la route Thermale n° 3, puis, le moment venu, pour 14 mètres carrés au boulevard de la Salle (élargissement projeté du chemin vicinal ordinaire n° 1) et pour 143 mètres carrés à une allée-promenade à créer (ouverture projetée du chemin vicinal ordinaire n° 35). Ce terrain a été pour partie abandonné au service des embellissements de Vichy, lors de la construction de la route Thermale n° 3. Le surplus, d'une superficie de $604^{m2}69$, correspond à l'emplacement de l'ancienne digue de l'Allier et de la risberme et a été remis au même service par celui de la navigation en vertu d'une décision ministérielle du 10 juin 1884.

« Ces parcelles, dans leur ensemble, ont été remblayées jusqu'au niveau de la route Thermale n° 3 ; un hangar y a été construit ; le tout fait actuellement partie des immeubles concédés à la Compagnie fermière. Celle-ci, par lettre du 25 janvier 1899, a déclaré ne voir aucun inconvénient, en ce qui la concerne, à ce que le terrain soit incorporé à la route Thermale n° 3, et, dans sa dépêche du 2 juin 1899, M. le président du Conseil n'a, de son côté, soulevé aucune objection.

« Dans ces conditions, et sous réserves des dispositions à prendre pour la démolition du hangar et sa reconstruction sur un autre point, s'il y a lieu, il ne reste plus, pour réaliser l'opération, qu'à déterminer l'alignement de la route Thermale n° 3 au droit de la parcelle qui doit être, sur ce point, réservée aux dépendances de la voie publique.

« Les formalités à remplir, à cet effet, se trouvent réglées par la décision interministérielle du 10 mars-2 juin 1899, laquelle reconnaît que les routes thermales constituent de véritables voies publiques faisant partie du Domaine public national, et par les explications de MM. les ingénieurs, desquelles il résulte qu'il n'existe pas de plan général d'alignement de la route Thermale n° 3.

« C'est donc à vous, Monsieur le préfet, qu'il appartient de prendre, sur la proposition du service des Ponts et Chaussées et après en avoir soumis le projet à M. le ministre de l'Intérieur, l'arrêté qui rectifiera l'alignement de la route Thermale n° 3, au droit de la parcelle en question.

« J'ai l'honneur, en conséquence, de vous prier de demander à MM. les ingénieurs des Ponts et Chaussées de vous adresser leurs propositions au sujet de cette rectification d'alignement. Vous jugerez, sans doute, à propos de me communiquer leur rapport avec les pièces et croquis cotés qui l'accompagneraient.

« J'ajoute qu'en ce qui concerne les parcelles à réunir aux chemins vicinaux ordinaires n°s 1 et 35 pour l'élargissement ou l'ouverture de ces voies publiques communales, c'est la ville de Vichy qui aura à demander la cession et à faire, à cet effet, les offres nécessaires.»

Le préfet de l'Allier communiqua, le 8 mars 1904, cette lettre à M. l'ingénieur en chef du département de l'Allier, avec prière de vouloir bien faire préparer le dossier à soumettre à M. le président du Conseil, en vue de rectifier les alignements de la route Thermale n° 3. Mais, en 1905, ce dossier, qui avait été fourni par le service des Ponts et Chaussées, dans les délais normaux, est perdu ; la Préfecture, malgré les recherches les plus actives, ne peut mettre la main dessus ; il faut, enfin, en arriver à demander qu'on en constitue un autre et ce n'est, ainsi, que le 9 avril 1908, qu'intervient l'arrêté d'alignement qui suit :

« Nous, préfet du département de l'Allier,

« Vu la pétition, en date du 26 janvier 1906, par laquelle M. Villeneuve Antoine, mandataire légal des héritiers Bulot, propriétaires à Vichy de terrains dénommés « Ile de Tour », situés en bordure des dépendances de l'Etat, dites « du Périment », séparant leurs héritages de la route Thermale n° 3 (avenue des Célestins), demande l'alignement à suivre pour édifier des constructions du côté de ladite route Thermale, dans toute la longueur de leur propriété ;

« Vu les rapports et avis de MM. les ingénieurs des embellissements de Vichy, en date des 15-16 mars 1906 ; ensemble l'avis de la Compagnie fermière et celui de M. le directeur des Domaines ;

« Vu le plan des lieux annexé aux dits rapports ;

« Vu l'arrêté réglementaire sur les permissions de grande voirie, en date du 5 novembre 1858 ;

« Vu la loi du 5 avril 1884 ;

« Vu la décision de M. le ministre de l'Intérieur, en date du 6 avril 1908, autorisant la réunion à la route Thermale n° 3 de la parcelle domaniale du Périment, rectifiée par voie d'échange réciproque de terrains entre l'Etat et les héritiers Bulot ;

« ARRÊTONS :

« ARTICLE PREMIER. — Les héritiers Bulot sont autorisés à construire suivant l'alignement A. B., défini au plan susvisé.

« ART. 2. — L'alignement sera tracé sur les lieux par les agents du service des embellissements en observant rigoureusement la nouvelle limite assignée à la route Thermale n° 3 (avenue des Célestins).

« ART. 3. — Les pétitionnaires ne pourront exercer aucun recours contre l'administration au cas où la Compagnie fermière, pour des motifs quelconques, se trouverait dans l'obligation d'ajourner les travaux de voirie devant résulter de l'annexion de la parcelle du Périment à la route Thermale.

« ART. 4. — Au cas où les pétitionnaires ouvriraient une voie publique ou privée devant se raccorder avec la chaussée de la route Thermale, ils seront tenus préalablement de soumettre leur projet à l'administration. Tous les frais de raccordement des chaussées et des trottoirs, bordures, caniveaux pavés, ouvrages, évacuations des eaux pluviales, etc., seront entièrement à leur charge. Les travaux seront exécutés suivant les indications des ingénieurs chargés du service des embellissements.

« ART. 5. — En ce qui concerne les constructions à édifier le long de la route Thermale, suivant la nouvelle limite, les pétitionnaires devront se conformer aux dispositions prescrites par l'arrêté réglementaire du 5 novembre 1858, en observant, en outre, les règlements municipaux en vigueur.

« ART. 6. — Ampliation du présent arrêté sera adressée :

« 1° A M. le maire de la ville de Vichy pour être notifiée aux pétitionnaires ;

« 2° A M. l'ingénieur en chef du service des embellissements ;

« 3° A M. le directeur des Domaines.

« Fait à Moulins, le 9 avril 1908.

« *Pour le Préfet, le Secrétaire général délégué :*
« Signé : ASTRUC. »

4° Route n° 4. — Rue de l'Impératrice : de la gare du chemin de fer à la route Impériale n° 106.

C'est l'*avenue de la Gare* actuelle qui a subi, dans sa traversée de la place de la République, une double déviation, pour permettre l'érection du monument de Jean Coulon (1) à la République. Par acte administratif du 19 décembre 1904, l'Etat cédait à la ville de Vichy une superficie de 103^{m2}50, à prendre sur la route Thermale n° 4, et recevait, par contre, de la ville de Vichy, une superficie de terrain de 530^{m2}42. Cet échange eut lieu sans soulte, ni d'une part ni de l'autre.

La route Thermale n° 4 a une longueur de 689 mètres et une largeur de 14 mètres, dont 7 mètres pour la voie charretière et 3^{m}50 pour chacun des trottoirs. Sa superficie est, avec le terrain reçu de la ville en 1904, de 9.383 mètres carrés.

5° Route n° 5. — Rue Rouher : de la rue Cunin-Gridaine à la rue du Parc.

Le 5 septembre 1870, Nicolas Larbaud, pharmacien à Vichy, conseiller d'arrondissement et propriétaire de Sources d'eaux minérales à Saint-Yorre, qui avait quelques raisons personnelles d'en vouloir à l'ex-vice-empereur, Eugène Rouher, de Riom, écrivait au maire de Vichy la lettre qui suit, datée de sept heures du matin :

« Monsieur le Maire,

« Pendant que M. Jaurand s'empresse de supprimer de son enseigne son titre de *pharmacien de l'Empereur*, il me semblerait juste que la ville de Vichy enlevât à l'une de ses rues principales le nom de l'homme qui a le plus contribué aux malheurs de la patrie et qui a été l'auteur principal de tous les abus dont souffrent, depuis dix-sept ans, les habitants de Vichy et leurs hôtes.

« Je viens, en conséquence, vous prier de vouloir bien remplacer le nom de *rue Rouher* par celui de *rue de la Liberté*.

« Dans cette attente, j'ai l'honneur d'être, Monsieur le Maire, votre très obéissant serviteur.

« Nicolas LARBAUD (2). »

(1) Statuaire français, né à Ebreuil (Allier), le 17 avril 1867, élève de Cavelier; deuxième médaille *hors concours* au Salon des Artistes français de 1886.
(2) Le décret du 25 décembre 1861 avait pris soin de donner des « noms impériaux » aux routes Thermales qu'il déclarait d'intérêt public. Mais ce décret avait

La municipalité républicaine qui remplaça, le 9 septembre 1870, la municipalité Bousquet, s'empressa de faire disparaître, dès le lendemain de sa nomination, le nom de *Rouher* des angles de la route Thermale nº 5, et c'est ainsi que cette *rue Rouher*, du décret du 25 décembre 1861, devint, après le 4 septembre, la *rue du Casino*.

Il fallut, en 1861, pour ouvrir cette route Thermale nº 5, enlever à l'ancien Parc une parcelle de 1.033 mètres carrés. Le 8 juin 1874, seulement, un décret présidentiel prononça l'affectation au service des travaux publics de ces 1.033 mètres carrés de terrain, qui étaient distraits du domaine privé de l'Etat pour être incorporés dans son domaine public.

En 1899, après l'acquisition, par l'Etat, des terrains de l'ancien hôpital, on dévia, avant toute formalité administrative, depuis la rue de Banville, cette rue du Casino, pour la faire aboutir, non plus comme auparavant, rue Cunin-Gridaine « où elle venait se casser le nez contre des maisons », mais sur la place Victor-Hugo, au carrefour de cette rue Cunin-Gridaine, de la rue de Nîmes (route nationale nº 106) et de la rue de la Source de l'Hôpital (route Nationale nº 9).

été presque discret sur ce point-là. Il n'en fut pas de même après 1865. Le Conseil municipal de Vichy se livra alors à une véritable débauche de platitude envers le régime impérial, en multipliant, à l'excès, aux angles des rues et places de Vichy, des noms qui étaient chers à l'Empereur et flattaient sa vanité. On alla, dans ce genre, jusqu'à l'extrême, car on en vint à créer la *rue Mocquart!* Et, chose curieuse, alors que le souvenir apparent de Napoléon III a complètement disparu de Vichy, alors que la reconnaissance de cette ville, pour qui il a tant fait, n'a pas osé, depuis 1870, se manifester par un geste bienveillant à l'égard de sa mémoire, le nom de Mocquart, au contraire, est toujours là, seul et dernier de tous ceux que, de 1861 à 1870, on a pendus à presque tous les coins des rues de la grande station thermale française. J'ai écrit, à ce propos, dans une lettre ouverte au maire de Vichy, publiée par le *Progrès de l'Allier* du 3 mai 1912, les lignes suivantes, que je tiens à reproduire ici, car elles sont toujours l'expression très exacte de ma pensée :

« Pourquoi, encore, ne pas donnner le nom de Rabusson-Durier à la rue du Rocher et, surtout, pourquoi ne pas appeler, dorénavant, la rue Mocquart : « rue « du Docteur Amable-Dubois ? » Vous savez, certainement, mon cher maire, ce que c'était que Mocquart et combien il est grotesque et étonnant de voir le nom bien inconnu de ce secrétaire aussi civil que particulier de Louis Bonaparte s'étaler, encore, sur un coin d'une de nos voies publiques. Non pas, mon cher ami, que je veuille, par cette réflexion, manifester en quoi que ce soit mes sentiments républicains et antibonapartistes bien connus. Mon éclectisme, en cette matière, est assez grand pour que je ne m'effarouche ni ne me fâche de voir un jour Vichy rappeler par une manifestation, même permanente, les grands services qui lui furent rendus, jadis, aussi bien par Madame la duchesse d'Angoulême que par Napoléon III. Ayez, si vous voulez, l'avenue « Marie-Thérèze » et le boulevard « Napoléon » ; je n'y vois, personnellement, aucun inconvénient. Mais, de grâce, décrochez-moi Mocquart qui n'a rien à faire là où il est. »

Il fallut, naturellement, pour cela, que le domaine privé cédât du terrain au domaine public et reçût de ce domaine public le sol de la
route Thermale qu'on déviait.

Le 7 décembre 1903, le directeur de l'Enregistrement, des
Domaines et du Timbre de Moulins écrivait, à ce propos, la lettre qui
suit au préfet de l'Allier :

« Vous m'avez invité, Monsieur le Préfet, à vous adresser mes
propositions au sujet des mesures à prendre pour régulariser la déviation de la route Thermale n° 5, dite rue du Casino, à Vichy.

« En ce qui concerne cette route Thermale n° 5, la décision interministérielle des 10 mars et 2 juin 1899 a reconnu qu'un décret rendu
dans les formes prescrites par l'ordonnance du 18 février 1834 est
nécessaire pour en autoriser la déviation et qu'après que ce décret
sera intervenu, une décision de M. le ministre de l'Intérieur suffira,
d'une part, pour rattacher aux dépendances du Parc thermal les terrains provenant de la section de route déclassée, et, d'autre part, pour
incorporer à la voie publique les parcelles du domaine privé de l'Etat
comprises dans le nouveau tracé.

« La question s'étant élevée de savoir par qui doivent être prises les
dispositions préalables à l'obtention du décret d'autorisation, j'ai, dans
un rapport du 10 août 1899, fait remarquer que la Compagnie fermière
de l'Etablissement thermal est subrogée aux droits de l'Etat par la loi du
28 février 1898, pour l'exécution des travaux d'embellissements de Vichy
reconnus d'utilité publique ; que la déviation de la route Thermale n° 5
figurant au nombre de ces travaux, j'ai, en conséquence, exprimé l'avis
que c'est à cette Compagnie qu'il appartient d'agir pour provoquer
le décret destiné à autoriser le changement de tracé de cette voie
publique.

« Dans leurs rapports des 7 décembre 1899 et 23 juin 1900,
MM. les ingénieurs des Ponts et Chaussées se sont associés à cet avis ;
ils ont, en même temps, fait connaître qu'ils se tiennent à la disposition de la Compagnie fermière pour lui prêter leur concours en tant
que confection de plans et production de pièces jugées nécessaires.

« J'estime, dans ces circonstances, qu'il vous appartient d'inviter
la Compagnie fermière à se mettre en mesure de remplir les formalités prescrites par l'ordonnance du 18 février 1834, sauf à lui
en faciliter l'accomplissement dans les conditions offertes par le service
des Ponts et Chaussées. J'ajoute que les dossiers relatifs au décret

devront être transmis, par vos soins, à M. le président du Conseil (1), en conformité du dernier alinéa de sa dépêche du 2 juin 1899. »

Le 8 mars 1904, le préfet de l'Allier communiquait cette lettre à M. l'ingénieur en chef, avec prière de vouloir bien faire préparer le dossier à soumettre à M. le président du Conseil, en vue de régulariser la déviation de la route Thermale n° 5.

Le 11 février 1908, le Président de la République, « vu la demande présentée par la Compagnie fermière de l'Etablissement thermal de Vichy » ; « vu la délibération du Conseil municipal de Vichy, en date du 21 janvier 1899 » (2) ; « vu l'ordonnance du 18 février 1834 », décrétait : « Est déclaré d'utilité publique la déviation de la route Thermale n° 5 (rue du Casino), à Vichy, telle qu'elle est indiquée par une teinte rose au plan ci-annexé. »

Le 6 avril suivant, le président du Conseil, ministre de l'Intérieur, en transmettant l'ampliation de ce décret au préfet de l'Allier, lui disait : « Comme conséquence de ce décret, la section de route déclassée, teintée en jaune au plan qui y est annexé, sera réunie aux dépendances du Parc thermal ; les parcelles teintées en rose, au même plan, distraites du domaine privé de l'Etat, demeureront incorporées à la voie publique. »

La demande de la Compagnie fermière de l'Etablissement thermal de Vichy, visée dans les *attendus* du décret du 11 février 1908, datait du 7 novembre 1898. Il avait donc fallu encore près de dix ans pour régulariser *en droit* ce qui, *en fait*, existait depuis 1899. J'estime, personnellement, qu'il eut mieux valu, dans l'intérêt même de la propriété de l'Etat et dans l'intérêt aussi de la station thermale, qu'il intervienne, alors, sans contre-partie en faveur du domaine public, un seul décret d'affectation au domaine privé de l'Etat de la partie de la route Thermale n° 5 comprise entre la rue de Banville et la rue Cunin-Gridaine, partie aujourd'hui déviée qui sépare, malheureusement, le beau parc de la source de l'Hôpital, son kiosque de musique et ses magasins, du Casino, de la Restauration et de l'ancien parc. Si l'on avait seulement et simplement désaffecté du domaine public de l'Etat cette partie de la rue du Casino on aurait certainement évité les mille inconvénients qui résultent, à l'heure actuelle, pendant la saison des

(1) Emile Combes, ministre de l'Intérieur et président du Conseil des ministres.
(2) Il n'y a pas eu de réunion du Conseil municipal de Vichy le 21 janvier 1899 ; la délibération visée dans ce décret est du 2 février 1899.

eaux, de l'existence d'une voie publique là où tout indique qu'il n'en
faudrait point.

La route Thermale n° 5 a une longueur de 238 mètres et une largeur de 12 mètres, dont 7 mètres pour la voie charretière et 2^{m}50 pour
chaque trottoir. Sa superficie est donc de 2.856 mètres carrés.

6° *Route n° 6. — Boulevard du Prince impérial : de la route n° 1
à la rue du Pont.*

Après le 4 septembre 1870, ce boulevard du Prince impérial, qui
traversait le Fatitot, s'appela, jusqu'en 1913, boulevard de l'Hôtel-de-
Ville et il s'appelle, depuis 1913, *boulevard de Russie*. Il est long de
309 mètres et large de 17 mètres. Sa superficie est donc de 5.253 mètres carrés. Dans son rapport du 17 juin 1864, l'ingénieur Radoult
de Lafosse décrit cette route comme suit : « Elle part de la route
Thermale n° 1, longe la place du Fatitot et aboutit à la route Impériale n° 9 embranchement au pied de la rampe du pont suspendu.»

7° *Route n° 7. — Rue de la Digue : de la route n° 1 à l'intersection de cette même route avec l'avenue des Célestins.*

Cette route n° 7, que le décret du 27 juillet 1861 désignait sous le
nom de *route de la Digue le long de l'Allier*, s'appelle, depuis longtemps déjà, sur sa longueur bâtie de 190 mètres seulement, dans sa
partie qui limite, au Nord, les nouveaux parcs, entre le boulevard
National et la digue insubmersible : *avenue des Cygnes*. Elle conserve
son premier nom de *route de la Digue le long de l'Allier*, depuis cette
avenue des Cygnes jusqu'à l'intersection de l'avenue des Célestins et du
boulevard National. Elle est coupée, à hauteur du pont de l'Allier, par
la route nationale n° 9 *bis*. Elle mesure, dans toute sa longueur, en y
comprenant, par conséquent, l'avenue des Cygnes qui en dépend,
1.440 mètres. Sa largeur, pour les 190 mètres de l'avenue des Cygnes,
est de 11 mètres, dont 7 mètres de voie charretière et 4 mètres de
trottoir. Elle est de 8 mètres seulement pour tout le reste de sa longueur : 5 mètres de voie charretière et 3 mètres de trottoir. Sa superficie totale est donc de 12.090 mètres carrés.

Là, encore, il me faut citer le rapport du 17 juin 1864, auquel j'ai
fait déjà de nombreux emprunts : « La route Thermale n° 7, y lit-on,
emprunte sur la plus grande partie de sa longueur le couronnement de
la digue insubmersible qui protège la ville de Vichy contre la crue de

l'Allier. Elle est entièrement comprise dans le nouveau parc dont elle forme une des allées principales. Elle est bordée du côté de la rivière par un trottoir de deux mètres (1) et par un garde-corps formé de barres de fer creux, de quatre centimètres de diamètre, supportées par des pilastres en fonte. »

8° *Route n° 8.* — *Composée des rues Lucas, Petit et Prunelle.*

La *rue Lucas* n'est route Thermale que depuis son intersection avec la rue du Parc jusqu'au boulevard National, c'est-à-dire sur une longueur de 151 mètres seulement. Cette partie de la route n° 8 a une largeur de 14 mètres et une superficie de 2.114 mètres carrés.

La *rue Petit* qui constitue une seconde partie de la route Thermale n° 8 a une longueur de 145 mètres, une largeur de 14 mètres et une surface de 2.030 mètres carrés. En 1865, on lui donna le nom de *rue Clermont-Tonnerre*, pour honorer l'ami de l'empereur qui venait de faire construire les *maisons anglaises* et deux chalets voisins des chalets impériaux. Après 1870, elle reprit son nom de rue Petit sous lequel elle était désignée dans le décret du 27 juillet 1861.

Enfin la *rue Prunelle* qui termine cette route Thermale n° 8 a une longueur de 125 mètres, une largeur de 11 mètres et une superficie de 1.375 mètres carrés.

Le *domaine public* de l'Etat comprend encore, à Vichy, deux routes thermales qui ne sont comprises ni dans le décret du 27 juillet 1861, ni dans celui du 25 décembre de la même année. Ce sont : 1° la route Thermale n° 1 *bis* (rue Alquié) et 2° la route Thermale n° 7 *bis* (quai de l'Allier).

1° *Route Thermale n° 1 bis (rue Alquié).* — Le 17 juin 1864, le préfet de l'Allier écrivait ce qui suit au ministre de l'Agriculture, du Commerce et des Travaux publics :

« Lors de son passage à Vichy, S. E. M. le ministre des Finances (2) a exprimé son étonnement, de ce que les bordures de trottoirs et la chaussée de la voie longeant les *maisons anglaises* (3) n'étaient pas encore exécutées.

(1) Depuis, ce trottoir a été porté à trois mètres.
(2) Achille Fould.
(3) On appelle ainsi la série de maisons qui se trouvent rue Alquié, n°ˢ 19, 21, 23, 25, 27, 29, 31 et 33. Ces *maisons anglaises* avaient été contruites, en 1863-1864, pour loger « la suite » de l'Empereur, pendant ses séjours à Vichy, par son officier d'ordon-

« Il a été répondu à M. le ministre que cette rue, à peine ébauchée, n'était pas une voie publique ; qu'elle était, il est vrai, comprise au nombre des voies nouvelles, dont les projets ont été adressés, le 5 dé-

nance Aymard, Antoine, François, Aymé, comte de Clermont-Tonnerre, sur des terrains acquis par ce dernier, le 4 août 1863, par acte de Mᵉ Cassard, notaire à Vichy, pour la plus grande partie de la Société civile Crèvecœur-Laurent et pour une petite partie des époux Vieillard.

Le 11 octobre 1864, le comte de Clermont-Tonnerre vendait, par devant Mᵉ Mocquart, notaire à Paris, à l'empereur Napoléon III, deux de ces *maisons anglaises,* celles qui ont, aujourd'hui, les nᵒˢ 29 et 31, et un terrain de 841ᵐ²23, ayant 59ᵐ70 de façade le long du boulevard National, 15ᵐ80 le long de la rue Petit et 12ᵐ10 le long de la rue Prunelle.

Lorsque, conformément au décret du Gouvernement de la défense nationale du 6 septembre 1870, on liquida l'ancienne liste civile et le domaine privé de l'Empereur, les biens immobiliers, sis à Vichy, de cette liste civile et de ce domaine privé comprenaient : 1º la villa de l'Empereur (chalet actuel du Dʳ Willemin) ; 2º le chalet faisant suite à la villa de l'Empereur (chalet A. S. : Auguste Solet) ; 3º l'ancienne villa de l'Empereur (chalet Marie-Louise) ; 4º le terrain indiqué ci-dessus, de 841ᵐ² 23, en bordure du boulevard National et compris entre la rue Petit et la rue Prunelle ; 5º un terrain, de 712 mètres carrés, en bordure du boulevard National, compris entre la rue Prunelle et la rue Mocquart ; 6º enfin, un terrain, de 654ᵐ²32, en bordure sur le boulevard National et compris entre la rue Mocquart et la rue Strauss.

Napoléon III avait, lui-même, fait construire, en 1863 et 1864, par M. Le Faure, architecte du Gouvernement, la « villa de l'Empereur », et le « chalet faisant suite à la villa de l'Empereur », sur un terrain situé dans le quartier des Communaux, de 2.016 mètres carrés, qu'il avait directement acheté à Isaac Strauss et à Salomon Schriber, par acte de Mᵉ Cassard, notaire à Vichy, du 22 juillet 1863.

Napoléon III avait acquis, par acte de Mᵉ Mocquart, notaire à Paris, du 27 avril 1865, l' « ancienne villa de l'Empereur », construite, en 1863, par le comte de Clermont-Tonnerre, sur un terrain de 1.011ᵐ² 92, de Léon Cuxac, son premier valet de chambre, qui, lui-même, avait acheté cette propriété de M. le comte de Clermont-Tonnerre, par acte du même Mᵉ Mocquart, en date des 21 et 23 avril 1863. Le terrain situé en bordure du boulevard National et compris entre la rue Prunelle et la rue Mocquart avait été vendu à l'Empereur par Isaac Strauss et Salomon Schriber, par acte de Mᵉ Cassard, notaire à Vichy, du 15 février 1864. Enfin, le terrain en bordure du boulevard National, compris entre la rue Mocquart et la rue Strauss, avait été acheté par Napoléon III, jusqu'à concurrence de 452ᵐ² 32, à Isaac Strauss et Salomon Schriber, par acte de Mᵉ Cassard, du 15 février 1864, et le surplus, soit 202 mètres carrés, de M. et Mᵐᵉ Alexandre Mallat, de Randan, de M. et Mᵐᵉ Antoine Sève, de Randan, et de M. et Mᵐᵉ Pierre Mériaud, de Vichy, par acte de Mᵉ Cassard, notaire à Vichy, du 15 février 1864.

Tous ces biens immobiliers de l'ancienne liste civile et du domaine privé furent vendus, en dix lots, à la barre de la Chambre des criées du Tribunal civil de la Seine, les 3 mai et 17 juillet 1873, en vertu d'un jugement de la première chambre de ce Tribunal civil, du 20 mars 1873.

Le premier lot, formé par la « villa de l'Empereur » et le terrain de 1.092ᵐ² 50 qui l'entourait, fut adjugé pour.................................... 50.050 fr.

Le second lot, formé par le « chalet faisant suite à la villa de l'Empereur » et le terrain de 922ᵐ² 50 qui l'entourait, fut adjugé pour.... 41.500

Le troisième lot, formé par l' « ancienne villa de l'Empereur » et cembre 1863 (1), à Votre Excellence, mais que, jusqu'à ce jour, aucune décision n'avait été prise et que, par conséquent, aucun crédit n'avait été alloué.

« En me faisant part de ces faits, M. l'ingénieur Radoult de Lafosse m'annonce que M. le ministre a déclaré qu'il se chargeait de

le terrain de 1.011^{m2} 92 sur lequel elle était bâtie, fut adjugé pour...	52.500 fr.
Les quatrième, cinquième, sixième, septième et huitième lots, formés par le terrain en bordure sur le boulevard National et compris entre la rue Petit et la rue Prunelle, furent adjugés pour............	15.800
Le neuvième lot, formé par le terrain en bordure du boulevard National, compris entre la rue Prunelle et la rue Mocquart, fut adjugé pour.	8.550
Enfin le dixième lot, formé par le terrain en bordure du boulevard National, compris entre la rue Mocquart et la rue Strauss, fut adjugé pour	9.050
Les dix lots produisirent donc une somme principale de.........	177.550 fr.

Aucune servitude de *non ædificandi* ne frappait les sept lots de terrain en bordure du boulevard National.

Les *maisons anglaises* contiguës, n°s 29 et 31, qui avaient été acquises par l'Empereur, du comte de Clermont-Tonnerre, par acte de Me Mocquart du 11 octobre 1864, furent données par Napoléon III, et par acte du même notaire, en date du même jour, à Louis-Napoléon-Eugène Conneau et à Henriette-Antoinette-Hortense-Thérèze Conneau, enfants mineurs de François-Alexandre Conneau, « premier médecin de Sa Majesté l'Empereur ».

(1) Ce projet comportait, d'après le plan général dressé et présenté, le 21 novembre 1863, par l'ingénieur des ponts et chaussées, chargé de la direction des travaux d'embellissements de Vichy, la création et la régularisation de onze nouvelles routes thermales *bis* et d'un « bois de Boulogne » à planter dans les îles de Beauséjour et de Crotte, entre le Sichon, la ligne du chemin de fer et l'Allier. La route Thermale n° 1 *bis* était la rue Alquié actuelle qui allait seulement, en ligne droite, de la rue Lucas à la rue Strauss. La route n° 2 *bis* empruntait la rue Bardiaux et se continuait, en ligne droite, jusqu'à la rue de Paris où elle débouchait par l'impasse qui, depuis, est devenue la rue du Temple ; la route n° 3 *bis* comprenait la rue de la Porte-Verrier, l'impasse de la Tour, un square autour de la Tour, la démolition de la boucherie Charmette devenue plus tard la maison Eynard, une petite partie de la rue d'Allier et la rue de la Porte-de-France ; la route n° 4 *bis* devait être constituée par le prolongement en ligne droite, depuis l'enclos Chaloin jusqu'au Sichon, de la rue de l'Etablissement thermal ; la route Thermale n° 5 *bis* devait relier, en ligne droite, la route n° 4 *bis* au chemin de Vichy à la Montagne-Verte (rue de Ballore), à l'endroit même où, depuis, on a ouvert la rue de Longchamps ; la route Thermale n° 6 *bis* qui, aujourd'hui, est la route Thermale n° 7 *bis*, comprenait le quai de l'Allier, depuis l'avenue des Cygnes jusqu'à la rue Louis-Blanc ; la route Thermale n° 7 *bis* devait être constituée par le boulevard du Sichon, depuis la rue Louis-Blanc jusqu'au chemin de Vichy à la Montagne-Verte (rue de Ballore) ; la route Thermale n° 8 *bis* empruntait la partie de la rue Callou actuelle, qui va du boulevard National à la rue Louis-Blanc, puis cette rue Louis-Blanc jusqu'au bief du Sichon ; la route Thermale n° 9 *bis* empruntait le reste de la rue Callou qui, à cette époque, s'appelait rue du Port ; la route Thermale n° 10 *bis*, qui est désignée sur le plan que j'ai eu en mains sous le nom de *rue Roubeau*, parce

tout, personnellement, mais qu'il était indispensable que la rue fût terminée avant l'arrivée de l'Empereur (1).

« M. l'ingénieur ajoute qu'il ne lui semble pas, néanmoins, qu'il doive agir, en cette circonstance, sans l'autorisation de l'administration supérieure et sans qu'un crédit spécial lui ait été alloué. Il demande, en conséquence, que Votre Excellence soit informée de l'incident qui vient de se produire, afin qu'elle puisse donner des instructions d'urgence, rappelant que la route à mettre en état de viabilité est celle qui porte le n° 1 sur les projets soumis à l'approbation, à la date précitée du 5 décembre, et que la dépense, qui nécessite un délai de 25 à 30 jours, peut être évaluée à 4.000 francs.

« Votre Excellence sait que les maisons anglaises, pour le service desquelles la route a été ouverte, sont celles dont la construction a été entreprise par ordre de l'Empereur et qui doivent être occupées, incessamment, pendant le séjour de Sa Majesté à Vichy. Je ne doute pas, dès lors, qu'elle ne reconnaisse, avec moi, qu'il y a nécessité urgente d'exécuter les travaux reconnus indispensables.

« C'est pourquoi j'ai l'honneur de lui transmettre, ci-joint, le rapport de M. l'ingénieur et de la prier de m'ouvrir les crédits nécessaires (2). »

Par le même courrier, le préfet de l'Allier écrivait, à M. l'ingénieur Radoult de Lafosse, la lettre suivante :

« Je viens de transmettre à M. le ministre de l'Agriculture, du Commerce et des Travaux publics votre lettre de ce jour, en demandant d'urgence le crédit de 4.000 francs, nécessaire pour la mise en état de viabilité de la rue longeant les maisons anglaises.

qu'elle traversait les terrains de Rambert-Roubeau, devait être constituée entièrement par la rue Rambert actuelle ; enfin la route Thermale n° 11 *bis* allait du bief du Sichon à l'allée principale du bois de Boulogne, allée principale qui, après avoir traversé le Sichon, se divisait, elle-même, en trois embranchements. Seules, de toutes ces routes thermales, la route Thermale n° 1 *bis* (rue Alquié) et celle du quai de l'Allier, jusqu'à la rue Louis-Blanc (route Thermale n° 7 *bis*), furent classées dans le réseau de voies urbaines créé par le décret du 27 juillet 1861. Cependant, il est intéressant de noter que ce vaste programme de 1863 s'est, par d'autres que par l'Etat, peu à peu exécuté, tel qu'il avait été conçu. Il ne reste plus à créer, pour qu'il soit complet, que le « bois de Boulogne », au delà du Sichon. Cette amélioration, indispensable pour Vichy, se réalisera un jour prochain, peut-être, grâce aux ressources que pourra fournir au budget communal le produit de la *taxe de séjour*.

(1) L'Empereur arriva à Vichy, le 7 juillet 1864.

(2) Archives départementales de l'Allier, série X, n° 722.

« Quelle que soit la réponse que Son Excellence doive faire, comme il est indispensable que les travaux soient exécutés à bref délai, je vous prie de prendre immédiatement des mesures à cet effet.

« J'écris, aujourd'hui même, à M. Le Faure (1), à Vichy, de tenir à votre disposition, sur les fonds des maisons anglaises, les sommes dont vous aurez besoin (2), sauf à en opérer le remboursement, si, comme je l'espère, Son Excellence nous ouvre le crédit que je lui ai demandé (3). »

La réponse du ministre de l'Agriculture, du Commerce et des Travaux publics ne se fit pas attendre. Le 23 juin 1864, il écrivait au préfet de l'Allier :

« Monsieur le préfet, vous m'avez fait l'honneur de m'adresser, avec votre lettre du 17 juin, un rapport de M. Radoult de Lafosse ayant pour objet d'obtenir l'allocation d'un crédit de 4.000 francs, nécessaire pour la mise en état de viabilité d'une voie, ouverte à Vichy, entre la rue Strauss et la rue Lucas, parallèlement à la route Thermale n° 1. Les travaux à faire, dans ce but, consisteraient dans l'établissement de la chaussée et des bordures des trottoirs, sur une longueur de 200 mètres.

« J'ai reconnu, Monsieur le préfet, que la nouvelle voie dont il s'agit peut être considérée comme une annexe de la route Thermale n° 1 et j'ai l'honneur de vous annoncer que j'ouvre, en conséquence, à

(1) Jean Le Faure est qualifié, dans un acte reçu par Mᵉ Cassard, notaire à Vichy, du 16 février 1864, d'architecte du Gouvernement.

(2) Ce passage et aussi l'avant-dernier alinéa de la lettre préfectorale précédente peuvent donner créance à l'opinion, que j'ai entendu bien souvent émettre à Vichy, que dans cette question d'achat de terrain et de construction des maisons anglaises, le comte de Clermont-Tonnerre ne fut qu'une personne interposée pour dissimuler l'Empereur lui-même. Et, cependant, comment expliquer, s'il en a été ainsi, l'intérêt que Napoléon III aurait eu à faire faire cette opération par un autre que lui, alors que, le 11 octobre 1864, il achetait, lui-même et directement, à cet autre, deux de ces maisons anglaises et un terrain en bordure du boulevard National ? Il faudrait admettre, pour défendre cette opinion de personne interposée, que Napoléon III n'avait pas voulu commettre Sa Majesté impériale avec la Société civile Crèvecœur-Laurent et les époux Vieillard, et aussi avec les entrepreneurs chargés de construire les maisons anglaises et qu'ainsi il avait été amené à mettre en avant le comte de Clermont-Tonnerre. Cela peut être vrai, mais le contraire aussi a pu exister, et il n'est pas impossible que, pour plaire au souverain et sur un simple désir de lui interprété comme un ordre, ce comte de Clermont-Tonnerre ait fait l'affaire lui-même, en se servant de l'architecte impérial, Le Faure, qui construisait, alors, à Vichy l'église Saint-Louis et son presbytère, la mairie, le bâtiment de la poste et du télégraphe, les chalets impériaux, etc., etc.

(3) Archives départementales de l'Allier, série X, n° 722.

votre département, pour l'exécution des travaux ci-dessus indiqués, un crédit de 4.000 francs, imputable sur le chapitre 2 du budget extraordinaire de l'exercice 1864 (lacunes des routes impériales).

« Je vous prie de vouloir bien, en donnant communication de cette disposition à M. Radoult de Lafosse, l'inviter à faire exécuter immédiatement, par voie de régie, les travaux qui en font l'objet (1). »

La rue Alquié, ainsi créée et classée comme route thermale sous le n° 1 *bis*, part de la rue Lucas et aboutit, aujourd'hui, au boulevard de Russie (route Thermale n° 6), après avoir traversé les rues Petit, Prunelle et Strauss. Sa longueur est de 348 mètres et sa superficie, après un échange du 23 novembre 1875, entre l'Etat et le sieur Couriol-Noyel, et une cession de terrain, du 7 décembre 1875, par l'Etat au docteur Edouard Charnaux, est de 4.176 mètres carrés.

2° *Route Thermale n° 7* bis *(quai de l'Allier)*. — Toute la partie du quai de l'Allier qui ne longe pas le nouveau Parc, c'est-à-dire toute la partie de ce quai qui va de l'avenue des Cygnes (route Thermale n° 7) à la rue Louis-Blanc, constitue la route Thermale n° 7 *bis*, longue de 490 mètres et dont la superficie est de 6.860 mètres carrés.

Le 2 août 1864, l'ingénieur des Ponts et Chaussées, Radoult de Lafosse, chargé du service des embellissements de Vichy, écrivait au préfet de l'Allier la lettre suivante :

« J'ai l'honneur de vous adresser, pour être soumis à l'approbation de Son Excellence M. le ministre de l'Agriculture, du Commerce et des Travaux publics, le projet de prolongement des routes Thermales n°ˢ 1 et 7, que je viens de dresser par ordre de Sa Majesté l'Empereur. Je suis officieusement informé que ce projet recevra bon accueil du ministère et que nous aurons, très prochainement, des fonds pour commencer les travaux (2). »

A cette lettre au préfet de l'Allier étaient joints les plans du projet de prolongement de ces deux routes Thermales n°ˢ 1 et 7, le devis et cahier des charges et l'estimation des dépenses présumées.

L'article premier du devis et cahier des charges était ainsi conçu :

« Les travaux qui font l'objet du présent article concernent le prolongement de la route Thermale n° 1, depuis le point d'embranchement de cette route avec la route Thermale n° 7, jusqu'en un

(1) Archives départementales de l'Allier, série X, n° 722.
(2) *Ibid.*, n° 744.

point situé à l'extrémité de la digue de défense de Vichy sur le bord du bief du Sichon, en empruntant une partie du chemin actuel, dit de la Blanchisserie (1) ; et le prolongement de la route n° 7, depuis l'extrémité aval du nouveau Parc jusqu'au chemin vicinal de Vichy à la Montagne-Verte (2), en empruntant, d'une part, le couronnement de la digue de défense (3) sur une longueur de 560 mètres, de l'autre, le chemin dit de Mesdames, sur le bord du bief du Sichon (4), sur une longueur de 439 mètres. »

L'article 15 du même devis et cahier des charges disait :

« Il sera établi, sur le trottoir gauche du prolongement de la route Thermale n° 7, dans toute la partie correspondante à la digue de défense, sur une longueur de 560 mètres, un garde-corps métallique entièrement semblable à celui qui a été précédemment placé sur le sommet de cette digue, dans toute l'étendue du nouveau Parc. Ce garde-corps comprendra des pilastres, en fonte ornée, reliés par deux barreaux en fer creux de trois centimètres et demi de diamètre intérieur, ayant les formes et les épaisseurs des pilastres et des barres du garde-corps actuel, espacés de trois mètres en trois mètres, et scellés dans les massifs de maçonnerie en mortier hydraulique, présentant un cube d'au moins $0^{m3}90$ par chaque pilastre, à une profondeur de $0^{m}50$, au moyen de trois crampons de fer (5). »

Le 16 août, le préfet de l'Allier adressait ce projet, « *dressé par ordre de l'Empereur* », soulignait-il, à M. le ministre de l'Agriculture, du Commerce et des Travaux publics. Quatre jours plus tard, le 20 août 1864, presque par retour du courrier, il recevait la réponse qui suit :

« Monsieur le Préfet,

« J'ai pris connaissance des pièces relatives au projet de prolongement des routes Thermales n° 1 et n° 7, établies à Vichy. La dépense est évaluée à 40.000 francs, y compris 2.495 fr. 30 de somme à valoir.

« D'après les renseignements produits, ces deux prolongements, tracés conformément aux ordres de l'Empereur, forment le complé-

(1) Rue Louis-Blanc.
(2) Rue de Ballore.
(3) Quai de l'Allier.
(4) Boulevard du Sichon.
(5) Archives départementales de l'Allier, série X, n° 744.

ment du réseau de routes thermales, et, comme ces dernières, elles comprendront une chaussée en pierres placée entre deux trottoirs latéraux, plantés en essence de platanes. Les travaux ne donneraient lieu à aucune indemnité de terrain, attendu que les voies projetées empruntent, sur la plus grande partie de leur longueur, des chemins déjà livrés à la circulation et que la seule parcelle de terrain qui est traversée par le prolongement de la route n° 1 sera cédée gratuitement par le propriétaire.

Le domaine public de l'Etat à Vichy.

« Il résulte de ces renseignements qu'il n'est pas nécessaire d'ouvrir une enquête ni de provoquer la déclaration d'utilité publique de l'entreprise.

« Je reconnais, dès lors, Monsieur le Préfet, qu'il y a lieu d'approuver purement et simplement le projet dont il s'agit. Je vous en renvoie les pièces revêtues de mon visa.

« Je vous annonce, d'ailleurs, que par décision de ce jour, je mets à votre disposition, pour l'exécution des travaux, un crédit de 20.000 francs sur les fonds du chapitre deux de la sixième section du budget de 1864.

« Veuillez donner connaissance de la présente à MM. les ingénieurs (1). »

De ce projet de prolongement des routes Thermales n⁰ˢ 1 et 7, seul le prolongement de la route Thermale n° 7 fut exécuté et, cela seulement, jusqu'à l'extrémité de la digue de défense, c'est-à-dire jusqu'à la rue de la Blanchisserie.

Et, cependant, M. Radoult de Lafosse semblait pressé d'agir. Le 29 août 1864, il écrivait au préfet :

« J'ai l'honneur de vous retourner les pièces du projet de prolongement des routes Thermales n⁰ˢ 1 et 7 approuvé par décision ministérielle du 20 de ce mois.

« Le crédit ouvert sur l'exercice courant est bien suffisant pour permettre de mettre les travaux en adjudication, laquelle pourrait avoir lieu le 29 septembre prochain, jour de foire à Moulins. Il serait utile de faire insérer dans les conditions générales de l'adjudication que les concurrents seront tenus de faire viser leurs certificats de capacité par l'ingénieur chargé de la direction des travaux, au moins cinq jours avant le jour fixé pour l'adjudication (2). »

(1) Archives départementales de l'Allier, série X, n° 744.
(2) *Ibid.*

Mais, lorsque l'administration préfectorale examina l'affaire de plus près, elle s'aperçut qu'on s'était trop avancé, quand on avait compté, sans engagement préalable, sur la générosité des propriétaires du terrain nécessaire au prolongement de la route Thermale n° 1, terrain qui devait permettre d'atteindre, directement et en ligne droite, de cette route Thermale n° 1 à la rue de la Blanchisserie (1). Ceux-ci ne voulurent rien entendre et se refusèrent à laisser traverser leurs héritages sans, au préalable, avoir reçu une juste indemnité. Or, la déclaration d'utilité publique n'avait pas eu lieu ; il n'y avait donc possibilité de rien faire par expropriation pour ce prolongement du boulevard National et l'on ne fit rien.

Pour le prolongement de la route n° 7, au delà de la rue de la Blanchisserie jusqu'au chemin de Vichy à la Montagne-Verte, les difficultés furent d'un autre ordre. A l'extrémité de cette rue de la Blanchisserie, là où elle aboutissait au bief du Sichon, se trouvait le moulin de la Blanchisserie (2), qui obstruait complètement l'emplacement nécessaire au prolongement du quai de l'Allier par une route Thermale jusqu'à ce chemin de Vichy à la Montagne-Verte. Le 5 août 1864, le maire de Vichy annonçait à son Conseil municipal que l'Empereur « exprimait le désir » que la ville se rendît propriétaire du moulin de la Blanchisserie et de la prairie qui en dépendait, dont une partie devrait être affectée à l'ouverture d'une nouvelle voie publique et à l'établissement d'un pont sur le bief du Sichon. Pour aider la ville dans cette dépense et dans d'autres qui étaient énumérées dans le texte de la délibération du Conseil municipal, l'Empereur faisait un nouveau don à Vichy d'une somme de 50.000 francs.

Le Conseil se fit, naturellement, un devoir de réaliser le plus rapidement possible le désir de Napoléon III, le désir de cette Majesté qui le comblait ainsi et à laquelle il adressait l'expression respectueuse de la reconnaissance du pays tout entier. Il entra donc en pourparlers avec les héritiers de Gilbert Dubessay, dit Robert : Mme veuve Pierre Dubessay, qui agissait en son nom et au nom de ses deux enfants, et Mme Mombrun-Dubessay ; et il obtint, assez facilement, une promesse

(1) Il fallait pour cela traverser les terrains où s'élèvent aujourd'hui : 1° la maison de M. le Dr Chabrol ; 2° l'hôtel du Nouvel Etablissement ; 3° la villa d'Enghien, et 4° la villa Onix. Ces terrains appartenaient, en 1864, à M. Rambert, architecte à Vichy.

(2) Ancien moulin des Ducs, ainsi appelé parce qu'au moyen âge il avait appartenu aux ducs de Bourbon.

de vente de ce moulin de la Blanchisserie, qu'il voulait transformer en un abattoir (1), et de la prairie qui en dépendait, moyennant le prix principal de 30.000 francs et quelques réserves sans grande importance. *Le domaine public de l'Etat à Vichy.*

Mais des difficultés naquirent lorsqu'on en vint à l'acceptation, par les parties, du projet de rédaction de l'acte de vente. Les vendeurs firent des objections, demandèrent des modifications dans le texte proposé et discutèrent si longtemps et si longuement que ce fut seulement à la fin de mai 1865 que cette vente devint définitive et que la ville pût prendre possession du moulin de la Blanchisserie.

La belle ardeur de M. Radoult de Lafosse, qui, pour le prolongement de la route Thermale n° 1, s'était trouvée en face des difficultés que j'ai dites plus haut, était tout à fait tombée alors le jour où la ville aurait pu mettre à sa disposition la partie du moulin de la Blanchisserie qu'il fallait démolir, pour poursuivre, sans interruption, la route Thermale n° 7 jusqu'à la rue de Ballore. Ne pouvant pas prolonger la route Thermale n° 1, l'Etat, en 1865, se désintéressa d'autant plus du prolongement de la route Thermale n° 7, que la municipalité Leroy, — avec laquelle il avait traité jusque là toutes les questions des embellissements de Vichy, — étant tombé aux élections du mois d'août, il ne crut pas devoir reprendre — le monarque ne venant pas à Vichy pendant cette saison de 1865 — des pourparlers qui auraient pu encore s'éterniser s'ils avaient abouti.

On s'en tint donc, pour cette route n° 7, à son prolongement,

---

(1) Jusqu'à la crue de 1856, l'abattoir de Vichy se trouvait dans le lit même de l'Allier, en amont et au pied du terre-plein qui existait entre le pont sur pilotis et le pont suspendu, et sur lequel se trouvaient la maison et le bureau du gardien-receveur. Cet abattoir, composé seulement de baraques en planches mal jointes, construites sans aucun ordre par les bouchers eux-mêmes, sur le sol de l'île, était plus que primitif, remarquablement sale et mal tenu et d'un aspect, avec ses milliers de rats d'eau qu'il nourrissait et engraissait, dégoûtant et répugnant.

Après la crue du 31 mai 1856, qui nettoya complètement tout cela, les bouchers et leurs baraques se transportèrent dans l'emplacement actuel du concours hippique, le long de la route de Creuzier et de la rive gauche du Sichon. Là, l'abattoir fut aussi primitif, aussi salement tenu, aussi dégoûtant et aussi répugnant qu'il l'était quand il siégeait dans le lit même de l'Allier. Il y resta cependant jusqu'en 1881, époque à laquelle la ville construisit un abattoir municipal dans le même quartier, mais moins près du Sichon, et plus près de la rivière d'Allier. Cet abattoir va lui-même disparaître bientôt pour être remplacé par un établissement qui sera, dit-on, un modèle du genre et que l'on construit en ce moment à Beauséjour, près de l'usine élévatoire des eaux résiduaires et matières usées de la ville de Vichy.

depuis l'avenue des Cygnes jusqu'à la rue de la Blanchisserie. Ce prolongement devint, par la suite, la route Thermale n° 7 *bis* ou le *quai de l'Allier*, qui fut, dès 1864, pourvu, grâce aux 20.000 francs alloués sur le budget de 1864, du garde-corps prévu au projet, de trottoirs latéraux et d'une chaussée bien empierrée.

Il ne fut, du reste, rien prévu au budget de 1865 pour le complément de la dépense de 40.000 francs qui avait été, en principe, décidée, le 20 août 1864, par M. le ministre de l'Agriculture, du Commerce et des Travaux publics. Et la ville, malgré la condition du don de 50.000 francs de l'Empereur, n'ouvrit pas la rue à travers les bâtiments de l'ancien moulin de la Blanchisserie.

L'article 5 du décret impérial du 27 juillet 1861 était ainsi conçu : « Les voies de communication désignées à l'article 1er (1), l'église avec presbytère et l'Hôtel de Ville mentionnés dans l'article 3, seront remis, après leur achèvement, à la commune de Vichy, à charge par elle de les conserver et de les entretenir. »

Aussi, dès que ces voies de communication furent terminées, le ministre de l'Agriculture, du Commerce et des Travaux publics se mit en mesure d'en faire faire la remise à la ville de Vichy. Le 28 février 1863, il écrivait, à ce propos, au préfet de l'Allier : « J'ai l'honneur de vous annoncer que, par décision de ce jour, je viens d'accorder à votre département, sur les fonds du chapitre 31 (lacunes) de la 6e section du budget de l'exercice 1863, un crédit de 20.000 francs applicable au rechargement des routes Thermales établies dans Vichy.

« Vous voudrez bien, d'ailleurs, dès que ces routes auront été, au moyen de la présente allocation, amenées à l'état d'entretien, en faire immédiatement la remise à la ville de Vichy, conformément à l'article 5 du décret du 27 juillet 1861.

« Veuillez donner connaissance de la présente dépêche à M. l'ingénieur en chef. »

(1) Cet article 1er disait : « Il sera procédé à l'exécution des routes Thermales dont la désignation suit : 1° route allant des Célestins à l'enclos Chaloing ; 2° route allant de l'enclos Chaloing à la gare du chemin de fer ; 3° route allant de la gare du chemin de fer au clos des Célestins ; 4° route allant de la gare du chemin de fer à la rue de Nîmes ; 5° route allant de la rue de Nîmes à la place du Fatitot ; 6° route allant de la rue du Pont à la route n° 1 ci-dessus indiquée ; 7° route de la digue le long de l'Allier ; 8° prolongement des rues Lucas, Prunelle et Petit, jusqu'à la dite route n° 1. »

Aussitôt qu'il eut en mains cette décision ministérielle, M. l'ingé- *Le domaine public de* nieur Radoult de Lafosse, chargé de tout le service des embellis- *l'État à Vichy.* sements de Vichy, fit immédiatement mettre en état de viabilité parfaite toutes les routes Thermales. Le 29 mai 1863, il écrivait au maire de Vichy que ce travail était terminé et que, conformément aux prescriptions de la dépêche ministérielle du 28 février précédent, il lui adressait, en double expédition, pour qu'il le signe, le procès-verbal de remise de ces routes Thermales à la ville de Vichy.

Mais, avant d'accepter, au nom de la ville, le cadeau impérial, M. Leroy (1) voulut consulter son Conseil municipal. Celui-ci, dans sa réunion du 5 juin 1863, prit à l'unanimité la délibération suivante :

« M. le maire donne lecture d'une lettre de M. l'ingénieur ordinaire des Ponts et Chaussées, en date du 29 mai, ainsi conçue :

« Monsieur le Maire,

« J'ai l'honneur de vous adresser en double expédition le procès-verbal de la remise qui doit être faite à la commune de Vichy des routes Thermales qui viennent d'être terminées, conformément aux dispositions du décret en date du 27 juillet 1861 et aux prescriptions d'une dépêche ministérielle, en date du 28 février dernier, dont copie est ci-jointe. Je vous prie, Monsieur le maire, de vouloir bien me retourner ces deux expéditions aussitôt que cela vous sera possible, après les avoir signées et y avoir inséré, s'il y a lieu, vos observations.

« *L'ingénieur des Ponts et Chaussées,*
« Signé : Radoult de Lafosse. »

« Il donne aussi lecture du procès-verbal de remise de ces routes à la commune (2).

« Il appelle l'attention du Conseil sur la terminaison de ce procès-verbal où il est dit : « toutes les routes ci-dessus et les ouvrages acces-« soires qu'elles comprennent ont été reconnus en bon état d'entretien. « Elles sont acceptées par M. Leroy, maire de la commune de Vichy, « pour être désormais entretenues par les soins de cette commune. »

(1) Commissaire du Gouvernement près l'Etablissement thermal de Vichy, et maire de Vichy de 1860 à 1865.

(2) Ce procès-verbal était ainsi conçu :

« Le 30 mai 1863, nous soussigné, ingénieur des Ponts et Chaussées, chargé de la direction des travaux d'embellissements de Vichy, avons, conformément aux termes du décret, en date du 27 juillet 1861, et des prescriptions de la dépêche ministériel'e, en date du 28 février 1863, fait remise à la commune de Vichy, dans

« Il fait remarquer que la commune ne peut faire autrement, en présence du décret précité, que d'en accepter la cession.

« Il communique au Conseil les observations qu'il a cru devoir présenter touchant certains points défectueux, qui lui paraissent exister dans la confection de ces routes ;

« Enfin il invite le Conseil à en délibérer :

« LE CONSEIL,

« Vu le décret du 27 juillet 1861 ;

« Vu les observations de M. le maire ;

« Est d'avis que les routes Thermales exécutées aux frais de l'Etat pour être livrées à la commune soient acceptées par celle-ci.

« Quant à la question d'entretien, il pense que la commune ne peut s'engager que dans les limites de ses ressources, à moins que l'Etat ne lui vienne en aide par une subvention spéciale. »

Le gouvernement n'admit pas cette restriction *in extremis* et n'insista pas pour la signature du procès-verbal de remise, à la commune, des routes Thermales. C'est ainsi que ce procès-verbal ne fut jamais signé et que la question resta en l'état, jusqu'en 1899, sans être discutée, sans être solutionnée.

Le 11 janvier 1899, le Conseil municipal de Vichy était appelé à donner son avis sur la question de savoir s'il y avait lieu de soumettre à l'enquête *de commodo et incommodo* le projet de déviation de la rue du Casino (route Thermale nº 5). L'Etat reconnaissait donc ainsi

la personne de M. Leroy, maire de cette commune, des routes Thermales nouvellement établies à Vichy, aux frais de l'Etat et dont la désignation suit :

« Route nº 1. — Boulevard Napoléon : de la rue de l'Etablissement à la digue de défense, près la Source des Célestins.

« Route nº 2. — Rue Victoria : de la gare du chemin de fer à l'origine de la route nº 1 ;

« Route nº 3. — Avenue des Célestins : de la gare du chemin de fer à l'intersection de la route nº 1 avec la digue insubmersible ;

« Route nº 4. — Rue de l'Impératrice : de la gare du chemin de fer à la route impériale nº 106 ;

« Route nº 5. — Rue Rouher : de la rue Cunin-Gridaine à la rue du Parc ;

« Route nº 6. — Boulevard du Prince-Impérial : de la route nº 1 à la rue du Pont ;

« Route nº 7. — Rue de la Digue : de la route nº 1 à l'intersection de cette même route avec l'avenue des Célestins ;

« Route nº 8. — Composée des rues Lucas, Petit et Prunelle.

« Toutes les routes ci-dessus et les ouvrages accessoires qu'elles comprennent ont été reconnus en bon état d'entretien. Elles sont acceptées par M. Leroy, maire de la commune de Vichy, pour être désormais entretenues par les soins de cette commune. »

que la ville de Vichy avait quelque chose à voir dans les routes Thermales, avait quelques droits de propriété sur ces routes Thermales. Cette opinion, qui s'imposait, fut exposée par un membre de l'assemblée communale.

Le domaine public de l'Etat à Vichy.

« L'administration municipale, lit-on, en effet, au registre des délibérations, a cru de bonne foi, jusqu'à ce jour, que les routes Thermales, qui sont entretenues par la Compagnie, appartenaient à l'Etat qui avait le droit d'en disposer à son gré : l'administration était dans l'erreur, puisque M. le ministre de l'Intérieur prend soin de nous l'apprendre en nous citant le décret du 27 juillet 1861 (1). C'est pour cela qu'aujourd'hui le Conseil est consulté sur l'opportunité de déplacer l'axe d'une partie de la rue du Casino. »

Après cette observation et une assez longue discussion, le Conseil municipal, pour affirmer son droit de propriété sur les routes Thermales, émit l'avis qu'il y avait lieu de donner suite au projet de déviation de la partie de la rue du Casino, entre la rue de Banville et la rue Cunin-Gridaine.

Donc, la question de propriété des routes Thermales était ainsi nettement posée par cette délibération, du 11 janvier 1899, du Conseil municipal de Vichy.

Mais, en haut lieu, on allait rapidement se reprendre et examiner la question de plus près.

Le 2 février de cette même année 1899, le préfet de l'Allier écrivait au ministre des Travaux publics la lettre suivante, à propos de la déviation de cette rue du Casino (route Thermale n° 5) :

« *Moulins, le 2 février 1899.*

« Monsieur le Ministre,

« Le 2 décembre 1898, je vous ai transmis, avec les pièces, la demande présentée par la Compagnie fermière de Vichy, à l'effet d'être autorisée à dévier la route Thermale n° 5 (rue du Casino), dans la partie comprise entre le Casino actuel et la Croix de la Mission. Je vous demandais de vouloir bien m'autoriser à soumettre le projet à une enquête d'utilité publique, dans les formes déterminées par l'ordonnance du 18 février 1834, en vue du décret à intervenir pour le déclassement de la partie de route abandonnée.

(1) Par sa dépêche ministérielle du 15 décembre 1898, M. le ministre de l'Intérieur émettait l'opinion qu'étant donné les termes du décret du 27 juillet 1861, les routes Thermales devaient être propriétés de la ville de Vichy et non pas propriétés de l'Etat.

« En réponse à cette communication, vous m'avez fait connaître, par dépêche du 15 décembre 1898, que le décret du 27 juillet 1861, autorisant la construction des routes thermales, avait prescrit leur remise à la ville après achèvement, et que, par conséquent, ces routes devaient être considérées comme des voies urbaines ne rentrant pas dans les attributions de votre Ministère.

« J'ai l'honneur de vous faire connaître, Monsieur le Ministre, que les recherches opérées, tant dans les Archives de la Préfecture et du service des Ponts et Chaussées que dans celles de la direction des Domaines, n'ont fait découvrir aucune trace d'un document quelconque se rapportant à une remise de cette nature. L'article 1er du décret du 27 juillet 1861 porte qu'il sera procédé à l'exécution des routes thermales dont la désignation suit, sous huit paragraphes distincts, et l'article 5 dispose que les voies de communication ainsi désignées seront remises, *après leur achèvement*, à la commune de Vichy, *à charge par elle de les conserver et de les entretenir*.

« Un second décret, du 25 décembre 1861, a prononcé l'utilité publique des travaux ; un jugement du 5 juin 1862, du tribunal de Cusset, a prononcé l'expropriation des terrains nécessaires à l'assiette de ces routes ; les acquisitions ont ensuite été réalisées, au nom de l'Etat, au cours de l'année 1862, et payées *sur le budget de votre Ministère*.

« Ultérieurement, l'article 3 de la Convention du 20 avril 1864, ratifiée par la loi du 7 mai 1864, a stipulé que la Compagnie fermière verserait au trésor, en sus de son prix de ferme, une somme déterminée pour l'entretien des routes thermales qui continuait *à être fait par les agents du Ministère des Travaux publics*.

« Enfin, l'article 9 d'une autre Convention du 10 mars 1897, sanctionnée par la loi du 28 février 1898, a mis cet entretien à la charge de la Compagnie fermière ; mais d'une lettre venant du directeur de la Compagnie, annexée à la dite Convention et insérée au *Journal officiel* du 28 février 1898, il résulte que la Compagnie, en présence de l'amendement Montaut, qui demandait la suppression de cet article 9, a pris l'engagement ferme, dont il a été pris acte, de laisser le soin de l'entretien au service des *Ponts et Chaussées*, dans les conditions où il en est actuellement chargé.

« Il résulte donc nettement de ces textes et de ces faits que les routes thermales ont été créées par l'Etat et entretenues constamment par les soins des agents de votre ministère, depuis leur création.

« Le décret du 27 juillet 1861 n'a pu transférer, par lui seul, à la ville de Vichy, la propriété du sol des routes thermales puisque, d'une part, l'Etat n'était pas à cette date propriétaire des terrains sur lesquels elles devaient être assises et que, d'autre part, le souverain, auteur du décret, n'avait pas le droit de disposer gratuitement de la propriété des biens de l'Etat, cette prérogative appartenant, comme aujourd'hui, au pouvoir législatif.

« Au surplus, l'article 5 du décret n'a prescrit la remise des routes thermales à la ville de Vichy qu'après *leur achèvement* et *à charge par celle-ci d'en assurer la conservation et l'entretien*. Ce décret ne pouvait supprimer aucune des formalités qui étaient requises pour que cette remise s'opérât régulièrement et qui comportaient, *indépendamment d'une loi spéciale autorisant l'abandon gratuit à la ville de Vichy*, l'engagement corrélatif à prendre par celle-ci, en acceptant ce don, de conserver et d'entretenir les nouvelles routes construites. Or, rien de semblable n'a été fait et l'on peut dire que l'article 5 du décret du 27 juillet 1861 est devenu caduc puisque deux dispositions législatives, les lois du 7 mai 1864 et du 21 février 1898, sont intervenues depuis et ont édicté des prescriptions contraires conservant la charge pour l'Etat de l'entretien des routes thermales, la subvention fournie par la Compagnie fermière ne devant être considérée que comme une aggravation du prix de fermage payé à l'Etat pour la jouissance du domaine dont ce dernier est propriétaire à Vichy. Tant qu'une loi spéciale ne sera pas intervenue, l'Etat a donc le droit incontestable de s'affirmer seul propriétaire du sol des routes thermales. J'ajouterai que ce droit ne lui est contesté par personne, même par la ville de Vichy. Ceci étant établi, il est donc nécessaire qu'un décret intervienne pour autoriser le déclassement de la portion à abandonner de la route Thermale n° 5, mais il reste à savoir par quelle administration, Intérieur ou Travaux publics, doivent être faites les formalités pour parvenir à ce décret.

« Dans ce qui précède, j'ai rappelé que le Département des Travaux publics avait acquis le sol de ces routes et que leur construction et leur entretien avaient été constamment faits par les agents de votre Ministère ; mais, d'un autre côté, je dois ajouter que les fonds de concours, versés par la Compagnie fermière pour l'entretien de ces routes, étaient rattachés au budget du Ministère de l'Intérieur, qui me déléguait annuellement les crédits.

« Il serait donc fort difficile de se prononcer si un précédent n'avait, à mon avis, tranché la question, en décidant que tout ce qui concerne l'assiette de ces routes ressortait à votre Ministère. En 1873, en effet, il fut reconnu qu'une parcelle de terrain de 1.033 mètres carrés avait été détachée du parc domanial, pour être incorporée à cette même route Thermale n° 5, et cela sans qu'aucune des formalités réglementaires ait été remplie. La situation fut régularisée, le 8 juin 1874, par un décret qui affectait ces terrains au *Département des Travaux publics* et non à la ville de Vichy. Ce décret établissait donc, non seulement que la ville de Vichy n'était pas propriétaire du sol des routes thermales, mais encore, que toutes les questions intéressant ces terrains étaient du ressort de votre Ministère.

« Ce décret, Monsieur le Ministre, me paraît trancher la question. C'est pourquoi je viens vous prier de vouloir bien examiner à nouveau cette affaire et m'autoriser, ensuite, à faire procéder aux enquêtes réglementaires, dans les formes déterminées par l'ordonnance du 18 février 1834, en vue de parvenir au déclassement de la partie de la route Thermale n° 5 devant devenir libre par suite de la déviation demandée par la Compagnie fermière de Vichy.

« Je vous prie, Monsieur le Ministre, de vouloir bien agréer l'expression de mes sentiments les plus respectueux et les plus dévoués.

« *Le Préfet de l'Allier.* »

Le ministre des Travaux publics s'inclina devant les raisons si claires, si précises, si documentées du préfet de l'Allier, et une décision interministérielle, des 10 mars et 2 juin 1899, reconnut qu'un décret, rendu dans les formes prescrites par l'ordonnance du 18 février 1834, était nécessaire pour autoriser la déviation de la route Thermale n° 5 et, qu'après que ce décret sera intervenu, une décision de M. le ministre de l'Intérieur suffira, d'une part, pour rattacher aux dépendances du parc thermal les terrains provenant de la section de route déclassée et, d'autre part, pour incorporer à la voie publique les parcelles du domaine privé de l'Etat, comprises dans le nouveau tracé de cette route Thermale n° 5.

Au reste, le maire de Vichy, instruit par le préfet de l'Allier du résultat de ses recherches sur la propriété des routes thermales, prévenait, dès le 2 février 1899, son Conseil municipal de l'état de la question. Ce jour-là, l'édilité vichyssoise avait à délibérer sur une

demande, faite par la Compagnie fermière, d'enlèvement des conduites
d'eau de la ville du sous-sol de l'ancienne rue du Casino, et de
replacement de ces conduites d'eau dans le sous-sol de la nouvelle
route Thermale n° 5, entre la rue de Banville et la place Victor-Hugo.
La commission, chargée de rapporter cette question, concluait que,
avant de prendre une décision, le conseil devait attendre le résultat
de l'enquête nécessitée par la déviation demandée. Le maire répondit
à cette proposition d'ajournement « que l'enquête n'aurait pas lieu,
la rue du Casino appartenant à l'Etat, comme du reste toutes
les routes thermales, construites en vertu du décret du 27 juillet 1861.
Si la ville avait accepté l'entretien de ces voies, elle en serait, aujour-
d'hui, propriétaire ; mais, ainsi que l'établit la délibération du conseil
municipal du 5 juin 1863, la ville n'ayant pas accepté de prendre à
sa charge cet entretien, la remise des routes thermales ne put être
faite à la commune. C'est ainsi, du reste, qu'au ministère on a en-
visagé la question, et les conventions de 1864 et de 1898, passées
entre l'Etat et la Compagnie fermière, n'ont fait que confirmer cette
interprétation. Si la délibération du 5 juin 1863 ne constitue pas un
refus, elle n'a pas non plus accepté d'assurer l'entretien qui était la
condition *sine quâ non* de la remise. Au surplus, le procès-verbal de
remise n'a jamais été signé. Il se trouve dans les archives de la mairie,
mais les signatures des deux parties sont en blanc ».

Malgré ces affirmations autorisées, le Conseil municipal de Vichy
ne voulut pas, ce jour-là, s'avouer vaincu. Il donna l'avis favorable au
déplacement et au replacement des conduites d'eau qu'on lui demandait, mais « sous toutes réserves quant à la propriété du sol de la dite
rue du Casino ».

La question restait donc entière. Elle fut définitivement vidée, le
16 février 1899, lors du refus par le Conseil municipal de prendre en
considération une pétition de M. le Dr Puistienne, de Mme Méchin et
de M. Granché, à propos de la déviation de cette même rue du
Casino. Ce 16 février 1899, le Conseil municipal de Vichy délibéra,
en effet, comme suit :

« Ouï la communication qui vient de lui être faite ;

« Considérant que, si, par suite d'une erreur, la rue du Casino a
pu, un instant, être considérée comme appartenant à la ville, cette
opinion a dû être modifiée par la suite, attendu que l'autorité supérieure, se basant sur des preuves écrites qui existent même aux

*Le domaine public de
l'Etat à Vichy.*

archives de la mairie, revendique, pour l'Etat, la propriété des routes thermales, construites conformément au décret du 27 juillet 1861, mais qui n'ont jamais été remises à la ville, celle-ci n'ayant pas pris l'engagement de les entretenir, condition expresse prescrite par le décret précité,

« Déclare ne pouvoir donner aucune suite à la lettre de M. le Dr Puistienne et de ses cosignataires et passe à l'ordre du jour. »

Les routes thermales de Vichy sont donc, indiscutablement et sans contestation possible, aujourd'hui, propriété de l'Etat et de l'Etat seul. Leur entretien lui coûte en moyenne 20.000 francs par an. En 1912, cet entretien a coûté, très exactement, 21.113 fr. 19.

*
* *

4° LA RUE DE BANVILLE. — Le 13 juin 1815, la Commission administrative de l'hospice de Vichy, à qui un de ses membres, le baron Lucas, inspecteur des Eaux minérales, avait apporté le plan du projet qu'il avait conçu de créer une place plantée d'arbres autour de la source de l'Hôpital et de relier, par une avenue, cette place à la « promenade » (1), prenait la délibération suivante :

« La Commission administrative réunie en bureau, il a été donné connaissance des projets du Gouvernement pour la continuation de la promenade de l'Etablissement de Vichy qui se prolongerait jusqu'à l'hospice, dans l'enceinte duquel le Gouvernement a fait construire une fontaine, des cabinets, des bains et douches (2).

« Considérant que toutes les améliorations faites à Vichy ont augmenté de beaucoup les revenus de l'hospice ;

« Considérant que l'affluence des malades devient, chaque année, plus considérable par les améliorations ; considérant que cette affluence de malades augmente les produits de la quête et la vente des remèdes, le tout au profit de l'hospice ; la Commission a pensé qu'il était de son devoir de répondre aux bienfaits que le Gouvernement ne cesse de répandre sur l'hospice, en conséquence elle arrête que M. le Préfet du département serait prié d'offrir au Gouvernement la partie de jardin et terre appartenant à l'hospice, et d'en disposer d'après les

----

(1) Ce plan, œuvre de Roze Beauvais, qui faisait partie des précieux documents sur Vichy que possédait M. Hugues Batillat, se trouve actuellement à la Bibliothèque des Sciences médicales de Vichy.

(2) Voir *Histoire des Eaux minérales de Vichy*, t. 1er, p. 449.

plans qui lui sont présentés pour le complément de la promenade ; l'avantage qui résulte pour l'Hospice, d'après les considérations ci-dessus, le dédommage amplement de cette cession gratuite, l'administration demandant toutefois que le mur de clôture qui doit séparer le jardin de l'Hospice de la promenade de l'Etablissement thermal soit reconstruit, aux frais du Gouvernement, sitôt que l'offre de cession pure et simple sera acceptée.

« Arrêté par nous, administrateurs soussignés, les jour et an que dessus.

« Signé : Aug. Lucas, Fouet, Desbrest, Charles, Guyot.»

Dans le même temps que l'Etat recevait, ainsi, de l'Hospice de Vichy une partie du terrain nécessaire à la « percée » qu'il voulait réaliser, M. Lucas achetait, pour le compte du Gouvernement, à Jean Collas, aubergiste au bourg de Vichy, et moyennant le prix de 600 francs, une parcelle de terre de 1.500 mètres carrés environ, cadastrée « au Fatiteau, dans le jardin, section A, nos 237 et 234 », « comprise dans le passage du Parc » (1).

Ce passage du Parc fut donc immédiatement ouvert et resta, jusqu'en 1863, étroit et irrégulier, limité, d'un côté, par du terrain appartenant à l'Etat et provenant de l'acquisition Jean Collas, et de l'autre par les cours, jardins et bâtiment de l'Hospice civil de Vichy.

Ce fut pendant cette année 1863 que l'Empereur jeta les bases « d'une nouvelle convention avec la Compagnie fermière de l'Etablissement thermal de Vichy », convention qui allait imposer à celle-ci des travaux importants, principalement la construction du Casino, la reconstruction des bains de l'Hôpital et aussi le versement d'une somme de 55.000 francs pour l'entretien des routes thermales et des nouveaux parcs. On était, alors, il faut se le rappeler, en pleine transformation de Vichy ; de tous côtés des embellissements naissaient d'une année à l'autre ; de tous côtés, dans le quartier thermal, on démolissait pour redresser ou élargir des rues, pour en construire de nouvelles, pour faire du Vichy de Lucas et de Prunelle une toute autre ville que celle qu'elle avait été jusqu'alors.

La Compagnie fermière, qui poussait le plus possible à tous ces embellissements, à tous ces travaux, à toutes ces dépenses, suggéra à l'Etat la bonne pensée de proposer à la Commission administrative de l'Hospice de Vichy d'abandonner, encore, une partie de son terrain,

(1) Voir plus haut, p. 596 et 597.

qui limitait, d'un côté, le passage du Parc, tandis que l'Etat ferait, lui aussi, de l'autre côté, un semblable abandon, de manière que, finalement, on puisse, là, créer une large et belle voie régulière, allant de la place Rosalie à l'ancien parc.

L'Etat agréa cette proposition et, de son côté, l'Administration hospitalière délibérait, le 13 juillet 1863, comme suit :

« M. le président expose que, déjà, il a entretenu la Commission du projet de redresser le passage du Parc à la place Rosalie, de manière à mettre le rond-point du jet d'eau (1) et la fontaine de l'Hôpital dans l'axe de la nouvelle voie ; il dit qu'il n'est possible d'obtenir ce résultat qu'en déplaçant le mur de clôture de l'Hospice qui donne sur ce passage et en démolissant le bâtiment servant aujourd'hui de dépositoire, en sorte que l'établissement charitable se trouvera, nécessairement, en présence non seulement d'un abandon de terrain à la voie publique, mais encore du rétablissement du mur séparatif et de la construction, le cas échéant, d'un nouveau bâtiment pour le dépositoire ; il fait remarquer que, bien qu'au premier aspect, ce projet puisse paraître onéreux, cependant sa réalisation sera profitable à l'Hospice, puisqu'elle lui procurera, sur un des points les plus fréquentés de la ville, une façade qui permettra la construction d'un certain nombre de magasins, dont le loyer annuel constituera une augmentation de ressources bien supérieure à la dépense ; enfin, il ajoute que cette mesure se rattache à une modification de la place Rosalie qui a reçu l'approbation de l'Empereur, et il invite la Commission à délibérer.

« Après cet exposé,

« Considérant que la défense des intérêts de l'Etablissement charitable ne peut être un obstacle à ce qu'il concoure, de son côté, aux améliorations communales, alors que celles-ci ne peuvent être pour lui la cause d'aucun préjudice ;

« Considérant qu'il résulte de la mesure proposée, que l'Hospice conquiert la possibilité d'établir, sur un passage très fréquenté, des magasins, dont le loyer annuel sera une compensation plus que suffisante de la cession de terrain et de la dépense à faire dans cette circonstance ;

« La Commission, heureuse de saisir cette nouvelle occasion de

(1) Ce jet d'eau avec un bassin rond existait avant la construction du Casino à la rencontre de l'axe de l'allée centrale du Parc et de l'axe prolongé de la rue Strauss. Près de ce bassin, à la place de la Restauration actuelle, se trouvait le *rosarium*, jardin fleuri où s'épanouissaient, pendant l'été, des roses superbes.

témoigner de son dévouement et de sa reconnaissance pour l'Empereur, comme elle l'a fait déjà par l'abandon gratuit du terrain nécessaire à l'ouverture de la rue Rouher et du boulevard de l'Impératrice,

« Décide, à l'unanimité, que le mur qui longe le passage du Parc
à la place Rosalie sera immédiatement démoli et reconstruit, aux frais
de l'Hospice, sur l'alignement indiqué au plan approuvé par Sa Majesté, à la condition :

« 1° Que l'Etablissement charitable demeurera étranger à tous
autres frais ;

« 2° Qu'il aura le droit de prendre sur la nouvelle voie tels jours,
et de pratiquer telles ouvertures qu'il jugera convenables ;

« 3° Enfin, que celle-ci sera désormais considérée comme voie
publique.

« L'ordre du jour étant épuisé, la séance a été levée.

« Signé : Masset, Favier, Lemoine, Batillat, Leroy. »

Ainsi, grâce à cette heureuse entente, la voie projetée put être
rapidement élargie. Je fais, cependant, remarquer, dès maintenant, que
les termes mêmes de la délibération de la Commission administrative
de l'Hospice de Vichy ne laissent aucun doute sur deux points essentiels : la voie qui allait être créée serait une *voie publique*, mais le
terrain donné par l'Hospice ne l'était pas à la Commune, pour que
cette voie soit *communale*, mais bien à l'Etat et à l'Etat seul. Ceci,
sans qu'il y paraisse pour l'instant, a cependant son importance,
comme on le verra dans le cours de l'histoire de ce passage du Parc.

Le terrain de l'Etat n'était pas, dans son entier, nécessaire à l'exécution du projet ; l'Etat en conservait donc une partie, formant un triangle, pénétrant par ses côtés dans les propriétés voisines et bordant, par
sa base, le trottoir de la voie projetée. La Compagnie fermière ayant
manifesté l'intention de construire des boutiques sur ce triangle,
l'Hospice, qui avait incontestablement, de par le texte même de sa
délibération du 13 juillet 1863, la faculté d'en construire sur sa nouvelle
limite, contesta, par sa délibération du 21 mars 1864, à cette Compagnie
fermière le droit d'en faire autant du côté du terrain de l'Etat. Mais
cette prétention exagérée ne fut pas admise en haut lieu et le ministre
de l'Agriculture, du Commerce et des Travaux publics, par dépêche
du 4 juin 1864, faisait connaître à M. le préfet de l'Allier que l'administration supérieure avait admis, en principe, que la Compagnie

fermière pouvait être autorisée à établir des boutiques sur le terrain que rendrait libre l'avenue de l'Hôpital rectifiée (1).

L'Hospice avait exécuté fidèlement et rapidement les engagements qu'il avait pris par sa délibération du 13 juillet 1863 ; il avait abattu ses murs et son dépositoire et s'était retiré au delà du terrain qu'il abandonnait à l'Etat.

La Compagnie fermière, au contraire, construisit des magasins en s'avançant de deux mètres sur la nouvelle voie, tel qu'il avait été moralement convenu qu'elle serait ouverte.

Aussitôt, l'Administration de l'Hospice, pour protester contre cet oubli de l'engagement pris, fit renfermer, un peu rapidement et surtout un peu brutalement, il me semble, par une clôture en planches, remplaçant son ancien mur, tout le terrain qu'elle avait abandonné. Mais le ministre de l'Agriculture, du Commerce et des Travaux publics, avisé du conflit qui venait de naître et de la façon d'agir de l'Administration hospitalière, lui donna l'ordre de faire disparaître immédiatement cette barricade qui obstruait le passage. La Commission administrative obéit sur l'heure : elle remplaça sa barrière en planches par des magasins provisoires, ce qui n'améliora nullement la situation, au contraire. En même temps qu'elle répondait par ce fait à ce qu'elle considérait comme une provocation de la part des fermiers de l'Etat, elle protestait, le 20 juin 1864, par une délibération et adressait sa protestation au ministre. Celui-ci envoya immédiatement à Vichy M. de Boureuille, secrétaire général de son ministère, qui, après avoir réuni ensemble et entendu le Conseil municipal de Vichy et la Commission administrative de l'Hospice, fit une enquête, à la suite de laquelle le préfet de l'Allier reçut la décision ministérielle suivante, datée du 13 juillet 1864 :

« J'ai décidé, en principe, qu'à l'avenir, la Compagnie ne pourra être autorisée à placer des boutiques que dans le triangle situé tout à fait en dehors de l'avenue de l'Hôpital rectifiée, que l'on doit considérer comme affectée à la voie publique ; tout le surplus sera laissé libre.

« Pour cette année toutefois, et c'est ainsi d'ailleurs que l'ont admis et le Conseil municipal et la Commission administrative, la Compagnie d'un côté et la Commission administrative de l'autre seront autorisées à conserver les boutiques qu'elles ont établies sur l'un

(1) Le passage du Parc, aujourd'hui rue de Banville.

et l'autre côté de l'avenue ; mais, l'année prochaine, aucune boutique
ne pourra plus être placée en cette partie de la voie publique, et, d'ici
là, la Compagnie devra étudier et soumettre à mon administration le
projet des boutiques qu'elle aurait l'intention de placer dans le triangle
ci-dessus mentionné.

« J'ai lieu d'espérer, Monsieur le Préfet, que les difficultés qui
s'étaient élevées, au sujet de cette affaire, entre le Conseil municipal,
l'Hospice et la Compagnie, sont, dès à présent et par la décision qui
précède, complètement aplanies. »

Mais la Compagnie ne se tint pas pour battue. Le 4 août suivant,
c'est-à-dire vingt et un jours après la décision du ministre de l'Agriculture, du Commerce et des Travaux publics, son directeur, M. Arthur
Callou, présentait à l'Empereur lui-même, et lui faisait approuver,
par sa signature, un plan qui permettait aux fermiers de l'Etat
de garder, pour leurs magasins, le terrain qui avait été la cause de
la protestation des hospices, et obligeait, en même temps, ces hospices
à faire un nouvel abandon de terrain, pour laisser au passage toute
sa largeur et toutes ses facilités.

Le ministre de l'Agriculture, du Commerce et des Travaux publics,
fort surpris de cette décision de l'Empereur, prise sans qu'il ait été
consulté ou seulement avisé, en référa au chef de l'Etat lui-même et
interrogea, en même temps, le préfet de l'Allier. Le 24 novembre 1864, il transmettait à ce dernier la nouvelle décision de l'Empereur, à propos de cette affaire. Le 29 du même mois, le maire de
Vichy en recevait communication dans les termes suivants :

« Son Excellence m'annonce, par une dépêche du 24 de ce mois,
que l'Empereur a apposé sa signature sur le plan qui lui avait été
soumis par la Compagnie, dans la pensée que tous les intérêts étaient
d'accord pour l'adoption dudit plan ; que la situation étant toute
autre, Sa Majesté a décidé que la combinaison tracée sur ce plan ne
serait maintenue qu'autant qu'à la suite de l'instruction dont elle
serait l'objet, toutes les opinions s'y rallieraient.

« Dans le cas où cet accord ne pourrait être obtenu, la décision
du 13 juillet recevrait, conformément à ma proposition, sa pleine et
entière exécution. »

La Compagnie fermière de l'Etablissement thermal de Vichy ne
chercha pas alors à négocier avec la Commission administrative de
l'Hospice, afin d'obtenir son assentiment qui lui était nécessaire, pour

que la signature de l'Empereur ne fût pas lettre morte. Elle se retira simplement et complètement dans le triangle, dont la décision ministérielle du 13 juillet 1864 lui interdisait de sortir et, depuis 1865 jusqu'en 1874, cette décision qui faisait la loi des parties intéressées fut respectée.

Mais, en 1874, la Compagnie fermière fit dresser par son architecte, M. Badger, un plan de magasins à construire sur le terrain de l'Etat, dans le passage du Parc, qu'elle soumit à l'approbation du Gouvernement, et elle demanda, en même temps, au maire de Vichy, un alignement qui lui permît de s'avancer sur la voie créée en 1864. Cette demande fut soumise, pour avis, au Conseil municipal de Vichy, qui, le 18 janvier 1874, se contenta de décider que la proposition de la Compagnie serait transmise à l'administration de l'Hospice qui en délibérerait, tout en faisant remarquer, cependant, que dans aucun cas il ne pourrait admettre une modification de l'état des lieux qui pourrait nuire aux constructions projetées par l'Hospice.

Le 4 février 1874, la Commission administrative de l'Hospice déclarait qu'elle ne pouvait prendre une détermination, relativement à la demande de la Compagnie fermière, sans savoir si les constructions que celle-ci désirait exécuter pourraient s'harmoniser avec celles que l'Hospice se proposait, lui-même, d'exécuter, et le 17 mars, le Conseil municipal, considérant que la voie en question n'était pas encore légalement communale, émettait le vœu — le maire se trouvant sans qualité pour l'alignement à donner aux boutiques que devait construire la Compagnie — que l'Etat s'entendit avec l'Hospice pour l'aplanissement des questions litigieuses soulevées par cet alignement projeté.

Le 30 janvier 1875, M. le préfet de l'Allier écrivait à l'administration de l'Hospice et lui disait que la Compagnie avait fait agréer par le ministre un projet dont l'exécution aurait pour résultat d'embellir cette partie de la ville ; comme ce projet n'était autre chose que la reprise de celui qui, déjà, avait été repoussé en 1864, la Commission de l'Hospice prit, le 5 février, une délibération par laquelle elle déclarait qu'elle maintenait les conditions réglées du consentement des parties intéressées par la décision ministérielle du 13 juillet 1864.

Cette délibération fut transmise au préfet qui, au nom de la Compagnie et par une lettre du 15 mars, demandait à la Commission de l'Hospice quelles seraient les conditions sous lesquelles elle consentirait à agréer le projet des fermiers de l'Etat, qui proposaient, en outre, de louer les boutiques de l'Hospice. *Le domaine public de l'Etat à Vichy.*

Le 20 mars, la Commission prit une nouvelle délibération par laquelle elle repoussait cette dernière proposition, en faisant remarquer que l'Hospice était engagé par des baux envers ses locataires.

L'été se passa et la Compagnie fit, vers la fin d'octobre, renfermer, par une barricade en bois, le trottoir et même une partie de la chaussée de la voie publique, et derrière cette barricade, elle construisit.

En présence de cette entreprise, la Commission de l'Hospice, à la date des 9, 10 et 13 décembre, adressa : 1° à la Compagnie, une sommation d'arrêter ses travaux ; 2° à l'Etat, une sommation de faire cesser l'anticipation exécutée sur la voie publique ; et presque en même temps, c'est-à-dire le 27 décembre, elle prenait une délibération par laquelle elle décidait qu'elle reprendrait son terrain en l'enfermant, comme en 1864, par une clôture en planches. Le 3 janvier 1876, cette barrière en planches fut placée et le passage du Parc fut, de nouveau, en partie obstrué ; seuls les piétons pouvaient le traverser.

Cette fois, le ministre respecta cette clôture ; il fit comme son prédécesseur de 1864, il prit des informations, et éclairé sur la situation, il écrivit, le 7 janvier 1876, au préfet de l'Allier, d'enjoindre à la Compagnie d'arrêter ses travaux.

Mais la Compagnie ne tint pas compte de cette injonction et répondit qu'elle avait l'autorisation des bureaux du ministère.

Le ministre, averti de cette situation, adressa, le 19 février, au préfet de l'Allier, qui la transmit immédiatement au maire de Vichy, président de la Commission des Hospices, la dépêche suivante :

« Je reçois une dépêche télégraphique m'informant que la Compagnie de Vichy continue la construction des boutiques ; la Compagnie a déclaré qu'elle aurait été autorisée par les bureaux de Paris ; cela est absolument inexact. Je vous invite à faire suspendre les travaux. Comment se fait-il que mes instructions ne soient pas remplies ? Renouvelez l'ordre et faites-moi connaître de suite la situation. »

Malgré cet ordre si formel du ministre, la Compagnie continua ses travaux ; alors, le 26 du même mois, la Commission de l'Hospice adressa une lettre au ministre et lui dénonça la situation.

Le 7 mars, M. le préfet de l'Allier, agissant au nom de l'Etat, fit, par le ministère d'un huissier, sommation à la Compagnie d'arrêter ses travaux ; celle-ci répondit, par l'organe de son représentant à Vichy, qu'elle allait cesser ses travaux; mais que, si elle a construit, c'est qu'elle en avait le droit, aux termes de son contrat avec l'Etat, et qu'elle faisait toutes réserves de son action en dommages et intérêts.

Le surlendemain, 9, la Compagnie faisait à son tour signifier au préfet un acte par lequel elle disait que, rectifiant la réponse faite par son agent, elle allait continuer ses travaux, et, en effet, elle les continua.

Le 10 mars, nouvelle plainte de la Commission au ministre, et, le 17, le préfet, sur des instructions reçues, écrivait à la Commission de l'Hospice que la construction entreprise par la Compagnie était conforme au plan approuvé par le ministre et respectait l'alignement qui lui avait été donné ; que, par acte du 7 du courant, l'administration avait fait sommation à la Compagnie de suspendre ses travaux ; mais qu'elle n'avait pas tenu compte de cette sommation ; que le Gouvernement devait borner là son intervention et que, si la construction *empiétait* sur les terrains appartenant à autrui, c'était aux tribunaux qu'il fallait s'adresser.

M. le maire réunit alors la Commission qui, après avoir reçu communication de la lettre du préfet, prit, à la date du 23 mars, une délibération par laquelle elle disait qu'elle voyait avec regret l'interprétation donnée aujourd'hui à cette affaire, et qu'elle conserverait le terrain qu'elle avait repris et fait clore.

Le 20 mai 1876, le Conseil municipal de Vichy, malgré toute sa sympathie pour la cause des pauvres que la Commission administrative soutenait avec d'autant plus d'ardeur et d'acharnement qu'elle avait été plus déçue dans le résultat, négatif pour elle, du fameux procès, devant le Tribunal civil de Cusset, du « *sou par bouteille* » (1), prit cependant la délibération suivante :

« Le Conseil émet le vœu que la barrière du passage du Parc disparaisse et que l'administration de l'Hospice, sous réserves de ses droits, l'enlève à cause de la gêne dans le quartier. »

Mais ce vœu resta lettre morte malgré que le 31 mai, le préfet, écrivant au maire de Vichy, lui recommandait — la question de propriété restant entière — de prendre les mesures propres à assurer la commodité de la circulation. C'était une nouvelle allusion à la barricade établie par l'Hospice, barricade dont le maire de Vichy avait entretenu le préfet.

(1) Le jugement de ce tribunal, dans cette affaire, est du 23 mars 1876.

Le 1er juin, le maire répondit au préfet :

« Je suis tout disposé à prendre les mesures nécessaires pour que la circulation du Parc soit libre, en obligeant l'Hospice d'enlever la barricade en planches, qu'il y a fait placer.

« Mais ne pensez-vous pas qu'il serait utile d'en faire autant auprès de la Compagnie fermière qui a anticipé sur la voie communale et de l'obliger à se retirer ? »

Le 2 juin 1876, M. le préfet répondait au maire qu'il avait été mal compris, qu'il fallait dresser procès-verbal contre les contrevenants, que ce soit la Compagnie ou les Hospices.

Mais, dès le lendemain le maire répondait à son tour au préfet et lui disait :

« La Compagnie fermière, la première, sans autorisation, malgré la défense ministérielle, a bâti sur un terrain public ; l'Hôpital a suivi son exemple pour faire acte de conservation ; la logique, le bon sens, la justice me disent : la Compagnie a commencé, il faut d'abord la faire rentrer dans ses limites, et l'Hôpital ensuite.

« Je suis tout disposé à agir vigoureusement.

« Si vous le jugez à propos, je tâcherai de faire rentrer la Compagnie dans les limites et l'Hôpital y rentrera. »

Le surlendemain, 3 juin, M. le préfet écrivait au maire dans les termes suivants :

« Par votre lettre du 1er juin vous me demandez de prescrire l'enlèvement des boutiques élevées par la Compagnie fermière le long de l'avenue de l'Hôpital.

« J'ai l'honneur de vous informer que je prendrai une décision sur cette affaire aussitôt que j'aurai reçu les renseignements que j'ai demandés à M. le ministre de l'Agriculture et du Commerce. »

Sept mois se sont écoulés depuis cette époque ; la décision que devait prendre M. le préfet est encore attendue, et la voie publique est toujours envahie, d'un côté par les boutiques de la Compagnie, de l'autre par la barricade que l'Hospice a placée sur la limite du terrain qu'il avait consenti à abandonner à la voie publique, sous la condition, dit-il, que le terrain occupé aujourd'hui par les boutiques de la Compagnie recevrait la même destination (1).

Cependant, la Commission, voyant que la Compagnie, au lieu de se renfermer dans le triangle qui lui avait été assigné par les décisions

(1) Cette condition n'apparaît nullement dans l'abandon du 13 juillet 1863.

des 13 juillet et 29 octobre 1864, occupait, par ses boutiques, non seulement le quadrilatère qu'elle avait dû abandonner à cette époque, mais encore toute la partie qu'elle avait prise sur la voie publique en 1875 et 1876, dut elle-même maintenir la barricade qu'elle avait fait placer à l'extrémité du terrain qu'elle avait abandonné pour l'élargissement de la voie publique. Elle fit plus encore : elle fit insérer dans le journal *La Semaine de Cusset et de Vichy*, et placarder sur la barricade une protestation dans les termes suivants :

« AVIS

« *La barricade établie sur le passage du Parc a été mise en vertu d'une délibération de la Commission administrative de l'Hôpital civil de Vichy, en date du 27 décembre 1875, comme protestation contre les empiètements et les travaux indûment entrepris par la Compagnie fermière de l'Etablissement thermal, sur cette voie qui doit rester voie publique et communale (1).* « *La Commission.* »

Le 6 juillet 1876, M. le président de la Compagnie fermière écrivait au président de la Commission administrative de l'Hospice pour se plaindre de l'apposition de ces affiches et déclarait qu'il exercerait une action en police correctionnelle, pour cause de diffamation, contre la Commission des hospices, si les affiches n'étaient pas retirées.

Le 20 du même mois, la Commission se réunissait et, par l'organe de son président, faisait à M. Guillaume Dénière la réponse suivante :

« Monsieur le Président du Conseil d'administration de la Compagnie fermière de l'Etablissement thermal de Vichy.

« J'ai communiqué à MM. les administrateurs de l'hospice de Vichy votre lettre du 6 juillet, qui nous menace d'ouvrir une action correctionnelle à propos d'affiches qui auraient, suivant l'avis de vos conseils judiciaires, un caractère diffamatoire.

« Cette lettre nous a d'autant plus étonnés qu'il n'était jamais entré dans notre pensée de diffamer votre administration. Aujourd'hui, encore, nous pensons que ce reproche est mal fondé ; l'avis de nos conseils, je dirai même de l'opinion publique, ne nous impute aucun blâme à cet égard.

---

(1) Nulle part il n'avait été stipulé que le passage du Parc devait rester « voie *communale* ». La Commission administrative de l'Hospice a donc ajouté, là, à sa décision du 13 juillet 1863.

« La Commission n'a eu, dans ce cas, comme dans beaucoup d'autres, qu'un seul but, celui de sauvegarder les intérêts de l'Hospice ; elle n'a employé le moyen dont vous vous plaignez qu'après avoir épuisé tous autres capables d'amener votre administration à suivre un système plus conciliant.

Le domaine public
l'Etat à Vichy.

« La Commission n'a jamais été et n'est encore inspirée que des sentiments de paix et de concorde auxquels vous faites appel ; néanmoins, son devoir l'oblige à maintenir l'état actuel, et je viens, à regret, vous prévenir, monsieur le président, qu'il en sera ainsi. »

Le lendemain, tous les administrateurs de l'Hospice étaient assignés en police correctionnelle par la Compagnie fermière de l'Etablissement thermal de Vichy.

Le 25 novembre 1876, le tribunal correctionnel de Cusset rendait le jugement suivant :

« Attendu que les prévenus, tous membres de la Commission administrative de l'Hôpital civil de Vichy (1), reconnaissent que la délibération, dont il est parlé dans l'*avis* affiché, a été prise et signée par eux ; qu'en outre, que c'est par leur ordre que les placards, dont la rédaction est leur œuvre, ont été affichés et qu'il reste à examiner si, légalement, les expressions employées dans la rédaction de ce manifeste adressé au public constituent, à l'égard de la Compagnie fermière, une diffamation ;

« Attendu qu'empiéter sciemment et d'intention préméditée sur la propriété d'autrui, c'est incontestablement commettre un acte immoral, assimilable au vol, contraire à l'honnêteté et, par suite, à l'honneur,

(1) La Commission administrative de l'Hospice de Vichy était composée, en 1876, de : MM. Antoine Jardet, docteur en médecine, maire de Vichy et conseiller général du canton de Varennes, *président ;* Théodore Forissier, ancien notaire, ancien premier adjoint au maire de Vichy, *ordonnateur ;* Raynaud-Pouilhen, propriétaire ; Antoine Durin, maître d'hôtel ; Claude Cassard, ancien notaire ; Favier-Naud, maître d'hôtel ; l'abbé Houssin, curé de la paroisse Saint-Louis ; tous gens des plus honorables, des plus pacifiques, des plus considérés, des plus probes, et qui n'apportaient, dans leurs fonctions, que le seul souci de défendre, un peu trop aveuglément peut-être, les intérêts qui leur étaient confiés.

Le jugement correctionnel du 25 novembre 1876 déclarait, en outre de ce que j'en publie ci-dessus, l'action publique éteinte à l'égard de M. Antoine Durin, décédé depuis le 17 novembre 1876. Il acquittait l'abbé Houssin « parce qu'il est résulté des circonstances de la cause qu'il est resté étranger aux faits qui ont motivé la poursuite ».

Me Linndon, du barreau de Cusset, soutenait les intérêts de la Compagnie fermière ; c'est Me Bureau-Désétivaux, du barreau de Gannat, qui plaidait pour la Commission administrative de l'Hospice de Vichy.

mais qui, n'offrant pas dans certains cas tous les éléments caracté-
ristiques d'un délit, se trouve protégé, non par l'acquiescement tacite,
mais par le silence du législateur ; qu'on ne saurait donc attribuer,
impunément, à une personne ou à un corps, un acte de cette nature,
et qu'en accusant publiquement la Compagnie fermière de l'avoir
commis, les prévenus ont dirigé contre elle l'imputation d'un fait
précis portant atteinte à son honneur et à sa considération et se sont
rendus coupables, vis-à-vis d'elle, du délit de diffamation ; qu'on ne
saurait raisonnablement admettre que les rédacteurs de l'*avis* incri-
miné ne se soient pas rendus compte du tort qu'ils devaient causer à
la partie civile et puissent être absous du chef d'intention ; qu'ils sont,
les uns comme les autres, trop éclairés pour n'avoir pas compris et
calculé la portée de la mesure à laquelle ils ont donné leur concours et
que tout démontre, au contraire, qu'ils ont voulu rendre leur placard
aussi offensif et aussi nuisible que possible en attendant, notamment
pour le répandre dans les rues et places publiques de Vichy, l'époque
de la saison thermale et le moment où commence à se produire, dans
cette ville, la grande affluence des étrangers ;

« Attendu, quant à la réparation à accorder, qu'il suffira pour tous
dommages-intérêts d'assurer à la décision du tribunal une publicité
proportionnée à celle qui a été donnée à l'agression ;

« Par ces motifs, le Tribunal ;

« Faisant application aux prévenus des articles 1, 13, 14 et 18 de
la loi du 17 mai 1819 et de l'article 463 du Code pénal, les condamne,
conjointement et solidairement, chacun en 16 francs d'amende ;
ordonne qu'ils seront tenus de faire disparaître les affiches ; ordonne,
pour tous dommages-intérêts, l'insertion du dispositif du présent jugement dans la *Semaine de Cusset et de Vichy*, le *Journal de Vichy* et
deux journaux de Paris, au choix de la Compagnie fermière, et aux
dépens. »

Ce jugement, si bizarre dans ses attendus et si inattendu dans son
dispositif, fut immédiatement déféré à la Cour d'appel de Riom par la
Commission administrative de l'Hospice de Vichy. La Chambre correctionnelle de cette Cour rendait, le 17 janvier 1877, l'arrêt suivant :

« Entre :

« 1° Jardet (Antoine), médecin et maire de Vichy ; 2° Forissier
(Louis-Théodore), propriétaire ; 3° Raynaud (Jean-Baptiste), propriétaire ; 4° Favier (Pierrè), maître d'hôtel ; 5° Cassard (Claude), ancien

notaire, propriétaire ; tous domiciliés à Vichy et membres de la Commission de l'Hospice civil de cette commune, appelants d'un jugement rendu par le tribunal correctionnel de Cusset, le 25 novembre 1876, prévenus, non arrêtés, comparant en personnes, assistés de Mᵉ Goutay, leur avocat, « D'une part ;

« Et la Compagnie fermière de l'Etablissement thermal de Vichy, dont le siège social est à Paris, boulevard Montmartre, 22, demanderesse en première instance, intimée en appel, comparant par Mᵉ Saturnin, avoué, et plaidant par Mᵉ Clausels, avocat, « D'autre part ;

« En présence de M. le Procureur général près la Cour d'appel de Riom :

« La cause, appelée à l'audience du 20 décembre dernier, a été renvoyée à celle de ce jour où M. Chaslus, conseiller rapporteur, a exposé que lesdits Jardet, Forissier, Raynaud, Favier et Cassard avaient été cités devant le tribunal correctionnel de Cusset, à la requête de la Compagnie fermière de l'Etablissement thermal de Vichy, sous inculpation d'avoir, à Vichy, dans le courant des mois de mai, juin et juillet 1876, diffamé par placards et affiches exposés au regard du public, ladite Compagnie, pour, à raison de ce fait, s'entendre condamner conjointement et solidairement en 2.000 francs de dommages-intérêts, à verser dans la caisse du bureau de bienfaisance de Vichy ; à l'insertion du jugement dans dix journaux au choix de la Compagnie, à l'impression et à l'affiche en trois cents exemplaires, et en tous les dépens ;

« M. le Rapporteur a ensuite donné lecture des pièces de la procédure et du jugement intervenu, aux termes duquel les prévenus ont été déclarés atteints et convaincus du délit de diffamation ci-dessus spécifié, et, pour réparation, le tribunal, leur faisant application des articles 1ᵉʳ, 13, 14, 18 de la loi du 17 mai 1819, 463 du Code pénal et 194 du Code d'instruction criminelle, les a condamnés à 16 francs d'amende chacun ; à l'insertion du dispositif du jugement dans la *Semaine de Cusset*, le *Journal de Vichy* et deux journaux de Paris, au choix de la Compagnie fermière, pour tous dommages-intérêts et aux dépens liquidés à 21 fr. 03, non compris le coût des insertions ;

« Après avoir entendu successivement les prévenus en leurs interrogatoires, les avoués et avocats des parties en leurs conclusions et plaidoiries respectives, M. l'avocat général en ses observations et conclusions et en avoir délibéré ;

« Attendu qu'aux termes de l'article 13 de la loi du 17 mai 1819, le délit de diffamation ne peut résulter que de l'allégation d'un fait qui porte atteinte à l'honneur et à la considération de la personne ou du corps auquel le fait est imputé : qu'il faut, en outre, que l'imputation ou l'allégation ait été produite avec l'intention de diffamer ;

« Attendu que l'affiche placée par ordre de la Commission administrative de l'Hospice, et en vertu d'une délibération prise le 25 décembre 1875, à l'effet d'indiquer aux habitants de Vichy que la barricade établie sur le passage du Parc est une protestation contre les empiètements et les travaux indûment entrepris par la Compagnie fermière de l'Etablissement thermal, ne présente aucun des caractères voulus par la loi pour constituer la diffamation ;

« Attendu qu'un empiètement, que des travaux peuvent avoir été indûment entrepris de bonne foi et dans l'ignorance de son droit ; que les affiches dont on se plaint n'attaquent en rien la bonne foi de la Compagnie fermière ;

« Attendu qu'on ne peut voir dans ce fait que l'affirmation d'un droit contraire à celui manifesté par la Compagnie ; qu'il s'agit d'intérêts civils à débattre entre les parties, et que la Commission administrative a pu, à juste titre, considérer comme un devoir d'informer la population pourquoi et par le fait de qui la voie, jusque-là publique, cessait d'être livrée à la libre circulation ;

« Attendu qu'il n'y a rien dans les expressions de l'affiche qui puisse porter la moindre atteinte à l'honneur ou à la considération de la Compagnie fermière ;

« Attendu que la délibération qui a précédé et dans laquelle la Commission administrative expose les motifs qui la déterminent à agir ainsi, et la lettre du 20 juillet 1876, adressée par le président de l'administration de l'Hospice au président du Conseil d'administration de la Compagnie fermière, excluent l'intention de diffamer et, qu'en effet, tous les documents résultant des débats, comme tous les faits qui ont précédé, démontrent que les administrateurs de l'Hospice de Vichy n'ont eu d'autre but que de faire un acte qu'ils considéraient comme conservatoire des intérêts qu'ils avaient mission de protéger ;

« Par ces motifs :

« La Cour infirme le jugement rendu par le tribunal de Cusset, le 25 novembre dernier, dit qu'il demeurera comme non avenu, et, statuant à nouveau, renvoie les prévenus de la plainte dirigée contre eux, et condamne les plaignants aux dépens de première instance et d'appel. »

Cet acquittement général des braves gens qui étaient poursuivis parce qu'ils avaient voulu trop faire leur devoir, trop défendre le bien des pauvres, fut accueilli à Vichy, par tout le monde, même par ceux-là qui étaient, dans ce procès, les adversaires de la Commission administrative de l'Hospice, avec un gros soupir de soulagement et une joie non dissimulée. On avait généralement blâmé la poursuite ; on applaudissait à son insuccès.

Mais cette diversion judiciaire, qui avait duré près de trois mois, n'avait pas fait faire un pas à la solution du différend et la barricade en bois se dressait toujours dans le passage du Parc, obstruant la circulation le plus qu'elle pouvait.

Le 10 janvier 1877, sept jours avant le prononcé de l'arrêt ci-dessus, la question « des boutiques de l'avenue de l'Hôpital » était venue devant la *Commission chargée d'examiner les différentes questions relatives à l'Etablissement thermal de Vichy* (1). M. le directeur du Commerce intérieur fit, ce jour-là, sous la présidence du ministre de l'Agriculture et du Commerce, la déclaration suivante :

« M. le directeur du Commerce intérieur expose que l'administration n'a pu obtenir des renseignements à ce sujet qu'après plusieurs années de demandes incessantes. La question est maintenant éclaircie.

« En 1863, l'Hospice de Vichy a cédé gratuitement à l'Etat un triangle de terrain pour élargissement de l'avenue projetée de l'Hôpital, sous la condition que l'Etat céderait, dans la même intention, une bande de terrain lui appartenant sur la rive opposée et que l'ensemble

_____

(1) Cette Commission était ainsi composée : Le ministre de l'Agriculture et du Commerce, *président ;* MM. Sadi Carnot, Cornil, Laussedat, Bernard Lavergne, Victor Lefranc, députés ; Levavasseur, directeur général de l'Enregistrement, des Domaines et du Timbre ; Dumoustier de Frédilly, directeur du Commerce intérieur; Tardieu, président du Comité consultatif d'hygiène publique de France ; Fauvel, inspecteur général des services sanitaires ; Isabelle, architecte en chef des Etablissements thermaux ; de Gouvenain, ingénieur en chef des Mines. M. Nicolas, chef de bureau de la police sanitaire et industrielle, remplissait les fonctions de *secrétaire.*

de l'avenue ainsi régularisée formerait une voie communale, conditions qui auraient été acceptées par le Conseil municipal. Ces conventions n'ont pas été régularisées par des actes définitifs. La Compagnie fermière a élevé des boutiques sur le terrain cédé par l'Etat, l'Hospice en a élevé, de son côté, sur les terrains qu'il avait cédés. Les difficultés soulevées par la construction des boutiques durèrent plusieurs années ; mais, d'après les instructions données par le ministre, en date du 29 juillet 1876, les cessions de terrains faites par l'Hospice et par l'Etat vont être prochainement régularisées. Une fois la voie remise à la commune, M. le maire de Vichy se trouvera nanti des pouvoirs nécessaires pour tout faire rentrer dans l'ordre. »

Et après deux courtes interventions de M. Laussedat et de M. Victor Cornil, tous deux députés de l'Allier et membres de la Commission, celle-ci, « considérant que la question des boutiques de l'avenue de l'Hôpital est en voie de solution, passe à l'ordre du jour ».

On ne peut s'empêcher de sourire en lisant la communication si pleine d'erreurs du fonctionnaire qui devait, en 1876-1877, le mieux connaître toutes les questions de Vichy qui ressortissaient au département ministériel auquel il appartenait. Où donc M. le directeur du Commerce intérieur avait-il vu que les cessions réciproques de terrains par l'Hospice et par l'Etat devaient avoir pour conséquence de créer une voie *communale*? Il suffit de lire, pour se convaincre de cette erreur, la délibération de la Commission administrative du 13 juillet 1863 ; on y verra, comme je l'ai souligné plus haut, que la voie à créer devait être *publique;* mais on n'y verra nulle part qu'elle devait être *communale.* C'est le Conseil municipal de Vichy qui, appelé à donner son avis sur cette délibération, disait, le 17 juillet 1863, « qu'il émettait l'opinion que le passage du Parc, augmenté de la portion cédée par l'Hospice, devrait, désormais, être considéré comme voie publique *communale* ».

Cela est-il suffisant pour que l'Etat, bénéficiaire de l'abandon, par l'Hospice, du 13 juillet 1863, considère qu'il est purement et simplement dépossédé par ce seul fait que le Conseil municipal de Vichy a émis une opinion? Ce raisonnement ne peut tenir devant la moindre réflexion et l'on a le droit, je le répète, de s'étonner grandement en lisant les paroles que j'ai reproduites ci-dessus.

Il est vrai qu'il ne faut peut-être pas les prendre trop à la lettre, trop au sérieux, car elles semblent n'avoir été prononcées que pour enterrer, seulement, à la Commission extra-parlementaire de 1876-1877 (1), une question déjà posée en 1863-1864, qui s'éternisait depuis 1874 et avec laquelle on n'était pas décidé, encore, d'en finir, comme il était bien facile de le faire cependant. J'en veux pour preuve l'annonce, par M. le directeur du Commerce intérieur, de la paix qui allait bientôt être signée sous forme de régularisations administratives des terrains cédés et abandonnés de part et d'autre, alors, qu'au contraire, la barricade en planches était toujours là, alors que la question s'était corsée par l'*Avis* placardé en mai 1876 et par les poursuites correctionnelles de novembre de la même année, alors surtout qu'on n'avait encore fait aucune démarche pour atteindre à la solution qu'on annonçait comme très prochaine.

Mais, à la suite de cette déclaration du 10 janvier 1877, il fallut bien, enfin, prendre position, d'autant plus que dans un rapport très circonstancié, du 3 octobre 1876, M. le sous-inspecteur de l'Enregistrement, des Domaines et du Timbre du bureau de Cusset, proposait de faire rentrer la Compagnie dans les limites du « triangle Noyer » et de céder le surplus du terrain domanial à la ville de Vichy « pour l'ouverture d'une voie publique et communale ». Aussi, le 5 février 1877, le Conseil municipal de cette ville fut prié de faire les démarches nécessaires, auprès de l'Etat, pour que la commune devienne, enfin, propriétaire du passage du Parc.

Des pourparlers s'engagèrent à ce propos ; le Conseil municipal de Vichy fut saisi de la question, et, un mois plus tard, le 5 mars 1877, il délibérait comme suit :

« Considérant que le passage du Parc, tel qu'il est porté aux plans de la ville de Vichy de 1856 et 1866, dressés par MM. Delaberthe et Rondepierre, avait une largeur de dix-neuf mètres et que cette largeur a existé jusqu'en 1874, le Conseil est prêt à accepter le terrain offert par l'Etat et l'Hospice civil à la condition que ce terrain, si nécessaire à la voie publique, sera livré à la commune déblayé des constructions qui l'encombrent. »

Le Conseil municipal de Vichy faisait, là, allusion, d'une part, aux « boutiques » de la Compagnie fermière, cause du litige, et, d'autre part, à la barricade en planches qui existait toujours.

Rien n'est donc possible tant que la situation sera ce qu'elle est

(1) C'est ainsi qu'on désignait, même dans des documents officiels, la *Commission chargée d'examiner les différentes questions relatives à l'Etablissement thermal de Vichy.*

dans ce premier trimestre de l'année 1877 et la saison des eaux va de nouveau s'ouvrir avec le passage du Parc de plus en plus encombré.

Mais cette situation devient tellement intolérable, elle provoque de telles protestations, de telles critiques, qu'enfin le préfet, sur l'ordre du ministre de l'Agriculture et du Commerce, se décide à agir.

Le 15 juillet 1877, à 8 h. 1/2 du matin, le commissaire de police de Vichy signifie à la Commission administrative de l'Hospice un arrêté préfectoral du 11 juillet précédent, mettant cette Commission en demeure d'enlever, dans les vingt-quatre heures, la barricade en bois qui obstrue le passage du Parc et l'avisant qu'à défaut de le faire, il y sera procédé par les soins de l'ingénieur chargé des travaux de Vichy.

La Commission administrative ne s'exécute pas ; elle oppose à l'arrêté préfectoral la force d'inertie. Mais, cette fois, les ordres sont formels et précis. Le 16 juillet, à 9 h. 1/2 du matin, c'est-à-dire vingt-cinq heures après la mise en demeure du 15, M. Grimaud, conducteur des Ponts et Chaussées à Vichy, fait enlever, par son personnel des routes thermales et des nouveaux parcs, « la palissade établie sur le passage de l'Hôpital ». L'opération est vivement menée, en présence de l'huissier Cornier, de Cusset, qui, à la requête de l'administration de l'Hospice, dresse un procès-verbal de constat. Le 23 juillet 1877, la Commission se réunit dans la salle ordinaire de ses séances, et décide d'intenter une action contre l'Etat et la Compagnie fermière, pour voir dire qu'elle a le droit de reprendre le terrain cédé par elle, en 1863, et charge son avocat conseil, Me Cornil-Rocher, de Cusset, d'étudier cette affaire et toutes ses autres revendications contre l'Etat et la Compagnie fermière.

Mais l'Etat veut en finir avec cette question, certainement bien insignifiante et cependant irritante au premier chef, étant donné, surtout, l'esprit de résistance et d'opposition systématique qu'on rencontre dans le sein de la Commission administrative de l'Hospice de Vichy. Le 24 janvier 1878, le préfet écrit au maire de Vichy et lui fait de nouvelles propositions pour la remise à la commune, à certaines conditions très raisonnables et fort acceptables lorsqu'on les examine sans parti pris, du passage du Parc. Le 12 février 1878, le Conseil municipal de Vichy répond à la proposition du préfet par la délibération qui suit :

« M. le maire donne lecture d'une lettre, en date du 24 janvier dernier, par laquelle M. le préfet explique les diverses phases de la question du passage du Parc et porte à la connaissance du Conseil que M. le ministre de l'Agriculture et du' Commerce, désirant reprendre l'étude de cette question, fait proposer à la commune la remise de l'avenue du Parc avec cette condition que l'Etat prendrait à son compte les conséquences financières qui pourraient résulter de la difficulté intervenue entre l'Etat et l'Hospice.

Le domaine public de l'Etat à Vichy.

« Après avoir entendu diverses observations présentées sur la proposition qui lui est remise, le Conseil prend la délibération suivante :

« Attendu qu'en 1863 l'Hospice a fait abandon d'une parcelle de terrain pour l'ouverture de la voie dite passage du Parc ou avenue de l'Hôpital, allant de la rue du Casino à la place Rosalie, à la condition que cette voie deviendrait *voie publique ;*

« Que le Conseil municipal de Vichy, consulté sur cet abandon, a émis l'avis dans une délibération, en date du 17 juillet 1863, qu'aux mots *voie publique* on ajoutât les mots *et communale* (1) ;

« Que, sous ces conditions, la voie nouvelle fut ouverte et livrée au public ;

« Qu'à la suite d'empiétements commis par la Compagnie fermière sur ladite voie, en 1864, le Conseil municipal et la Commission administrative de l'Hospice furent réunis à la mairie, le 4 juillet 1864, en présence de M. de Boureuille, secrétaire général du ministre de l'Intérieur (2), à l'effet de traiter la question ;

« Que le 13 juillet suivant, une dépêche du ministre, M. Béhic, avise M. le préfet de l'Allier « qu'il a décidé, en principe, que la « Compagnie ne pourra être autorisée à placer des boutiques que « dans le triangle situé tout à fait en dehors de la partie de l'avenue « de l'Hôpital rectifiée que l'on doit considérer comme affectée à la « voie publique ; tout le surplus sera laissé libre » ;

« Qu'à partir de cette époque la Compagnie fermière n'a occupé que le triangle rentrant dans la propriété Noyer ;

(1) Voici le texte de cette délibération du 17 juillet 1863 : « Le Conseil, considérant que la décision prise par la Commission administrative de l'Hospice ne peut qu'être avantageuse aux intérêts de l'Etablissement en ce que l'alignement adopté sur le passage du Parc permettra la construction de magasins dont le revenu couvrira largement la dépense à faire et deviendra une compensation du terrain abandonné à la voie publique : donne un avis favorable à la délibération de la Commission administrative et émet l'opinion que le passage du Parc, augmenté de la portion de terrain cédée par l'Hospice, devra désormais être considéré comme voie publique communale. »

(2) C'est là une erreur. M. de Boureuille, conseiller d'Etat, inspecteur général des mines, était *secrétaire général* du ministère de l'Agriculture, du Commerce et des Travaux publics et non pas du ministère de l'Intérieur.

« Que, cependant, la Compagnie fermière ayant prétendu se prévaloir d'un plan signé de l'Empereur pour avancer au delà des limites fixées par la dépêche du 13 juillet 1864, une nouvelle dépêche ministérielle porte « que jusqu'à ce jour les administrations hospita-« lières et communales n'avaient pas été appelées à exprimer leur « intention à l'égard des combinaisons figurées sur le plan qui lui « était soumis » et explique « que l'Empereur a apposé sa signature « sur le plan qui lui avait été soumis par la Compagnie, dans la « pensée que tous les intérêts étaient d'accord pour l'adoption dudit « plan ; que, la situation étant tout autre, Sa Majesté a décidé que les « combinaisons tracées sur le plan ne seraient maintenues qu'autant « qu'à la suite des instructions dont elles seraient l'objet, toutes les « opinions s'y rallieraient. Dans le cas où cet accord ne pourrait être « obtenu, la décision du 13 juillet recevrait, conformément à ma pro-« position, sa pleine et entière exécution ».

« Attendu que la Compagnie fermière avait formé, le 18 janvier 1874, une demande d'alignement au maire, reconnaissant ainsi le droit de la commune (1) ;

« Attendu qu'il résulte évidemment de ces divers documents que la voie, dite passage du Parc ou avenue de l'Hôpital, a toujours été considérée, en fait, comme *voie publique et communale ;*

« Que, néanmoins, et nonobstant toutes les décisions intervenues contre elle à toute époque, la Compagnie renouvela, en 1875, ses empiétements et, résistant à toutes protestations, elle a construit les boutiques en avant des limites qui lui avaient été fixées en 1864, enlevant ainsi à la voie un espace de 48 mètres de longueur sur une largeur moyenne de 2m89, donnant une superficie de 138m272 et réduisant de plus de deux mètres la largeur primitive de la rue ;

« Qu'en avant des magasins construits sur cette partie de la voie publique elle a établi une véranda sur un espace d'environ 235 mètres superficiels ;

« Qu'en cet état, M. le ministre a fait proposer au Conseil, après acquisition par l'Etat à l'Hospice de la parcelle abandonnée, gratuite-ment, en 1863, par cet établissement, aux conditions ci-dessus indi-

(1) La demande de la Compagnie fermière ne pouvait, en aucun cas, engager l'Etat, propriétaire de tous les terrains du passage du Parc. Au reste, le maire de Vichy, étant sans qualité pour donner l'alignement qu'on lui demandait et ne pou-vant pas, par conséquent, répondre à la demande qu'on lui faisait, cette demande ne pouvait absolument pas être considérée comme une reconnaissance d'un droit de propriété quelconque.

quées, d'accepter la remise de l'avenue du Parc, mais en respectant
l'alignement pris par la Compagnie pour la construction de ses
boutiques et l'Etablissement de sa véranda ;

« Attendu que, si l'Hospice trouve un nouvel avantage dans la
somme qui lui est offerte, à titre d'indemnité, aujourd'hui, pour la
parcelle qu'il cédait gratuitement en 1863, la ville verrait ses intérêts
lésés par suite de l'occupation par la Compagnie fermière d'une superficie de 138^{m2}72, sans comprendre la véranda, enlevée à la voie
publique et dont la commune, si elle l'eût conservée, aurait pu tirer
le parti qu'elle aurait jugé le plus utile, soit au point de vue de ses
recettes budgétaires, soit au point de vue des avantages dont elle aurait
pu faire jouir les étrangers ;

« D'un autre côté, que le rétrécissement de la voie ouverte en 1863
peut, dès aujourd'hui, être considéré comme fâcheux, à cause de la
circulation considérable des voitures et des piétons entre le Parc et la
place Rosalie ;

« Que la proposition qui est faite à la ville lui crée des charges
nouvelles, telles que entretien, éclairage, etc., sans qu'elle trouve,
comme l'Hospice, une compensation en argent et une plus-value
considérable ou, comme la Compagnie, des revenus importants, provenant de la location de magasins qui, avec des clauses et réserves
pouvant nuire à la location, fournissent cependant un revenu important;

« Attendu, toutefois, que dans son désir d'arriver à une concilia-
tion qui mette un terme aux débats soulevés sur cette question, le
Conseil est disposé à adopter la proposition contenue dans la dépêche
du 24 janvier 1878, mais qu'il est équitable que la ville reçoive une
juste rémunération du sacrifice qu'elle fait, en prenant les charges
d'une rue nouvelle dont elle laisserait une partie couverte de magasins,
d'un grand produit pour la Compagnie fermière qui les y a installés
de son chef en prenant possession, malgré tout, de cette partie réservée
à la voie publique ;

« Attendu que, pour apprécier la valeur du prix de la location de
la parcelle occupée par la Compagnie, il est juste de se reporter au prix
de location retiré par l'Hospice de la partie faisant face, et qui, relativement à la parcelle occupée par la Compagnie, est située dans une
position moins avantageuse pour l'été, étant au Sud-Ouest ; et que si
l'on compare le chiffre de location de la partie appartenant à l'Hospice,
eu égard à la superficie, on arrive à une somme de 22 fr. 98 par mètre

de terrain sans construction aucune, l'établissement des magasins du côté de l'Hospice ayant été laissé à la charge des adjudicataires ;

« Décide à l'unanimité, moins une voix, qu'après une entente de l'Etat avec l'Hospice sur la cession du terrain teinté en rose au plan joint à la lettre, il acceptera la cession du passage du Parc, lequel sera désormais éclairé et entretenu aux frais de la ville, mais à la condition que la Compagnie fermière paiera à ladite ville et jusqu'à l'expiration de son bail avec l'Etat une somme annuelle de 3.171 fr. 24, laquelle somme de 3.171 fr. 24 représente la location de 138ᵐ²72 occupés par les magasins seuls, non compris la véranda, cotés seulement au prix de location du terrain de l'Hospice, le sol demeurant propriété de la commune, celle-ci se réservant d'en disposer au mieux de ses intérêts après l'expiration dudit bail à la Compagnie fermière. »

Ces conditions étaient inacceptables et l'Etat, sans même les discuter, se contenta de les considérer comme une fin de non recevoir et ne fit aucune proposition d'arrangement amiable à l'administration hospitalière. L'affaire en resta donc là, malgré l'assurance de sa solution prochaine, assurance qu'avait donnée, on se le rappelle, le 10 janvier 1877, le directeur du Commerce intérieur à la *Commission chargée d'examiner les différentes questions relatives à l'Etablissement thermal de Vichy.*

Les ardeurs combatives de la Commission administrative de l'Hôpital de Vichy semblèrent, avec le temps, devoir se calmer quelque peu. Au reste, par l'application de la loi du 5 août 1879 (1), des éléments nouveaux, qui n'avaient pas été mêlés aux événements passés, allaient entrer dans cette administration hospitalière, comme délégués du Conseil municipal. Déjà, en 1877, Hugues Batillat, architecte, y avait remplacé Antoine Durin, maître d'hôtel à Vichy. A la mort de Batillat (2), un M. Fagard, ancien percepteur des Contributions directes, tout à fait étranger à Vichy, lui avait succédé ; le 23 décembre 1879 un arrêté du ministre de l'Intérieur et des Cultes renouvelait complètement cette Commission administrative ; MM. Poncet et Desvignes, conseillers municipaux, et Alfred Bulot,

(1) L'article 1ᵉʳ de la loi du 5 août 1879 est ainçu conçu :

« Article premier. — Les Commissions administratives des Hospices et Hôpitaux et celles des Bureaux de bienfaisance sont composées du maire et de six membres renouvelables. Deux des membres de chaque Commission sont élus par le Conseil municipal. Les quatre autres membres sont nommés par le préfet. »

(2) Hugues Batillat mourut le 1ᵉʳ octobre 1878.

ancien maire de Vichy, y prenaient les places de MM. l'abbé Houssin, Favier-Naud et Fagard, et c'était M. Georges Durin, maire, qui la présidait alors; de telle sorte qu'en l'année 1880, il ne restait plus, dans cette administration hospitalière, des anciens combattants de 1874, 1875, 1876 et 1877, que MM. Forissier, Cassard et Raynaud-Pouillien.

Le 31 mai 1878, cette Commission administrative décidait qu'il convenait de reprendre la suite des différents litiges contre l'Etat et la Compagnie fermière; mais on sentait qu'il n'y avait plus, chez elle, les belles audaces d'antan. Elle ne passait plus, en effet, comme jadis, en quelques heures seulement, des paroles aux actes. Elle se contentait, au contraire, et bien elle faisait, d'en appeler encore, d'une façon plus pressante, peut-être, et de s'en remettre aux sages conseils de Me Cornil-Rocher, avocat au barreau de Cusset.

L'avis de Me Cornil-Rocher, sur les questions de droit et de fait qui lui avaient été soumises, fut conforme aux vues et aux désirs des administrateurs de l'Hôpital. Aussi, ceux-ci, réunis le 16 janvier 1879, résolurent-ils, trop tard, hélas! pour la paix publique, de faire, maintenant, ce qu'ils auraient dû faire dès le début de leur différend avec la Compagnie fermière, à propos du passage du Parc : d'intenter une action judiciaire contre l'Etat et contre cette Compagnie fermière, pour « faire exécuter loyalement la convention de 1863 » ainsi que la Commission administrative de l'Hospice prétendait l'avoir exécutée elle-même.

Conformément à cette décision et après l'autorisation d'ester en justice, donnée par le Conseil de Préfecture de l'Allier, la Commission administrative de l'Hospice de Vichy assignait, le 2 septembre 1879, aux fins ci-dessus, devant le tribunal civil de 1re instance de Cusset, le préfet de l'Allier, représentant l'Etat, d'une part, et la Compagnie fermière de l'Etablissement thermal de Vichy, d'autre part.

L'affaire ne vint à la barre qu'en 1884. Le 17 juillet de cette année-là, le tribunal civil de Cusset déclarait, dans son jugement, l'Hospice de Vichy bien fondé dans sa demande vis-à-vis de la Compagnie fermière. En conséquence, il disait et ordonnait que dans le délai de deux mois, à courir de la signification du jugement, la Compagnie fermière serait tenue de restituer à la voie publique, allant du Parc à la place Rosalie, le terrain dont elle s'était emparé au delà et en dehors du triangle dit « triangle Noyer », tel qu'il était défini et délimité dans la dépêche ministérielle du 13 juillet 1864. Il ajoutait que, faute par la Compagnie fermière d'exécuter cette décision judiciaire dans le délai imparti, il serait fait droit; enfin, il n'allouait aucun dommages-intérêts au demandeur et condamnait la Compagnie fermière aux dépens de cette partie de la revendication de l'Hospice de Vichy.

Appel de ce jugement fut interjeté. Mais, avant que l'affaire fût en état d'être inscrite au rôle de la Cour de Riom, Mᵉ Gohierre, avoué, à Cusset, de la Compagnie fermière, faisait, le 3 avril 1885, une démarche auprès de la Commission administrative de l'Hospice de Vichy, pour savoir si ces deux administrations ne pourraient pas s'entendre amiablement et terminer, ainsi, sans de nouveaux débats judiciaires, toujours fort coûteux, un différend qui n'avait déjà que trop duré, aussi bien pour les intérêts des uns que pour ceux des autres. Le 27 avril 1885, la Commission de l'Hospice acceptait d'entrer en pourparlers avec son adversaire et chargeait le maire de s'enquérir de ce qu'on voulait lui proposer. Le 19 mai 1885, après avoir entendu son président, elle décidait d'accepter une transaction dont elle donnait le texte dans sa délibération. Ce texte, qui fut accepté par l'Etat et la Compagnie fermière, était le suivant :

« *Transaction définitive entre : l'Hospice civil de Vichy, la Compagnie fermière de l'Etablissement thermal de Vichy et l'Etat, au sujet du passage du Parc et des Bains de l'Hôpital civil à Vichy, réglée conformément aux termes d'une délibération de la Commission administrative de l'Hospice, en date du 19 mai 1885, agréée par la Compagnie fermière et l'Etat, et à laquelle est joint un avis favorable du Conseil municipal de Vichy, en date du 19 novembre 1885 (1).*

(1) Cet avis du Conseil municipal de Vichy, du 19 novembre 1885, était ainsi conçu : « *Transaction entre l'Etat, l'Hospice et la Compagnie fermière.* — A propos de divers litiges déjà anciens, une transaction est intervenue entre l'Etat, l'Hospice et la Compagnie fermière de l'Etablissement thermal, fixant à 22.500 francs l'indemnité que celle-ci devra payer à l'Hospice, à la condition que la Commission administrative se désistera de la demande qu'elle a formée contre la Compagnie fermière et l'Etat et renoncera au bénéfice du jugement rendu sur cette affaire par le Tribunal civil de Cusset le 17 juillet 1884, jugement qui est, en ce moment, déféré à la Cour d'appel de Riom.

« M. le Président donne lecture de la délibération qui a été prise, à ce sujet, par la Commission administrative de l'Hospice, dans la séance du 19 mai 1885, et invite le Conseil à donner son avis, conformément aux dispositions de l'article 70, paragraphe 5, de la loi du 5 avril 1884.

« Le Conseil, adoptant les considérations émises par la Commission hospitalière, émet un avis tout à fait favorable au projet de transaction, reconnaissant lui-même qu'il y avait avantage, à tous les points de vue, de régler ce différend à l'amiable. »

« I. — L'Hospice civil de Vichy se désiste purement et simplement de la demande qu'il a formée contre la Compagnie fermière de
l'Etablissement thermal de Vichy et contre l'Etat, suivant exploits de
Ninaud, huissier à Paris, et Dupré, huissier à Moulins, en date du
2 septembre 1879, enregistrés, et renonce au bénéfice du jugement
rendu sur cette demande, contradictoirement entre les parties, par le
Tribunal civil de première instance, séant à Cusset, le 17 juillet 1884.

« Il s'interdit de renouveler ladite demande en tout ou partie ; il
consent à ce que la Compagnie fermière de l'Etablissement thermal
conserve, dans leurs dispositions actuelles, les propriétés qu'elle tient
de l'Etat, et qui sont voisines de celles de l'Hospice.

« De plus, la voie communale qui conduit de la source de
l'Hôpital au Casino, sera rectifiée conformément au plan joint à la
délibération de la Commission administrative de l'Hospice civil du
19 mai dernier, et approuvé par les parties. Tous les travaux qui en
résulteront seront exécutés par les soins et aux frais de la Compagnie
fermière, sous la surveillance de l'architecte-voyer de la ville de Vichy.

« II. — La Compagnie fermière de l'Etablissement thermal de Vichy
s'engage, de son côté, à payer à l'Hospice une somme de 22.500 francs,
à titre d'indemnité transactionnelle, et à forfait. Elle paiera tous les
frais judiciaires faits jusqu'à ce jour, y compris ceux de l'Etat.

« III. — Une copie du présent traité servira de titre de perception
au receveur de l'Hospice, à la caisse de qui devront être versées les
sommes dues à cet établissement.

« Fait triple à Paris, à Vichy et à Moulins, les 30 décembre 1885,
1er et 6 janvier 1886.

« Pour la Compagnie fermière de l'Etablissement thermal de Vichy :

« *Le Président du Conseil,*

« *Signé :* Dénière.

« *Paris, le 30 décembre 1885.*

« Pour l'Hospice :

« *Le Maire de Vichy,*

« *Président de la Commission administrative de l'Hôpital civil,*

« *Signé :* Durin.

« *Vichy, le 1er janvier 1886.*

« Pour l'Etat :

« *Le Préfet de l'Allier,*

« *Signé :* Frémont.

« *Moulins, le 6 janvier 1886.* »

Le 9 janvier 1886, la Compagnie fermière payait à la caisse du receveur des Hospices les 22.500 francs qu'elle s'était engagée à verser, et le 11 du même mois, elle acquittait les frais de procès exposés par ces Hospices, frais qui s'élevaient à la somme de 1.584 fr. 92.

Cette question des magasins du passage du Parc fut donc définitivement réglée sans que la ville de Vichy fût mise en possession de cette voie publique, comme il avait été question de le faire en différentes fois et à diverses époques, et malgré que la transaction ci-dessus indiquât formellement que la voie qui conduit du Casino à la source de l'Hôpital serait une *voie communale*, et que les travaux à y faire devaient être exécutés sous la surveillance de l'agent-voyer municipal. Bien plus, le 28 octobre 1898, l'Etat achetait, moyennant le prix de 1.400.000 francs, et conformément à l'article 6 de la convention du 10 mars 1897, approuvée par la loi du 28 février 1898, tous les terrains construits ou non construits, dits de l'*ancien Hôpital*, et tous les droits qui pouvaient être attachés à ces terrains construits ou non construits.

Cependant, il apparaît bien que les fermiers de l'Etat, d'une part, que la municipalité de Vichy, d'autre part, ont considéré, à partir de 1886 et jusqu'à la signature de l'acte administratif du 20 septembre 1903 (1), que la rue de Banville était virtuellement, tout au moins, une *voie communale*, malgré qu'en 1899 la Compagnie fermière eût empiété, sans autorisation municipale préalable, de cent mètres carrés environ sur le trottoir de cette rue de Banville, pour l'établissement de la terrasse qui circonscrit, là, les magasins construits sur le terrain de l'ancien Hôpital.

Le 1er mars 1900, en effet, le Conseil municipal de Vichy répondait à une demande d'enlèvement d'un arbre rue de Banville par la délibération suivante :

« M. le président donne lecture d'une lettre de la Compagnie fermière relative à l'arrachage d'un platane situé au pied de l'escalier qui assure l'accès de la nouvelle terrasse des magasins construits sur l'emplacement de l'ancien Hôpital.

« M. Dubessay fait observer que la Compagnie devrait enlever

---

(1) Par cet acte, l'Etat cédait à la ville de Vichy la propriété de sa Glacière de 248m270 d'étendue. De son côté, la ville de Vichy cédait à l'Etat, à titre de dation en paiement, tous ses droits : 1° sur le terre-plein de la Source de l'Hôpital ; 2° sur le terrain séparant ce terre-plein des terrains dits de l'Hôpital.

l'escalier au lieu de faire cette proposition, la Compagnie ayant anticipé sur le domaine communal en implantant la terrasse.

« Le Conseil municipal, après discussion, décide de rejeter la demande qui lui est soumise, jusqu'au jour où la question actuelle-ment pendante, relativement à l'échange de la place de la Glacière et de la rue de Banville, dans la partie qui confine à la source, sera tranchée dans le sens de la demande de la ville. »

Est-ce que le Conseil municipal de Vichy a voulu dire, dans cette délibération, que toute cette rue de Banville serait comprise dans l'échange qu'il proposait à l'Etat et que la ville abandonnerait, ainsi, tous ses droits sur elle, du jour où elle serait mise, elle-même, en possession des terrains de la Glacière? Ou bien a-t-il voulu seulement repousser la demande jusqu'à ce que cet échange soit réalisé, se réservant, alors, de statuer à nouveau sur l'enlèvement de ce platane qui gênait l'accès de l'escalier conduisant aux magasins de la Com-pagnie fermière? Je pense, si l'on en juge par les faits qui ont suivi, que c'est à la première de ces deux solutions qu'il faut s'arrêter, car le platane fut enlevé et jamais la question le concernant ne revint devant le Conseil municipal. En tous cas, je le répète, aucune des formalités indispensables à la remise, par l'Etat, à la ville de Vichy de cette rue de Banville ne fut remplie, et c'est ainsi que cet ancien passage du Parc qui, aujourd'hui, est long de 51^m50, large en moyenne de 12^m50, et dont la superficie est, par conséquent, de $643^{m2}75$, est toujours propriété de l'Etat, propriété dont il peut disposer à sa guise et au mieux des intérêts de son domaine privé, car, seule, l'administration hospitalière de Vichy — aux droits de laquelle il est substitué à cette heure — pouvait l'obliger à conserver à cette rue de Banville son caractère de voie publique.

M'est-il permis, maintenant, à moi qui ai vécu tous ces événements; à moi qui, par la situation de mon père, ai connu très intimement et très familièrement quelques-uns de ceux qui se trouvaient, avec les pauvres, en-dedans de la barricade; à moi qui, alors, ai eu une opi-nion et qui, malgré la rigueur politique du temps, l'ai librement et souvent exprimée, de porter un jugement sur cette affaire qui, pendant plusieurs années de suite, a passionné Vichy? Je ne le pense pas. L'histoire, pour pouvoir être absolument impartiale, demande et exige plus de recul que celui qui existe entre le temps actuel et les jours sombres où s'élevait, dans ce passage du Parc, la barrière en

planches qui gênait, là, la circulation, et préjudiciait, considérablement, pendant les étés surtout, au commerce local. J'ai, alors, blâmé
comme il convenait, cette façon brutale d'affirmer un droit. Je disais
qu'il n'était nullement besoin d'incommoder tout le monde pour faire
juger et condamner l'empiètement de la Compagnie fermière, si
empiètement il y avait.

Mais y avait-il empiètement ? Oui, certainement ; en tous cas,
pas autant qu'on le prétendait à la Commission administrative de
l'Hôpital de Vichy pour se donner raison et pour faire accepter la
protestation, *par le fait*, qu'on employait, surtout, parce qu'elle avait
déjà réussi en 1864.

J'ai, depuis, examiné la question de bien près et je crois sincèrement que le tort qu'on a eu, dès le début, de part et d'autre, a été,
d'abord, de ne pas se rendre compte, sur le plan cadastral lui-même,
des limites de tout le terrain acquis par l'Etat, en 1815, de Jean Collas,
aubergiste au bourg de Vichy, et, ensuite, d'avoir attaché une importance qu'elle n'avait pas, qu'administrativement elle ne pouvait pas
avoir, à la délibération du Conseil municipal de Vichy du 17 juillet 1863.

Et puis, je pensais, dans mon for intérieur, que l'Hôpital de Vichy
se montrait un peu exigeant envers qui lui faisait verser, déjà, une redevance considérable dont, malgré le procès qu'il faisait alors, pour
l'augmenter encore, on ne lui demandait même pas de justifier l'emploi
auquel il est tenu par les Lettres patentes du 23 mars 1716. Et, il me
semblait que son intransigeance, en cette circonstance, était d'autant
plus exagérée qu'il s'agissait, en somme, d'un embellissement pour
Vichy, embellissement qui ne pouvait que donner une plus-value
assez importante à sa propriété. J'aurais voulu que ses administrateurs imitassent leurs prédécesseurs de 1815 et qu'ils ne s'inquié-
tassent pas de ce qu'on faisait du terrain qu'ils abandonnaient
gratuitement pourvu qu'il y eût, là, une voie publique et qu'ils
pussent, sur cette voie publique, construire, de leur côté, des magasins aussi luxueux que les boutiques que l'on édifiait de l'autre côté.
Il importait peu, en effet, au bien de Vichy, que le passage du Parc
eût, en largeur, deux mètres de plus ou de moins, pourvu qu'il fût
suffisant à une facile communication entre l'ancien Parc et la place
Rosalie.

Il y eut, dans toute cette affaire, et certainement des deux côtés de
la barricade, un parti pris évident, un entêtement déplorable et des

torts réciproques. Des questions personnelles envenimèrent aussi le débat plus qu'il ne fallait. Il y eut, surtout, de la part de l'Etat, comme cela arrive bien souvent en France, une indécision coupable, indécision due à ce que les ministères intéressés ignoraient tout des questions de Vichy.

J'ai hâte d'ajouter que si, dans les conversations que j'avais presque journellement à cette époque, avec M. Forissier, ordonnateur des Hospices de Vichy, je blâmais cette résistance de l'administration dont il était le doyen et à laquelle il appartenait depuis 1864, — résistance, discutable *en droit* et inutile *en fait*, — je fus avec lui, je fus auprès de lui et de ses collègues à l'audience du Tribunal correctionnel de Cusset du 25 novembre 1876. J'étais de ceux, en effet, qui s'élevèrent vigoureusement, alors, contre les poursuites intentées par le Conseil d'administration de la Compagnie fermière de l'Etablissement thermal de Vichy au maire de Vichy, président de la Commission administrative de l'Hôpital, et à tous les membres de cette Commission ; j'étais de ceux qui applaudirent des deux mains à la lettre si digne, si mesurée, du 20 juillet 1876, lettre qui aurait dû tout concilier si la raison avait eu, dans cette bataille ridicule, un poids quelconque, une influence même minime.

Que dira l'histoire quand tous les témoins de ce conflit auront disparu comme ont déjà disparu les acteurs eux-mêmes de ces événements ? Je ne le sais et il serait, je crois, téméraire de le préjuger. Je n'ai pas voulu, dans les lignes qui précèdent, devancer son verdict. J'ai tenu seulement à lui fournir, pour plus tard, l'opinion d'un des témoins dont je viens de parler, au risque de voir encore cette opinion critiquée dans l'avenir, comme elle le fut, quelquefois, dans le passé.

Le passage du Parc ne s'appelle *rue de Banville* que depuis 1896. Le 19 juin de cette année-là le Conseil municipal de Vichy délibérait comme suit :

« La Commission, considérant qu'aucun nom n'a été donné à l'avenue faisant communiquer la rue du Casino à la source de l'Hôpital, avenue que l'on appelle tantôt « passage du Casino », tantôt « passage du Parc », propose au Conseil de lui donner le nom de « avenue du Parc ».

« M. Bougarel craint que cette désignation n'amène des confusions avec la rue du Parc.

« M. Lasteyras propose le nom de « avenue de Banville » (1).

« Cette désignation est adoptée à l'unanimité. »

Dans la pratique on a appelé ce passage *rue de Banville* et jamais « avenue de Banville ».

*
* *

5° Les différentes lignes de chemin de fer. — Le 8 mai 1862, la gare de Vichy était ouverte au public et la ligne du chemin de fer, de Saint-Germain-des-Fossés à Vichy, était livrée à l'exploitation.

Le décret du 7 avril 1855 (2), relatif à l'établissement du chemin de fer de Paris à Lyon par le Bourbonnais, avec embranchement de Saint-Germain-des-Fossés sur Vichy, avait concédé cette ligne aux Compagnies des chemins de fer de Paris à Lyon, de Paris à Orléans et du Grand Central de France.

Un décret du 19 juin 1857 (3) approuvait la réunion des Compagnies des chemins de fer de Paris à Lyon et de Lyon à la Méditerranée, en une Compagnie unique qui devenait la Compagnie de Paris à Lyon et à la Méditerranée, société anonyme autorisée par décret du 3 juillet 1857, et incorporait, à la concession de cette Compagnie, le chemin de fer de Paris à Lyon par le Bourbonnais, avec embranchement de Saint-Germain-des-Fossés sur Vichy, précédemment concédé aux trois Compagnies de Paris à Lyon, de Paris à Orléans et du Grand Central.

Le 10 novembre 1881, la ligne du chemin de fer de Vichy à Thiers par Saint-Yorre, Ris-Châteldon, Puy-Guillaume, Noalhat et Courty, était livrée à l'exploitation. L'établissement de ce chemin de fer de Vichy à Thiers, réseau de P.-L.-M., avait été déclaré d'utilité publique par la loi du 23 mars 1874 (4).

Enfin, le 6 juillet 1912, le premier train de voyageurs et de marchandises circulait, entre Vichy et Cusset, sur la ligne de chemin de fer concédée à la Compagnie de Paris à Lyon et à la Méditerranée et déclarée d'utilité publique, à titre d'intérêt général, par la loi du 26 juin 1907 (5).

(1) Théodore de Banville, mort, à Paris, le 13 mars 1891, était né à Moulins, le 14 mars 1823.

(2) *Bulletin des Lois de l'Empire français*, 11ᵉ série, tome VI, n° 313, année 1855, p. 57.

(3) *Ibid.*, tome X, n° 522, année 1857, p. 242.

(4) *Bulletin des Lois de la République française*, 12ᵉ série, tome VIII, n° 205, année 1874, p. 801.

(5) *Ibid.*, tome LXXV, n° 2.862, année 1907, p. 905.

La superficie totale des terrains, occupés, sur le territoire de la commune de Vichy, par ces différentes lignes de chemin de fer, est, d'après la matrice cadastrale, f° 850, de *douze hectares quatre ares sept centiares*. Tous ces terrains, nécessaires à l'assiette des voies en fer, des bâtiments, cours, jardins et chemins d'accès divers ; à l'assiette, en un mot, de tout ce qui constitue, non seulement la ligne de chemin de fer proprement dite, mais aussi ce qu'on appelle les « accessoires immobiliers » de cette ligne de chemin de fer, ont été acquis, à des époques différentes, pour le compte de l'Etat, soit à l'amiable, soit par voie d'expropriation, pour cause d'utilité publique.

Le domaine public de l'Etat à Vichy.

*
* *

6° La Rivière d'Allier. — « Cette rivière poissonneuse, aux îles nombreuses, qui eut une batellerie fort active pendant les siècles passés, sur laquelle on ne navigue presque plus aujourd'hui et dont les méandres s'accusent assez fortement pour y menacer continuellement, en quelques endroits, les terres voisines, coule, en temps de basses eaux, à l'altitude de 253ᵐ 26 (14 centimètres au-dessous du zéro de l'échelle du pont de Vichy, zéro qui est lui-même à l'altitude de 253ᵐ 40), avec une pente de 0ᵐ 001 par mètre, une vitesse moyenne de 0ᵐ 80 à la seconde et un débit moyen d'environ 16 mètres cubes par seconde (1). En eau ordinaire, à la cote 0ᵐ 60 au-dessus de l'étiage, sa vitesse moyenne est de 1ᵐ 50 à la seconde ; elle débite, alors, 195 mètres cubes par seconde et l'altitude de son niveau est de 254 mètres. Pendant ses grandes crues, c'est-à-dire pendant ses crues extraordinaires, comme celles de 1866 et de 1875, alors qu'elle s'élève à 3ᵐ 90 de hauteur d'eau au pont de Vichy (2), sa vitesse moyenne est de 3ᵐ 25 à la seconde, son débit atteint 2.500 mètres cubes par seconde et son niveau est à l'altitude de 257ᵐ 30 (3). »

(1) M. l'ingénieur Radoult de Lafosse prétend, dans son *Mémoire sur les embellissements de Vichy*, publié dans les *Annales des Ponts et Chaussées*, t. vii, année 1874, qu'en temps d'étiage le débit de l'Allier, à Vichy, ne dépasse pas 7 à 8 mètres cubes par seconde.

(2) La *Semaine de Cusset et de Vichy*, du samedi 29 septembre 1866, donne le chiffre de 4ᵐ 05 comme hauteur de l'eau, au plus fort de la crue de 1866, c'est-à-dire 0ᵐ 19 de plus qu'en 1846 et 0ᵐ 10 de plus qu'en 1856. Ces 4ᵐ 05 de l'ancienne échelle du pont de Vichy correspondent à 3ᵐ 90 de la nouvelle échelle. La crue de 1875, qui, au pont de Vichy, a dû être influencée par le barrage de Vichy, fermé pendant ces grandes eaux, a dû également atteindre 3ᵐ 90 à cette nouvelle échelle.

(3) *Histoire des Eaux minérales de Vichy*, t. 1ᵉʳ, p. 11 et 12.

Son lit, dont la superficie est, sur le territoire communal de Vichy, de 45 hectares environ (1), a fort varié jusqu'à ce que, pendant le cours du xixᵉ siècle et par des travaux considérables, on l'ait plus ou moins endigué sur ses deux rives. Avant 1800, l'eau du fleuve battait le rocher des Célestins et les anciens remparts de la ville ; en 1812, lors du relevé, sur le terrain, du plan cadastral de Vichy, le milieu de ce lit, qui limitait, alors, les arrondissements de Gannat et de Lapalisse, partait d'un point de la rive droite au lieu dit *les Iles*, en face l'usine élévatoire actuelle des eaux douces de Vichy, passait dans la pelouse du stand du tir aux pigeons ; de là, il tendait vers le pont de Vichy, qu'il coupait à 160 mètres de distance de la digue insubmersible, rive droite, puis il se dirigeait du côté où a été construit le chalet normand du golf qui est entièrement édifié, comme les bâtiments du tir aux pigeons du reste, sur le territoire communal de Vichy ; enfin, de là, il allait vers les îles de Crotte, en laissant tout l'emplacement du barrage actuel dans l'arrondissement de Lapalisse.

Après 1862, lorsque la digue insubmersible de Vichy fut terminée et que les nouveaux parcs furent dessinés et plantés par l'horticulteur Marie, de Moulins, Napoléon III fut vivement frappé du vilain aspect des grèves de l'Allier, le long de cette digue insubmersible, des mauvaises odeurs qui en émanaient en temps de sécheresse, et du danger qu'il pouvait y avoir, pour les malades qui « venaient aux eaux », à respirer un air vicié par cette sorte de marais desséché. Il s'en ouvrit à l'ingénieur Radoult de Lafosse. Celui-ci, naturellement, partagea entièrement l'avis de la Majesté impériale et reçut, au cours de la saison thermale de 1863, l'ordre d'étudier immédiatement un barrage quelconque qui retiendrait les eaux au droit de Vichy et qui transformerait, ainsi, ces grèves empestées en un beau lac tranquille et paisible, quel que soit le temps qu'on pourrait avoir à subir.

M. Radoult de Lafosse se mit aussitôt à l'œuvre et, le 17 février 1864, le ministre de l'Agriculture, du Commerce et des Travaux publics informait le préfet de l'Allier qu'il avait reçu un projet relatif à la construction d'un barrage sur la rivière d'Allier à Vichy (2). Le 15 mars 1864, le préfet de l'Allier, sur l'avis du Conseil général des Ponts et Chaussées, communiquait le projet Radoult de Lafosse à

---

(1) On sait que les îles et îlots qui se forment dans le lit d'un fleuve ou d'une rivière font partie du domaine privé de l'Etat. Voir à ce propos, ci-dessus, p. 556.

(2) Archives départementales de l'Allier, série X, nº 836.

l'ingénieur en chef de la navigation, à Clermont-Ferrand, et lui disait : *Le domaine public de* « Permettez-moi, Monsieur l'ingénieur, d'appeler votre attention sur *l'Etat à Vichy.* ce projet, auquel Sa Majesté l'Empereur porte un intérêt tout particulier et qui est conçu dans deux hypothèses distinctes, dont l'une serait notablement moins dispendieuse que l'autre (1). »

Enfin, le 21 avril 1864, le préfet de l'Allier transmettait au ministre de l'Agriculture, du Commerce et des Travaux publics les observations de l'ingénieur en chef de la navigation et recevait, le 11 juin 1864, de Son Excellence Armand Béhic, la dépêche ministérielle qui suit :

« Monsieur le Préfet, vous m'avez fait l'honneur de me transmettre les pièces des projets présentés pour l'établissement de barrages sur l'Allier, au droit de la digue de défense de Vichy. Ces projets sont au nombre de trois.

« Les dispositions du projet, rédigé par M. l'ingénieur ordinaire Delafosse *(sic)*, consistent dans l'établissement de deux barrages, l'un à 590 mètres en amont du pont suspendu, l'autre à 1.220 mètres en aval de cet ouvrage. Le barrage d'amont aurait 170 mètres de longueur et celui d'aval 248 mètres. La dépense est évaluée à 395.000 francs, dont 51.620 francs de somme à valoir. M. l'ingénieur en chef du département, consulté par M. l'ingénieur ordinaire Delafosse, a émis l'avis qu'il y avait lieu de substituer aux ouvrages projetés un système de retenues maintenues par des barrages en gravier, à fermettes, qui seraient entretenues et réparées chaque année. M. Delafosse a cru devoir ajouter cette combinaison à son projet.

« Ces projets sont critiqués par M. l'ingénieur en chef de la navigation de l'Allier. M. Pognon émet des doutes sur l'imperméabilité et la stabilité des barrages projetés : le système de fermetures lui paraît aussi présenter de graves inconvénients. En résumé, M. l'ingénieur en chef de la navigation de l'Allier conclut qu'il conviendrait de substituer aux barrages mixtes, adoptés par mesure d'économie, des barrages entièrement mobiles et d'y comprendre, pour le passage des bateaux, un pertuis de 15 à 20 mètres d'ouverture, muni de fermettes à échappement. Les modifications indiquées par M. Pognon auraient pour résultat d'augmenter la dépense de 30.000 francs, pour l'un des barrages, et de 68.000 francs, pour l'autre, soit, en tout, 98.000 francs ;

(1) Archives départementales de l'Allier, série X, n° 836.

mais, comme il serait possible de diminuer la longueur du barrage d'aval, il est probable que l'augmentation finale ne dépasserait pas 50.000 francs ou 60.000 francs.

« Quant à la combinaison indiquée par M. l'ingénieur en chef du département, M. Pognon ne pense pas qu'elle puisse remplir le but qu'on se propose. Toutefois, afin d'éclairer la question, il ne verrait pas d'inconvénient à ce qu'on en fît l'essai pendant une année.

« En me transmettant le dossier, vous exprimez l'avis, Monsieur le Préfet, qu'il y aurait lieu d'essayer le système dont il s'agit ; mais, dans le cas où cette expérimentation ne serait pas admise par l'administration, vous pensez qu'il conviendrait d'adopter les dispositions indiquées par M. l'ingénieur en chef Pognon.

« Le Conseil général des Ponts et Chaussées, auquel j'ai soumis cette affaire, a fait observer que le barrage d'aval est le plus important et offre, seul, un véritable intérêt pour le but que l'on se propose. Ce but serait imparfaitement atteint par le barrage en gravier, avec pertuis mobile : un tel barrage n'offrirait, en effet, que des garanties précaires ; il pourrait disparaître au moment où il serait le plus utile, et la nécessité de le refaire, une ou plusieurs fois par an, donnerait lieu à une dépense égale ou supérieure à celle d'un barrage permanent. Quant au projet rédigé par M. l'ingénieur ordinaire Delafosse, le Conseil reconnaît que les critiques, auxquelles il a donné lieu, sont fondées, et que ce projet a besoin d'être revu, avec soin, par son auteur, qui devra avoir égard aux observations de M. l'ingénieur en chef de la navigation. Le projet proposé par ce chef de service n'a pas été, d'ailleurs, formulé de manière à permettre d'en apprécier les dispositions et la dépense ; il faudrait le présenter au moins à l'état d'avant-projet.

« Le Conseil ajoute qu'une autre combinaison, à peu près calquée sur les dispositions du barrage de Decize, et qui consisterait en un barrage mobile, sur la rive droite, avec un grand déversoir oblique rattaché à la rive gauche, paraîtrait pouvoir être mise en parallèle avec les projets des ingénieurs, et mériterait, à ce titre, d'être également étudiée.

« Enfin, le Conseil estime qu'une modification aussi considérable, que celle qui résulterait de l'établissement d'un barrage, ne saurait être apportée, sans enquête, au régime de l'Allier.

« Le Conseil a exprimé, en conséquence, l'avis qu'il y a lieu :

« 1° De ne s'occuper, au moins quant à présent, que du barrage d'aval ;

« 2° De ne donner aucune suite au projet de barrage volant, proposé par M. l'ingénieur en chef du département ;

« 3° D'inviter M. l'ingénieur Delafosse à revoir son projet, en ayant égard aux observations de M. l'ingénieur en chef de la navigation de l'Allier, et à présenter, à l'état d'avant-projet, deux autres études comparatives, l'une dans le système du barrage complètement mobile, proposé par M. Pognon, l'autre dans le système du barrage de Decize, avec barrage mobile sur la rive droite et grand déversoir oblique rattaché à la rive gauche ;

« 4° De soumettre le travail, ainsi complété, à une enquête d'utilité publique.

« J'approuve l'avis du Conseil. Je vous prie, en conséquence, Monsieur le Préfet, de soumettre à une enquête de vingt jours les propositions des ingénieurs rectifiées conformément aux indications qui précèdent.

« Afin d'éviter de nouveaux retards, MM. les ingénieurs devront se contenter de soumettre à l'enquête un plan général, avec une note explicative indiquant les diverses dispositions projetées. Pendant la durée de l'enquête, ils dresseront les avant-projets demandés par le Conseil général des Ponts et Chaussées, et vous m'adresserez ces projets avec les pièces de l'enquête.

« Recevez, etc.

« *Le ministre de l'Agriculture, du Commerce et des Travaux publics,*

« *Signé* : Armand Béhic. (1) »

Le 20 juin 1864, l'ingénieur Radoult de Lafosse adressait au préfet de l'Allier le plan général du barrage de Vichy, qui devait être soumis à l'enquête de vingt jours prescrite par le ministre, et, le lendemain, intervenait l'arrêté préfectoral ouvrant cette enquête à la mairie de Vichy.

Le ministre de l'Agriculture, du Commerce et des Travaux publics,

(1) Archives départementales de l'Allier, série X, n° 836.

après avoir reçu les pièces de cette enquête, écrivait, le 2 août 1864, au préfet de l'Allier, ainsi qu'il suit :

Paris, le 2 août 1864.

« Monsieur le Préfet,

« Vous m'avez fait l'honneur de me transmettre les pièces de l'enquête à laquelle ont été soumis, en exécution de ma décision du 12 juin dernier, les avant-projets comparatifs présentés par M. l'ingénieur Radoult de Lafosse pour la construction d'un barrage sur l'Allier au droit de la digue de défense de Vichy.

« Les projets soumis à l'enquête sont au nombre de trois, savoir :

« 1° Barrage mixte, modifié conformément aux prescriptions de ma décision précitée du 12 juin ; la dépense de cet ouvrage est évaluée à 215.000 francs ;

« 2° Barrage entièrement mobile dans la même direction et sur le même emplacement que celui du projet primitif. Ce barrage présente, avec ses accessoires, un développement de 260 mètres. Il est évalué à 270.000 francs ;

« 3° Barrage mobile, avec déversoir de superficie, dans le système du barrage de Decize. Cet ouvrage, dont le projet a été demandé par ma décision du 12 juin dernier, présente un développement de 320 mètres.

« La dépense en est évaluée à 276.000 francs.

« L'auteur de ces trois projets donne la préférence au barrage entièrement mobile, qui lui paraît de nature à remplir le but proposé, sans altérer d'une manière trop sensible le régime des eaux de l'Allier.

« L'enquête a donné lieu à des observations de la part de quelques propriétaires de la rive gauche.

« La Commission d'enquête a écarté ces réclamations comme ne reposant sur aucun motif sérieux et a donné à l'unanimité son adhésion aux conclusions de l'ingénieur Radoult de Lafosse. Elle a demandé, en conséquence, l'exécution d'un barrage entièrement mobile, de 200 mètres de longueur, avec une digue fixe de 60 mètres, attenant à la rive gauche.

« Le Conseil général des Ponts et Chaussées, auquel j'ai soumis de nouveau cette affaire, a été d'avis qu'il y avait lieu d'adopter le projet de barrage mobile, mais sous la réserve des modifications suivantes :

« 1° Le barrage se composera d'une partie mobile de 180 mètres de longueur et d'une partie fixe de 60 mètres rattachée à la rive gauche ;

« 2° La partie fixe formera déversoir sur une longueur de 50 mètres, dans l'étendue de laquelle elle sera dérasée horizontalement à la hauteur de la retenue et se rattachera à la rive par une rampe de 10 mètres de longueur ; un noyau en béton de 1^m20 d'épaisseur et descendu à 1^m50 sous l'étiage régnera dans toute l'étendue de cette partie du barrage ;

« 3° MM. les ingénieurs sont invités à examiner s'il ne conviendrait pas :

« *a)* De reporter un peu plus vers l'amont le point d'enracinement du barrage dans la berge gauche, de manière à rendre la direction de ce barrage à peu près normale à la direction générale de la rivière ;

« *b)* D'avancer un peu le barrage en rivière du côté de la rive droite, afin de le mettre en harmonie avec les projets qu'on pourrait avoir en vue pour la rectification de cette rive ;

« *c)* D'abaisser le radier du barrage mobile à 0^m30 ou 0^m40 au-dessous de l'étiage, sur une certaine étendue, du côté de la rive droite, afin de former, de ce côté, une passe navigable.

« J'ai donné mon approbation à cet avis du Conseil.

« Je vous prie, Monsieur le Préfet, d'inviter MM. les ingénieurs à dresser, dans le plus bref délai, un projet définitif conforme aux indications qui précèdent, et à m'adresser ce projet par votre intermédiaire. La question des voies et moyens d'exécution demeure réservée.

« Ci-joint les pièces que vous m'avez communiquées.

« Recevez, Monsieur le Préfet, l'assurance de ma considération la plus distinguée.

« *Le ministre de l'Agriculture, du Commerce
et des Travaux publics,*

« *Signé :* Armand BÉHIC. (1) »

Ce projet définitif, dressé comme le désirait le ministre, lui fut adressé le 10 septembre 1864, mais ce ne fut que le 4 février 1865 qu'il fut enfin approuvé par la dépêche ministérielle qui suit :

« *Paris, le 4 février 1865.*

« Monsieur le Préfet,

« Vous m'avez fait l'honneur de me transmettre les pièces du projet définitif dressé en exécution de ma décision du 2 août 1864, pour la construction d'un barrage sur l'Allier, à Vichy.

(1) Archives départementales de l'Allier, série X, n° 836.

« La dépense de ce projet est évaluée à 280.000 francs y compris 23.340 francs de somme à valoir.

« M. l'ingénieur en chef de la navigation de l'Allier propose de placer le barrage à 266 mètres en amont du point fixé au projet. A cette place, le barrage serait normal à la fois à la grande digue de défense et au cours de l'Allier. M. Pognon expose que ce nouvel emplacement procurerait une économie de 13.860 francs et atténuerait le danger auquel se trouvent exposées les propriétés de la rive droite, en aval du Sichon. M. l'ingénieur en chef propose, en outre, diverses modifications de détail qui lui paraissent de nature à ajourner la bonne exécution des ouvrages et leur solidité.

« Le Conseil général des Ponts et Chaussées auquel j'ai soumis cette affaire a été d'avis d'approuver quelques-unes des modifications proposées par M. l'ingénieur en chef Pognon, notamment en ce qui concerne la fermeture du bras secondaire de l'Allier, mais de maintenir l'emplacement qui a servi de base aux enquêtes et que l'auteur du projet propose pour l'établissement du barrage. Le Conseil a pensé que le relèvement du barrage pourrait atteindre le but que se proposait M. Pognon en le déplaçant pour le reporter en amont.

« J'ai, en conséquence, décidé, conformément à l'avis exprimé par le Conseil général des Ponts et Chaussées, qu'il y a lieu d'approuver le projet présenté pour l'établissement du barrage de Vichy, sous les réserves suivantes :

« 1° L'attention de MM. les ingénieurs sera appelée sur la convenance qu'il pourrait y avoir à relever le barrage pour atteindre, de cette façon, le but que se proposait M. l'ingénieur en chef en le déplaçant pour le reporter en amont ;

« 2° MM. les ingénieurs devront se rendre compte des modifications apportées au système de construction des barrages mobiles, depuis l'établissement du barrage d'Epineau, en ce qui concerne le mode d'attache des fermettes au radier, et examiner si le mode primitif proposé pour le barrage de Vichy ne devrait pas être modifié d'après les dispositions adoptées pour les barrages de la Seine ;

« 3° Les palpanches de l'enceinte contenant le noyau de béton de la partie fixe du déversoir seront remplacées par de simples vannages appuyés contre les pilotis. La fiche de ces pilotis sera augmentée d'un mètre et le massif de béton sera descendu jusqu'au niveau du fond de l'encaissement des enrochements d'amont ;

« 4° Le volume des enrochements à employer dans toutes les parties des ouvrages indiquées au projet comme devant être faites en menus enrochements sera fixé au minimum d'un quinzième de mètre cube. La série de prix, ainsi que les conditions correspondantes du devis, seront rectifiées dans ce sens ;

« 5° On fermera le faux bras qui existe au pied de l'ancienne berge de l'Allier, rive gauche, par deux levées en remblai à large empattement, arasées au niveau de la berge et protégées par des fascinages et des plantations.

« Je vous prie, Monsieur le Préfet, de notifier cette décision à MM. les ingénieurs en leur renvoyant les pièces ci-jointes revêtues de mon visa, et de procéder, sans retard, à l'adjudication des travaux pour l'exécution desquels je vous ouvre un crédit de 100.000 francs sur le chapitre 21 de la 5° section du budget de 1865, crédit spécial de l'Allier.

« Recevez, Monsieur le Préfet, l'assurance de ma considération la plus distinguée.

« *Le ministre de l'Agriculture, du Commerce et des Travaux publics,*

« *Signé :* Armand Béhic. (1) »

L'adjudication des travaux de construction du barrage de Vichy fut passée, à la préfecture de l'Allier, le 10 mars 1865, au profit de Dupont jeune, entrepreneur à Vichy. Ces travaux commencèrent aussitôt. Ils devaient durer quatre ans. Ce n'est, en effet, que le 24 juin 1869 qu'intervint le premier arrêté préfectoral réglementant la manœuvre de ce barrage qui avait coûté 300.000 francs en chiffres ronds.

Mais c'est seulement l'arrêté préfectoral du 14 mai 1870 qui servit, dans la suite, de type pour tous ceux qui, depuis, furent signés, chaque année, pour réglementer cette manœuvre. Cet arrêté était ainsi conçu :

« Nous, préfet de l'Allier,

« Vu la décision ministérielle du 4 février 1865, qui autorise la construction d'un barrage mobile sur l'Allier, à Vichy ;

« Vu notre arrêté du 24 juin 1869 portant réglementation de la manœuvre de ce barrage, pour la période comprise entre ledit jour

(1) Archives départementales de l'Allier, série X, n° 836.

et le 15 septembre de la même année, de manière à réaliser le double but de salubrité et de convenance pour lequel il a été établi, tout en sauvegardant les intérêts de la navigation ;

« Vu la proposition de MM. les ingénieurs du service de la navigation, en date du 12 mai courant, en ce qui concerne la manœuvre du barrage pendant l'été de 1870 ;

« ARRÊTONS :

« Article 1er. — Le barrage de Vichy sera fermé, du 1er juin au 15 septembre prochain inclusivement.

« Article 2. — Si, pendant cette période, il survenait une crue qui permît de maintenir un pertuis sans faire disparaître la retenue produite par le barrage, les mariniers en seraient informés par la présence d'un drapeau blanc, placé sur le côté amont du pont provisoire de Vichy (1).

« Article 3. — Dans les circonstances habituelles, un drapeau rouge, placé au même endroit, indiquera la fermeture du passage et l'obligation pour tous les mariniers de s'arrêter à 500 mètres au moins en amont du barrage. Pour franchir celui-ci, ils seront tenus de demander le passage aux agents de la navigation, spécialement préposés à cet effet, et de stationner jusqu'à ce que les manœuvres d'aiguilles aient permis d'établir un pertuis suffisant.

« Les patrons ou mariniers pourront, toutefois, s'exonérer de l'obligation de ce stationnement prolongé en faisant parvenir, un jour à l'avance, à M. le conducteur de la navigation à Vichy, un avis indiquant le jour et l'heure où ils devront franchir le barrage.

« Article 4. — Pendant la traversée du bief et du pertuis, les conducteurs des trains ou bateaux seront tenus de se conformer à

---

(1) Les arrêtés préfectoraux actuels, concernant le barrage de Vichy, ne diffèrent de celui-ci que par la rédaction de leurs préambules, qui visent l'arrêté préfectoral du 14 mai 1870 et non plus celui du 24 juin 1869, et de leurs articles 1er et 2. L'article 1er de l'arrêté du 20 mai 1913, par exemple, est ainsi conçu : « Art. 1er. Le barrage de Vichy sera fermé, du 1er juin 1913 inclusivement au 15 septembre 1913 exclusivement. Toutefois, la fermeture de cet ouvrage sera différée, au cas où les eaux se maintiendraient à un niveau élevé. Dans ce cas, la manœuvre du barrage ne sera faite que lorsque le niveau des eaux pourra permettre le relèvement des fermettes sans trop de difficulté.

« L'administration pourra maintenir le barrage fermé, s'il y a lieu, après le 15 septembre, au cas où les eaux seraient exceptionnellement basses et où la vidange du bassin serait de nature à provoquer des émanations putrides. »

L'article 2 de ce même arrêté du 20 mai 1913 commence ainsi : « Si, pendant l'époque de la fermeture, il survenait... etc., etc. » De plus, il n'y est plus question du « pont provisoire de Vichy », mais seulement « du pont de Vichy ».

toutes les mesures de précautions qui leur seront indiquées, et devront notamment se munir des cordages nécessaires pour qu'au moyen d'une ancre mouillée en amont de la passe, ils puissent la franchir, sans difficulté, en atténuant la vitesse des bateaux.

« Article 5. — Faute par eux de se conformer aux prescriptions qui précèdent, les patrons ou mariniers demeureront responsables des avaries que pourront éprouver les bateaux confiés à leur garde, ainsi que des dommages qu'ils pourraient occasionner aux travaux du barrage.

« Article 6. — Le présent arrêté sera publié et affiché, tant à Vichy que dans les localités intéressées au point de vue de la navigation.

« Ampliation en sera adressée à MM. les maires de Vichy et autres communes intéressées, ainsi qu'à M. l'ingénieur en chef de la rivière d'Allier, chargés, chacun en ce qui le concerne, d'en assurer l'exécution.

« Des exemplaires en seront également adressés à M. le préfet du Puy-de-Dôme, avec prière de les faire afficher partout où besoin sera dans son département.

« Fait en l'hôtel de la Préfecture, à Moulins, le 14 mai 1870.

« *Le préfet de l'Allier,*

« Bon SERVATIUS. (1) »

M. l'ingénieur Radoult de Lafosse, dans le *Mémoire sur les embellissements de Vichy* que j'ai cité déjà plusieurs fois et auquel j'ai fait de nombreux emprunts, décrit ainsi le *barrage mobile* de Vichy :

« Le barrage, établi à Vichy sur l'Allier, a été construit par le service de la navigation, mais dans un but unique de salubrité et d'agrément. Il s'agissait de créer, au-devant du nouveau parc, une nappe d'eau permanente destinée à remplacer les sables arides qui forment le lit de la rivière, et à supprimer les émanations désagréables et insalubres, qui s'élevaient des plages découvertes pendant l'été. Ce résultat a été pleinement obtenu. La retenue créée par le barrage, dont la hauteur varie de 2 mètres à 2ᵐ10, s'étend à 3 kilomètres vers l'amont, et remplit, d'une rive à l'autre, le lit de la rivière, dont la largeur moyenne est égale à 265 mètres.

(1) Archives départementales de l'Allier, série X, n° 836.

« Le barrage est placé à 1.200 mètres à l'aval du pont de Vichy. Sa direction est à peu près normale à celle de la digue de défense. Il comprend une pile-magasin attenant à la digue, une portée mobile de 180 mètres, un épaulement en maçonnerie, enfin un déversoir fixe de 60 mètres attenant à la rive gauche.

« Le radier est arasé à 0ᵐ 10 au-dessous de l'étiage. Sa largeur est de 6 mètres. Il est formé par un massif de béton, ayant une épaisseur moyenne de 1ᵐ 40, revêtu par un dallage en pierre de taille. Son épaisseur est égale à 2 mètres. »

Le 30 septembre 1872, une décision ministérielle approuvait un projet de création d'un pertuis, pour le passage des bateaux, dans le corps du déversoir fixe, à côté de l'épaulement de ce barrage de Vichy. Ces travaux, aussitôt commencés, furent terminés dans les premiers jours de l'année 1874.

Jusqu'en 1903, toutes les dépenses d'entretien et de grosses réparations du barrage avaient été entièrement supportées par l'Etat, et par l'Etat seul. En 1903, la ville de Vichy s'engagea envers l'Etat à lui verser chaque année, et pendant dix ans, une subvention de 2.400 francs pour l'aider tant dans les grosses réparations du barrage que dans son entretien ordinaire. Grâce à cette subvention, on remplaça complètement, durant ces dix ans, les longuerines en chêne et toutes les fermettes en fer de ce barrage et l'on en révisa et refit entièrement tous les scellements. Cet engagement de 1903 ayant pris fin le 31 décembre 1913, l'Etat a demandé, en 1914, à la ville de Vichy, de prendre un nouvel engagement pour dix autres années. La subvention annuelle, à payer par la ville, serait ramenée de 2.400 francs à 1.600 francs, c'est-à-dire qu'elle représenterait 50 % de la dépense annuelle de gardiennage et d'entretien ordinaire du barrage. De plus, cette ville s'engagerait à participer jusqu'à concurrence de 50 % dans les dépenses de grosses réparations de l'ouvrage et dans le paiement des dommages-intérêts qui pourraient être dus aux riverains de gauche de la rivière dans le cas, fort improbable, du reste, où l'Etat, à cause de ce barrage, serait condamné à leur en verser. Par délibération du 20 janvier 1914, la ville a accepté ces nouvelles conditions.

En 1902, *la Société anonyme des Courses de Vichy* fut autorisée, par décret du Président de la République, à établir, sur le radier du barrage de Vichy, une passerelle fixe, en fer.

Bien que, dans l'avenir, cette passerelle des Courses (1) ne doive pas appartenir à l'Etat, mais à la commune de Vichy, il m'a paru intéressant, cependant, de publier, ici, ce décret qui, somme toute, créait une servitude toujours précaire, il est vrai, au barrage de Vichy, barrage qui est une propriété de l'Etat. Le voici dans son intégralité :

Le domaine public de l'Etat à Vichy.

« Le Président de la République française,

« Sur le rapport du ministre des Travaux publics,

« Vu la pétition, en date du 31 août 1901, par laquelle la Société

---

(1) J'ai publié, dans le *Progrès de l'Allier,* nᵒˢ des samedi 3 et dimanche 4 juin 1911, un article sur cette *passerelle des Courses.* Il me semble utile et nécessaire de le reproduire, ici, pour qu'il reste dans la documentation historique de Vichy. Le voici tel que je l'ai conservé dans mes archives personnelles :

« La passerelle du Champ de Courses de Vichy — j'ai l'orgueil de le dire — est un peu mon œuvre. J'étais, en 1902, administrateur de la Société des Courses lorsque nous nous mîmes en tête, mon collègue M. Bougarel et moi, de remplacer le petit pont de bois branlant que nous faisions édifier, chaque année, vers la fin de juillet pour une quinzaine de jours seulement, par une passerelle fixe en fer qui, elle, au moins, ne serait pas entraînée, même par une simple montée moyenne de l'eau, comme cela nous était arrivé bien souvent jusqu'alors.

« Nous avions, du reste, remarqué que cette passerelle provisoire, retenue, en dessous du barrage, contre le courant de l'Allier, par des amarres en fer ou en chanvre, était, pendant son existence éphémère, très fréquentée en dehors des cinq à six jours de Courses, non seulement par nos compatriotes vichyssois qui s'en servaient journellement pour atteindre l'arrondissement de Gannat, mais encore par les étrangers, nos hôtes de vingt et un jours, qui en profitaient pour prolonger, chaque soir, leur promenade du quai jusqu'à l'hippodrome et, quelquefois même, beaucoup plus loin, du côté de Charmeil ou de l'église de Vesse.

« Et, comme, alors, l'élément chevalin ne dominait pas encore au Conseil d'administration de la Société des Courses ; comme, alors, l'amélioration de cette race animale qui donna Bucéphale à Alexandre nous intéressait, M. Bougarel et moi, beaucoup moins que les intérêts généraux de Vichy que nous avions eus, seuls, en vue, lorsqu'en 1885 nous avions fait créer, par Jurietti, cette Société des Courses, nous nous mîmes en tête, je le répète, de faire construire, par la Ville de Vichy, si cela était possible, ou, s'il le fallait, par la Société des Courses elle-même, une passerelle fixe en fer, passerelle qui servirait au public pour se rendre facilement à l'hippodrome les jours de courses et qui, pendant toute l'année, pourrait rendre les plus grands services non seulement à nos concitoyens, ce qui serait bien quelque chose, mais aussi à la clientèle étrangère de Vichy, ce qui serait mieux encore.

« J'étudiai donc rapidement le projet, et j'acquis la certitude que l'Etat n'autoriserait jamais la Ville de Vichy à édifier, sur les fondations du barrage, un passage quelconque à péage, une passerelle payante même les seuls jours de courses. Et comme il ne fallait pas songer à demander au Conseil municipal d'entreprendre, avec ses seules ressources et sans que la Ville en puisse tirer un avantage pécuniaire quelconque, un ouvrage qui semblait alors devoir profiter surtout à la Société des Courses, il nous fallut bien, pour aboutir, envisager la possibilité d'une autre solution.

« Nous nous arrêtâmes à la construction de cet ouvrage par la Société des

des Courses de Vichy sollicite l'autorisation d'établir une passerelle métallique sur l'Allier, à Vichy, et de percevoir des taxes de passage les jours de courses ;

« Vu les pièces de l'enquête ouverte au sujet de cette demande dans les communes de Vichy et de Vesse ;

« Vu l'engagement souscrit par la Société de payer la redevance qui sera imposée pour occupation du domaine public fluvial ;

« Vu l'avis du préfet de l'Allier du 30 décembre 1901 ;

Courses elle-même à qui le Préfet permettait déjà, chaque année, d'établir une passerelle temporaire mais payante et à qui le Gouvernement permettrait facilement, nous en étions convaincus, de transformer cette passerelle provisoire et temporaire en bois, en une passerelle fixe en fer sur laquelle nous percevrions, les jours de courses, un péage à faire déterminer par le décret d'autorisation que nous allions solliciter.

« Lorsque ce principe fut admis et voté par tous ceux qui avaient voix au chapitre, ce ne fut qu'un jeu pour l'activité et la diplomatie de notre excellent président, M. le marquis de Barbentane, à qui j'envoie d'ici, à ce propos, mon plus cordial et meilleur souvenir, d'obtenir l'assurance officielle des autorisations nécessaires, après approbation des plans par le service de la navigation, et aussi de négocier avec la Ville de Vichy le fameux traité du 22 mars 1902 qui fut approuvé par le préfet Edgard Combes, le 3 avril de la même année.

« Par ce traité, qu'on a beaucoup attaqué, et fort injustement, selon moi, la Société des Courses concédait à la Ville de Vichy, pour en faire profiter toute la population des deux rives de l'Allier, le droit de passage gratuit sur la passerelle, mais exclusivement à pied et seulement les jours de l'année où il n'y aurait pas de réunions sportives sur l'hippodrome. De son côté, la Ville de Vichy, en compensation de ces avantages et jusqu'au complet paiement d'un emprunt de cent mille francs en obligations quatre et demi pour cent, remboursable en vingt années, garantissait à la Société des Courses la somme nécessaire pour compléter l'annuité de 7.705 francs, qu'elle était obligée d'attribuer au paiement des intérêts et du remboursement de l'emprunt que cette Société devrait contracter pour la réalisation du projet de la passerelle, sous déduction préalable des ressources que procureraient annuellement à la Société des Courses les recettes de la passerelle les jours de courses.

« Tel est le schéma, telle est l'économie principale de ce traité du 22 mars 1902 qui a permis, pour le bien et la commodité de tous, la réalisation rapide de la construction de la passerelle des Courses ; je laisse de côté, pour l'instant, ses autres conditions subsidiaires et secondaires, conditions sur lesquelles je reviendrai tout à l'heure, car je ne veux rien éluder de la question, fort intéressante, que je traite aujourd'hui.

« J'écrivais, dans une brochure publiée, en 1904, par l'*Avenir de Vichy*: « Tout le « monde est aujourd'hui d'accord que la Ville a fait, là, une excellente opération « qui sera la gloire de ceux qui l'auront menée à bonne fin ; du reste, sauf quelques « esprits chagrins, frondeurs ou malintentionnés, chacun reconnaît, aujourd'hui, « qu'on a rarement entrepris et exécuté, dans Vichy, une œuvre plus utile, plus « d'intérêt général, plus d'intérêt public, que la passerelle des Courses. » Or, il paraît que, si, en effet, tout le monde est, à Vichy, unanime à proclamer l'utilité in-

« Vu les avis du Conseil général des Ponts et Chaussées des *Le domaine public de*
17 janvier, 7 février et 6 juin 1902 ; *l'Etat à Vichy.*

« Vu l'avis du ministre des Finances du 21 juin 1902 ;

« Vu la loi du 8 avril 1898 ;

« Le Conseil d'Etat, entendu,

« Décrète :

« Article 1er. — La Société Anonyme des Courses de Vichy
est autorisée à établir sur la rivière d'Allier une passerelle métallique

contestable de cette passerelle des Courses qui, depuis, nous a valu le golf et la
superbe promenade hectométrée du bord de la rivière, tout le monde n'est pas, par
contre, d'accord pour reconnaître que le traité du 22 mars 1902, intervenu entre la
Société des Courses et la Ville de Vichy, est une excellente opération financière
pour cette ville. D'aucuns, même, vont jusqu'à prétendre que cette opération est
désastreuse pour Vichy et s'en font une arme électorale contre la municipalité qui
l'a signée.

« Je voudrais donc, ici, par quelques chiffres précis, justifier mon opinion de 1904.

« Je pense toujours, en effet, qu'en acceptant le traité du 22 mars 1902, la municipalité de Vichy a fait, sur le dos de la Société des Courses, la bonne, l'excellente
affaire ; je savais, du reste, qu'il en serait ainsi lorsque, avec mon collègue Bougarel,
je l'ai négociée, car, alors, comme aujourd'hui, j'avais, moi, vieux Vichyssois, le
souci, avant tout, des intérêts de Vichy, ce qui revient à dire, n'est-il pas vrai, le
souci des intérêts de toute la région qui est tributaire de cette grande et belle station thermale.

« Donc, il est reconnu par tout le monde, même par les adversaires de la municipalité actuelle de Vichy, que la passerelle des Courses est utile ; donc, il est
reconnu par tout le monde que si elle n'existait pas, il faudrait, dans l'intérêt général de la Ville, qu'on la construisît immédiatement et sans aucun retard. Il en est
ainsi, souvent, pour les meilleures choses qu'on critique, dans un but plus ou moins
intéressé, lorsqu'elles naissent, et qu'on loue, plus tard, lorsqu'il apparaît qu'elles
étaient indispensables au bien public.

« Que coûterait, à la Ville de Vichy, aujourd'hui, ou qu'aurait coûté à cette Ville,
il y a neuf ans, cette passerelle des Courses pour l'établir telle qu'elle existe à
l'heure actuelle, telle qu'elle est née, en 1902, de la collaboration de M. le marquis
de Barbentane, du sous-ingénieur Desgouttes et du Conseil municipal de Vichy ?

« D'un devis très étudié et réduit le plus possible, il résulte, indiscutablement,
que ce petit pont à piétons qui a 325 mètres de long sur 4 mètres de large, soit
1.300 mètres carrés de superficie, ne pourrait pas s'établir, sur les fondations du
barrage, pour une somme inférieure à 150.000 francs, c'est-à-dire pour un prix minimum de 115 francs le mètre carré. Donc, il aurait fallu, pour le construire, que la
Ville empruntât ces 150.000 francs. Le Crédit Foncier lui aurait avancé cette somme,
pour vingt ans, moyennant le taux de 7 fr. 22 %, intérêt et amortissement compris.
Il aurait ainsi fallu que, chaque année, elle versât, pour payer cette passerelle, une
annuité de 10.830 francs, ce qui aurait fait, en vingt ans, l'importante somme de
216.600 francs.

« Si l'on m'objecte que la passerelle n'a pas coûté cela, que des occasions que la
Société des Courses a pu saisir, grâce à la volonté et au dévouement de M. le marquis de Barbentane, la Ville aurait pu, elle aussi, profiter — ce que je ne crois

pour piétons, implantée sur la partie aval du radier du barrage de Vichy.

« Cette passerelle sera composée d'un tablier de quatre mètres de largeur, à poutres droites, reposant sur des palées métalliques espacées entre elles de quinze mètres au moins d'axe en axe.

« Le dessous des poutres principales sera placé à quatre-vingts centimètres au moins au-dessus du niveau de la crue de 1866.

« Les palées seront en fer et en tôle ; elles occuperont toute la

pas, ce qui me paraît même parfaitement impossible — je répondrai que je suis bon prince et que je veux bien raisonner et chiffrer sur un nouveau prix, sur celui qu'a soldé, pour cette passerelle, cette Société des Courses. Ainsi, je suppose que toutes les objections tomberont, sur ce point tout au moins.

« La passerelle a coûté à la Société des Courses *cent sept mille cinquante-cinq francs quarante-cinq centimes :* On voit que je précise, car je suis, sur cette question, très documenté. Donc, à 7 fr. 22 °/₀, la Ville aurait eu à payer pour emprunter ces 107.055 fr. 45, une annuité de 7.729 fr. 40 et, par conséquent, à débourser, en vingt ans, la somme, encore fort rondelette, de 154.588 francs.

« Je répète que la Ville n'aurait pu retirer aucun produit de cette passerelle car jamais elle n'aurait été autorisée à y percevoir un péage même temporaire, d'autant plus, du reste, que l'État était intervenant dans l'établissement de cet ouvrage, puisqu'il permettait de le construire sur les fondations du barrage qui, on le sait, est sa propriété pleine et entière. Par conséquent, la somme de 216.600 francs ou bien celle de 154.588 francs aurait due être soldée intégralement et, seul, le public qui va aux courses, et qui peut payer, aurait bénéficié du passage gratuit qu'il aurait fallu tolérer même les jours de courses comme les autres jours de l'année.

« Or, qu'est-ce que va coûter à la Ville de Vichy, avec le traité du 22 mars 1902, cette passerelle des Courses ? Des chiffres publiés récemment par un journal de Vichy auxquels j'ajoute le complément d'annuité payé, en 1910, à la Société des Courses par le budget communal, il résulte que ce complément d'annuité, qui semble diminuer d'année en année, est en moyenne de 2.399 fr. 40. Ainsi, en vingt ans, la ville payera seulement pour assurer, pendant toute l'année, le passage gratuit sur la passerelle des Courses — je dis mieux, pour être propriétaire réellement, malgré les apparences, de cette passerelle — la somme de 47.988 francs. Elle a donc gagné à l'opération, sur le dos de la Société des Courses, dans le premier cas — celui ou elle aurait dépensé 150.000 francs pour construire cette passerelle — une somme de 168.612 francs, et dans le second cas — si la passerelle ne lui avait coûté que 107.055 fr. 45 — une somme de 106.600 francs, ce qui est encore bien quelque chose.

« Je ne fais naturellement pas entrer en ligne de compte ce que la Ville dépense, chaque année, pour l'entretien de la passerelle. Que cette passerelle soit à elle ou à la Société des Courses, il est indiscutable, il est de toute justice que ce soit celui qui use qui entretienne. Or, en l'espèce, la Société des Courses ne jouit exclusivement de cette passerelle que pendant six heures de chacune des huit journées de courses annuelles, soit pendant « quarante-huit heures » par an. Il n'est donc qu'équitable que ce soit la Ville, usufruitière, si l'on veut, de cette passerelle pendant 363 jours de l'année, qui l'entretienne tout comme si elle en était propriétaire.

« Et, en fait, ne l'est-elle pas réellement déjà ?

« Non, me répondent les adversaires du traité du 22 mars 1902, puisque l'article 5

largeur disponible entre les fermettes du barrage mobile et la ligne des
moises qui limite le radier en aval ; elles seront solidement ancrées
dans ce radier et seront constituées de manière à offrir la moindre
prise et à opposer la plus grande résistance en temps de crue.

« Article 2. — Le ministre des Travaux publics arrêtera, sur la
proposition de la Société et après avis des ingénieurs de la navigation
de l'Allier, les détails d'exécution de la passerelle et de ses abords,
ainsi que les épreuves auxquelles ces ouvrages devront satisfaire.

de ce traité lui impose de racheter, après le paiement complet de l'emprunt contracté
par la Société des Courses, pour un prix forfaitaire fixé à 100.000 francs, cet ouvrage
qui lui aura déjà coûté 47.988 francs.

« Je fais, tout d'abord, remarquer que, même en admettant cette opinion, qui ne
vaut rien et qui ne peut se soutenir, la Ville aurait encore fait une bonne opération
puisqu'elle n'aurait dépensé que 147.988 francs au lieu de 216.600 francs dans un
cas ou de 154.588 francs dans l'autre cas.

« Mais il y a mieux que cela, et j'ai la prétention d'établir que l'article 5, dans
son esprit, tout au moins, et dans la pratique aussi, ne dit pas et ne peut pas tout
le mal dont on l'accuse, bien à tort, et cela, certainement, parce que l'on ne sait pas,
ou que l'on ne veut pas voir les choses telles qu'elles sont.

« J'avoue, cependant, que la rédaction de cet article, que nous avons soumise, en
1902, au Conseil municipal, était peut-être mauvaise et qu'elle pouvait être exploitée,
comme elle l'a été, du reste, contre l'administration municipale qui l'avait acceptée.
Mais il ne faut plus qu'elle le soit et j'espère bien que mes explications feront cesser
toute espèce de polémiques à ce propos.

« Lorsque je faisais partie du conseil d'administration de la Société des Courses
de Vichy, cette Société n'était pas ce qu'elle est aujourd'hui. Elle avait alors son
autonomie ; elle assurait, seule, son existence par des traités qu'elle avait su se faire
consentir ; elle pouvait même se passer, s'il l'eût fallu, de la subvention de la Ville,
subvention qui ne s'élevait qu'à 12.000 francs ; elle n'était, en somme, régie que par
les lois de 1867 et de 1893. Il lui fallait donc, le mieux possible, assurer son
lendemain, non pas dans l'intérêt personnel de ses actionnaires qui ne pouvaient alors
et qui ne peuvent encore aujourd'hui tirer aucun bénéfice de leur affaire, mais dans
l'intérêt même de Vichy qui a besoin, pour sa réclame et son renom, de ses Courses
et de son Grand Prix de 100.000 francs, comme il a besoin aussi de son Concours
Hippique, de son Tir aux pigeons, de son Golf, de son Casino, de son Tennis, de son
Théâtre, etc., etc. Liée pour vingt ans à la Ville de Vichy par les articles 1, 2 et 3
du traité du 22 mars 1902, la Société des Courses voulut s'assurer, après ces vingt
années, une subvention de la Ville, ou un supplément de subvention pour au moins
vingt autres années encore. De cette idée-là, de ce besoin seulement que cette
Société avait, alors, de lutter pour la vie, naquirent les articles 4, 5, 6, 7 et 8 du
traité du 22 mars 1902, naquit surtout cet article 5 par lequel la Ville rachetait
100.000 francs quelque chose dont elle avait auparavant garanti une première fois
le paiement. De là à dire que l'opération était désastreuse, puisqu'il semblait, tout
au moins, que le budget communal allait payer deux fois le même objet, il n'y avait
qu'un pas ; il fut vite franchi malgré toute l'invraisemblance qu'il pouvait y avoir
dans la possibilité d'un tel marché.

» Or, si nous avions, en 1902, pu seulement supposer que les luttes politiques

« Les travaux de construction seront exécutés sous le contrôle des ingénieurs ; ils devront être terminés dans le délai d'un an, à dater de la notification du présent décret.

« A l'expiration de ce délai et après qu'il aura été procédé, aux frais de la Société, aux épreuves du tablier métallique, l'ingénieur rédigera un procès-verbal de récolement, en présence du président de la Société et du maire de Vichy, dûment convoqués, ou de leurs délégués.

eussent exploité, un jour, le bien que nous faisions, en dénaturant, sinon nos écrits, du moins notre but, nous aurions rédigé de toute autre façon cet article 5. Nous étions alors, ici, en plein dans l'enthousiasme du succès du Grand Prix de 100.000 francs et il nous eût été très facile de faire accepter par le Conseil municipal une rédaction qui n'aurait donné, plus tard, aucune prise à la critique. Il nous eût suffit, pour cela, de supprimer la fin de cet article 5, cette fin où on lit : « et « cela jusqu'à ce que le capital de 100.000 francs emprunté par la Société lui ait été « ainsi intégralement remboursé » ; et de remplacer ces mots par ceux-ci : « Cette « somme quelle qu'elle soit devra être employée chaque année à doter un prix de « course qui se courra sous le nom de Prix de la Passerelle ». Ainsi, cet article 5 aurait été rédigé comme suit : « La Ville, à dater de l'année où elle sera devenue « propriétaire de la passerelle, versera, chaque année, à la Société des Courses, « déduction faite des frais de perception, de garde, d'entretien et de grosses répa- « rations de la passerelle, le montant intégral des recettes perçues. Cette somme, « quelle qu'elle soit, devra être employée chaque année à doter un prix de course « qui se courra sous le nom de : Prix de la Passerelle. » Et, personne n'y aurait trouvé à redire, tant il eût semblé naturel alors que la Société des Courses cherchât seulement à augmenter, pour un avenir lointain, sa modeste subvention municipale.

« Mais, en tous cas, et j'insiste sur ce point, il fallait obligatoirement alors, par un moyen ou par un autre, que la Ville ne bénéficiât pas elle-même du péage sur la passerelle ; l'Etat ne voulait à aucun prix que cela pût exister. Pour ne pas perdre le produit qu'on pouvait retirer de ce péage, et dans ce seul et unique but, nous avons alors décidé de faire payer cette passerelle à la Ville *en lui procurant nous-mêmes les fonds nécessaires pour faire ce paiement ;* donc, et il faut que cela soit bien établi, l'article 5 du traité du 22 mars 1902 ne devait, en aucun cas, coûter un sou aux finances municipales ; il ne devait même pas les priver d'un manque à gagner, puisque, si nous n'avions pas imposé cette pseudo-charge à la Ville, l'Etat n'aurait autorisé le péage, les jours de courses, que pendant les vingt années du rembour-sement de l'emprunt fait par la Société des Courses.

« Voilà pour le passé. Examinons maintenant le présent.

« Oh ! pour ce présent, la question est bien plus simple encore.

« Aujourd'hui, et depuis la loi de 1907 sur les jeux, la Société des Courses n'est plus, ici, qu'une simple dépendance de la Ville de Vichy ; elle n'existe, elle ne vit que parce que le Conseil municipal de Vichy veut qu'elle existe, veut qu'elle vive ; il lui suffirait, en effet, d'un vote pour qu'elle disparaisse à tout jamais et que la question de la passerelle soit, ainsi, à tout jamais enterrée. La Ville de Vichy, en effet, verse ou fait verser, chaque année, à la Société des Courses, une somme qui a atteint jus-qu'à 162.000 francs, et qui, l'an passé et cette année, a été ramenée à 135.611 fr. 10.

« C'est grâce à cette énorme subvention de la Ville que la Société des Courses

« Si les travaux sont exécutés conformément au présent décret, et
si les épreuves ont donné des résultats satisfaisants, le procès-verbal
de récolement sera dressé en trois expéditions ; l'une de ces expéditions
sera déposée aux archives de la Préfecture, la seconde à la mairie de
Vichy, la troisième sera transmise au ministre des Travaux publics.

« Article 3. — La Société sera tenue de verser à la caisse du
receveur des Domaines de Vichy une redevance annuelle de un franc
(1 franc), pour occupation du Domaine public.

— qui n'a d'autres ressources personnelles que celles qu'elle tire de son exploitation,
ressources qui lui sont nécessaires pour couvrir les frais de cette exploitation —
peut obtenir des Sociétés mères les importantes allocations qu'elle reçoit et qui lui
permettent de maintenir, et même d'augmenter notablement la réputation de son
meeting du mois d'août. Mais, seule, elle ne peut rien aujourd'hui ; la preuve en est
qu'elle n'a pu résoudre, l'an passé, une partie importante de la question des terrains de son hippodrome et qu'elle a dû laisser tomber une promesse de vente
qu'on lui avait consentie et qui prenait fin dans les derniers jours de mars 1911, si
j'ai bonne mémoire.

« Donc, pourquoi, maintenant, revenir sur ce traité du 22 mars 1902 qui n'a plus
aucune valeur, qui ne compte plus, qui ne peut plus compter ? Pourquoi reprocher
encore cet article 5 de ce traité puisque, s'il le veut, le Conseil municipal peut, du
jour au lendemain, imposer, à son propos, sa volonté ? On comprend bien, en effet,
que, puisque la Ville de Vichy verse annuellement, maintenant, 135.611 fr. 10 à sa
Société des Courses, il importe peu, qu'en 1922, elle augmente cette somme de 4 à
5.000 francs, par exemple, puisqu'elle sera encore inférieure aux 162.000 francs
payés il y a deux ans. La Société des Courses, à l'heure actuelle, n'existe que virtuellement ; elle n'est que l'émanation du Conseil municipal ; elle est même inutile à
l'existence des Courses qui pourraient être tout aussi brillantes, si la Ville de Vichy
attribuait la somme qu'elle sacrifie, à juste titre, à cette attraction, à trois Commissaires seulement, comme le faisait, en 1875, la Compagnie fermière pour les Courses
qu'elle avait créées alors. Donc, si la Société des Courses n'est autre chose, en
réalité, que la Ville de Vichy, si cette Ville de Vichy peut, à son gré, disposer
comme elle l'entend de l'existence, éphémère maintenant, de cette Société des
Courses, le traité du 22 mars 1902 sera donc caduc le jour où la Ville le voudra
et, en tous cas, son article 5, qui offusque encore, paraît-il, quelques-uns de nos concitoyens, disparaîtra, si besoin est, sur un signe seulement du Conseil municipal, si
ce Conseil municipal sent le besoin de cette disparition. Pour moi, je ne vois pas
comment on pourrait, à l'heure actuelle, justifier ce besoin ; je crois que le mieux,
pour tout le monde, est de tout laisser comme cela est, et de ne rien craindre de
ce côté-là, du moins pour l'avenir de nos finances municipales. La Ville a gros
intérêt à ce que la Société des Courses vive au moins jusqu'en 1922, pour n'avoir
qu'à faire l'appoint de 2.399 fr. 40 de l'annuité de la passerelle. Après 1922, si elle
veut éluder les rigueurs de l'article 5, elle n'aura, alors, qu'à retrancher de sa subvention annuelle ce que cet article 5 l'obligera à verser sur le produit de la passerelle et, ainsi, elle n'éprouvera pas même le manque à gagner qu'on semble vouloir
reprocher, très injustement, à celui qui a signé ce traité du 22 mars 1902.

« Bref, par ce traité, Vichy a gagné, sans qu'il soit possible de le nier, plus de
cent mille francs sur la construction de la passerelle ; j'avais donc bien raison de

« Le chiffre de cette redevance pourra être révisé tous les cinq ans.

« Elle sera payable d'avance par an et exigible à partir du procès-verbal de récolement ou, au plus tard, à partir de l'expiration du délai fixé par l'article 2 pour l'achèvement des travaux.

« Article 4. — La Société sera tenue d'assurer à toute époque et à ses frais, sous le contrôle des ingénieurs, l'entretien de la passerelle en bon état dans toutes ses parties.

« Elle ne pourra jamais, sous aucun prétexte, mettre l'Etat en cause en cas de destruction, rupture ou avarie de la passerelle.

« Elle sera responsable de toute détérioration causée au barrage ou à ses dépendances, du fait de ses travaux, et sera tenue de supporter toutes les dépenses auxquelles la réparation des dites avaries pourrait donner lieu.

« Article 5. — La circulation du public sur la passerelle, qui est exclusivement réservée aux piétons, sera libre et gratuite, pendant toute l'année, à l'exception des jours de courses sur l'hippodrome de Vesse, près Vichy.

« Pendant les journées de courses, de minuit à minuit, la Société est autorisée à percevoir, pour le passage d'une rive à l'autre, sur la passerelle, les taxes ci-après par personne, savoir :

« Les jours de semaine :

« Passage simple : trente centimes.......... 0.30

« Aller et retour : cinquante centimes........ 0.50

dire, en 1904, que c'était là, pour lui, « une excellente opération qui sera la gloire « de ceux qui l'ont menée à bonne fin ».

« Et s'il m'était permis, en terminant ce long article, d'exprimer toute ma pensée, je dirais que je souhaite vivement, pour la grandeur et la prospérité de ma ville natale, que son Conseil municipal, sans s'arrêter à des critiques sans fondement et sans valeur, n'hésite pas, s'il en a l'occasion, à aider, dans les mêmes conditions qu'il l'a fait pour la Société des Courses, la Société du Tir aux pigeons qui, à une certaine époque, a eu, elle aussi, le projet de construire sa petite passerelle pour réunir son stand aux nouveaux parcs des Célestins, cette passerelle qui aurait l'immense avantage de relier à la métropole un lopin du territoire communal de Vichy complètement isolé sur la rive gauche du fleuve. Le pont élargi, la passerelle du Tir aux pigeons construite, celle des Courses bien entretenue, ce serait pour toujours l'accès plus facile encore de toute cette rive gauche à la grande ville ; ce serait, suivant la loi de développement des cités, cette grande ville plus grande encore, plus grande toujours et partant plus riche, plus belle et plus intéressante pour ses hôtes de l'été.

« A. MALLAT. »

« Les dimanches :

    « Passage simple : cinquante centimes........   0.50

    « Aller et retour : soixante-quinze centimes...   0.75

« Seront exempts du droit de péage :

« 1° Les préfet et sous-préfets, en tournée dans leurs département et arrondissements, les maires, les juges d'instruction et procureurs de la République, les juges de paix et leurs greffiers, les commissaires de police et autres agents de police judiciaire, les ingénieurs et agents des Ponts et Chaussées, mais pour le cas seulement où ces divers fonctionnaires et employés seront revêtus des marques distinctives de leurs fonctions ou porteurs, soit de leurs commissions, soit de cartes personnelles tenant lieu de ces commissions, soit, enfin, de réquisitions délivrées par le directeur du service intéressé ;

« 2° Les pompiers et les personnes qui, en cas de sinistre, iraient porter secours d'une rive à l'autre ;

« 3° Les gardes champêtres dans l'exercice de leurs fonctions.

« Article 6. — La Société sera tenue de se conformer à tous les règlements existants ou à intervenir sur la police des cours d'eau navigables ou flottables.

« Article 7. — Les droits des tiers sont et demeurent expressément réservés.

« Article 8. — Faute par la Société de se conformer, dans le délai fixé, aux dispositions prescrites, l'administration pourra prononcer sa déchéance et le retrait de la présente autorisation ; elle prendra, dans tous les cas, les mesures nécessaires pour faire disparaitre, aux frais de la Société, tout dommage provenant de son fait, sans préjudice de l'application, s'il y a lieu, des dispositions pénales relatives aux contraventions en matière de grande voirie.

« Il en sera de même dans le cas où, après s'être conformée aux prescriptions qui précèdent, la Société changerait la disposition des ouvrages, sans y avoir été préalablement autorisée.

« Dans tous les cas, la redevance stipulée à l'article 3, sera due, à partir du jour fixé par le dit article, jusqu'au jour où la révocation de la présente autorisation aura été notifiée à la Société.

« Article 9. — Si, à quelque époque que ce soit, dans l'intérêt de la navigation, de la voirie, de l'agriculture, du commerce, de l'industrie, de la salubrité publique ou de la défense nationale, l'administration reconnaît nécessaire de prendre des dispositions qui privent la Société, d'une manière temporaire ou définitive, de tout ou partie des avantages résultant pour elle du présent décret, la Société n'aura droit à aucune indemnité et pourra seulement réclamer la remise de tout ou partie de la redevance qui lui a été imposée.

« Si ces dispositions doivent avoir pour effet de modifier d'une manière définitive les conditions du présent décret, elles ne pourront être prises qu'après l'accomplissement de formalités semblables à celles qui l'ont précédé.

« Article 10. — Le ministre des Travaux publics est chargé de l'exécution du présent décret.

« Fait à Rambouillet, le 20 septembre 1902.

« *Signé :* Emile LOUBET.

« Par le Président de la République :

« *Le ministre des Travaux publics,*

« *Signé :* MARUÉJOULS.

« Pour ampliation :

« *Le Conseiller d'Etat,*

« *Directeur des Routes, de la Navigation et des Mines,*

« *Signé :* JOZON. (1) »

(1) Archives de la Société Anonyme des Courses de Vichy.

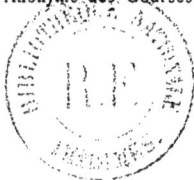

Table de " l'Histoire des Eaux minérales de Vichy "

(Les chapitres marqués d'un astérisque ont paru et sont en vente)

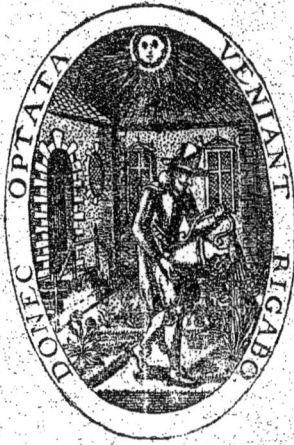

DONEC OPTATA VENIANT RIGABO

MOULINS, IMPRIMERIE CRÉPIN-LEBLOND